血栓栓塞性疾病防治的临床合理用药

董昭兴　边　原　吴光亮　芦小燕　陈　维　主　编

ZHEJIANG UNIVERSITY PRESS
浙江大学出版社
·杭州·

图书在版编目（CIP）数据

血栓栓塞性疾病防治的临床合理用药 / 董昭兴等主编. -- 杭州：浙江大学出版社，2025.8. -- ISBN 978-7-308-26519-5

Ⅰ. R543.05

中国国家版本馆CIP数据核字第2025SE2374号

血栓栓塞性疾病防治的临床合理用药

董昭兴　边　原　吴光亮　芦小燕　陈　维　主编

责任编辑	潘晶晶
责任校对	殷晓彤
封面设计	戴　祺
出版发行	浙江大学出版社
	（杭州市天目山路148号　邮政编码310007）
	（网址：http://www.zjupress.com）
排　　版	杭州晨特广告有限公司
印　　刷	浙江省邮电印刷股份有限公司
开　　本	710mm×1000mm　1/16
印　　张	15
字　　数	277千
版 印 次	2025年8月第1版　2025年8月第1次印刷
书　　号	ISBN 978-7-308-26519-5
定　　价	76.00元

《血栓栓塞性疾病防治的临床合理用药》
编委会

邱　莎　重庆医科大学附属第二医院

任　静　空军军医大学第二附属医院

任常谕　成都市第五人民医院

汪佳男　宁波市第二医院

王　娜　重庆医科大学附属第二医院

王　银　电子科技大学医学院

王胡霖　电子科技大学医学院

王卫华　宁波市第二医院

武刘芸　成都市第三人民医院

徐科滨　宁波市第二医院

徐晓红　宁波市第二医院

姚佳琪　宁波市第二医院

尹琪楠　四川省医学科学院·四川省人民医院（电子科技大学医学院）

应晶晶　宁波市第二医院

俞萍萍　宁波市第二医院

张　颖　宁波市第二医院

赵淑娟　河南省人民医院

钟韵伟　宁波市第二医院

朱蓉蓉　宁波市第二医院

朱源恒　宁波市第二医院

竺维娜　宁波市第二医院

前　言

　　血栓栓塞性疾病，犹如静静潜伏在身体河流中的礁石，往往在不经意间骤然引发险阻，威胁着生命的航程。据世界卫生组织（WHO）统计，全球每年约四分之一的死亡与血栓栓塞相关。随着人口老龄化与现代生活方式的变迁，这个隐藏的健康威胁正日益凸显。抗栓治疗犹如走钢丝般微妙，稍有不慎即陷入风险与效益的两难困境。面对复杂多样的临床局面，如何平衡抗凝与出血的微妙关系，如何在患者独特的身体特质下，找到最精准的治疗方案，仍是摆在每位临床医生和药师面前的严峻课题。在这一背景下，我们倾情打造了这本《血栓栓塞性疾病防治的临床合理用药》。本书凝聚了国内外最新的临床研究与循证指南精髓，旨在架设理论与实践之间的桥梁，以丰富的知识、精准的指导和实际的操作策略，助力每位临床一线工作者行稳致远。

　　不同于以往的专著，本书在内容设计与知识呈现上别具匠心，彰显出独特的风采与价值。

　　1.兼容并蓄，纵览全局。我们不仅立足于疾病本身，更强调药学视角的重要性。从病理机制到药物作用，从药物选择到治疗管理，每一步都如细致入微的工笔画般详尽而精准，助力临床决策。

　　2.细腻关怀，关注特殊人群。本书细致关照了儿童、孕妇、围手术期患者等易被忽视却尤为脆弱的群体。我们期望用最温柔而坚定的科学指导，为这些特殊人群带去安全有效的治疗方案。

　　3.开拓创新，拥抱前沿。我们特别关注抗栓新药的开发和前沿研究成果，为读者呈现最前沿、最有前景的药学进展。希望这些探索，能如破晓的曙光，照亮更多患者的康复之路。

4.温润兼济,纳入疼痛与止血治疗。本书首次将疼痛管理与止血药物的合理使用纳入血栓防治的范畴,使治疗更为全面、完整。我们希望,药学是一种温暖、细腻的守护。

5.简明实用,临床便捷。每一章节精心设计,突出问题导向与实操性,用案例、图表与流程,构筑临床工作者日常使用的便捷工具。

本书由长期深耕于血栓防治、合理用药与临床药学实践的多位专家共同编著,历经多轮校审和专家评议,力求科学性、先进性与实用性的统一。我们相信,本书不仅适合临床药师、内科医生、心脑血管专科医生等专业人员阅读参考,也可作为高等医药院校教学与培训的辅助教材。

谨以此书,致敬每一位在血栓防治战线上辛勤耕耘的同仁。愿科学用药理念深入人心,为亿万患者带来更好的治疗结局与生活质量。愿本书犹如轻柔的春风,吹拂临床药学领域;愿我们共同的努力,守护每一位患者生命的航程,令健康之河畅行无阻,流淌永恒。

编者

2024年6月

目 录

第一章 血栓栓塞性疾病概述

随着医药技术的进步,人类的平均寿命大大延长。人口的老龄化、人们生活方式及习惯的改变,使得血栓栓塞性疾病取代感染性疾病,成为全球人口死亡的第一位原因。据统计,每年因血栓栓塞性疾病死亡的人数占到全球死亡人数的1/4。血栓栓塞性疾病已成为当今全球性重大健康问题。

第一节 血栓栓塞性疾病的临床分类及危险因素

■一、血栓栓塞性疾病的分类

血栓栓塞性疾病主要分为两类:①静脉血栓栓塞性疾病,即静脉血栓栓塞症(venous thromboembolism,VTE),包括肺血栓栓塞症(pulmonary thromboembolism,PTE)和深静脉血栓形成(deep venous thrombosis,DVT);②动脉血栓栓塞性疾病(arterial thrombotic disease,ATD),包括冠状动脉性心脏病(coronary heart disease,CHD)、缺血性脑卒中(ischemic stroke,IS)、外周动脉疾病(peripheral arterial disease,PAD)、心房颤动(atrial fibrillation,AF;简称房颤)等。

(一)静脉血栓栓塞性疾病

静脉血栓栓塞是指静脉内血凝块形成或由血栓或血栓的一部分脱落至静脉内引起的栓塞,使血管完全或不完全阻塞,导致静脉回流障碍。VTE患者主要表现为患肢肿胀、疼痛、胸痛、咯血等。VTE属于急症,患者死亡率较高,因此及时治疗非常重要。近年来,VTE的发病率持续升高。VTE好发于久病卧床或瘫痪在床、存在外伤、妊娠、高龄、肥胖等人群。

1.肺血栓栓塞症

肺血栓栓塞症(PTE)是指血栓进入肺动脉及其分支,阻断组织血流所引起的病理和临床状态,是肺栓塞(pulmonary embolism,PE)最常见的类型。肺循环和呼吸功能障碍是PTE的主要表现。咯血、胸痛和呼吸困难属于PTE的三联征。患者体征主要是呼吸急促、呼吸音减弱、低血压、心率增快、颈静脉怒张等。常采用药物和手术治疗。引起PTE的血栓主要来源于深静脉血栓形成。任何可以导致静脉血液瘀滞、静脉系统内皮损伤和血液高凝状态的因素,都可以增加PTE或深静脉血栓的发生风险。随着对该疾病认识的深入及诊断技术的提高,近年来我国PTE患者的确诊数量迅速增加。该病好发于高龄,有肿瘤、静脉曲张及静脉血栓栓塞症病史,手术后的患者。PTE诊断通常需要结合临床表现、医学影像学检查以及实验室检查。PTE治疗方法通常包括抗凝治疗(如肝素、华法林或新型口服抗凝药物)、溶栓治疗、支持治疗(如氧疗、液体补充)以及手术治疗等。

2.深静脉血栓形成

深静脉血栓形成(DVT)是指血液在深静脉腔内不正常凝结,阻塞静脉管腔,导致静脉回流障碍。如果患者未及时治疗,急性期可并发肺血栓栓塞症,后期则因栓塞后综合征而影响生活和工作,全身主干静脉均可发病,尤其多见于下肢。最常见的原因是Virchow三要素:血液瘀滞(如长时间坐卧不动)、血液高凝状态(如某些疾病、药物或遗传因素)以及血管壁损伤(如手术、外伤或慢性疾病)。其主要表现为:患肢肿胀、疼痛等,下垂时症状加重,抬高后减轻,伴有浅静脉扩张。体检时,患肢呈凹陷性水肿、软组织张力增高、皮肤温度增高。发病1～2周后,患肢浅静脉扩张加重。若血栓位于小腿肌肉静脉丛,压迫腓肠肌,会引起小腿肌肉深部疼痛,当下肢伸直、踝关节背屈时疼痛更甚。常通过临床评估、超声检查、D-二聚体检测、静脉造影或MRI等影像学检查来诊断DVT。DVT多见于肿瘤患者,或长期卧床、肢体无法活动的人群。DVT治疗方法包括抗凝治疗(如肝素、华法林或新型口服抗凝药物)、静脉曲张的支持治疗(如穿着弹力袜)等,在一些情况下,患者可能需要溶栓治疗或行血栓摘除手术。

(二)动脉血栓栓塞性疾病

动脉血栓栓塞是指动脉粥样硬化斑块破溃或内皮细胞受损时,血小板黏附、聚集,造成管腔狭窄,使得局部积蓄有效浓度的凝血酶,凝血酶使纤维蛋白原(fibrinogen, Fg)转变成纤维蛋白(fibrin, Fb)而形成血栓所导致的栓塞。其特点是起病急骤,症状明显,进展迅速,后果严重,需积极处理。急性动脉栓塞在没有侧支循环代偿的情况下,将导致急性肢体缺血征象,即疼痛、无脉、苍白、感觉异常和麻痹。动脉血栓性疾病发病率呈上升趋势,且多见于45岁以上人群。

1.冠状动脉性心脏病

冠状动脉性心脏病(CHD),又称为冠状动脉粥样硬化性心脏病,简称冠心病,是指由于冠状动脉粥样硬化使管腔狭窄或闭塞引起的心肌缺血、缺氧,甚至心肌坏死而引发的心脏疾病,多发生于中老年人群,是动脉粥样硬化造成的器官病变中最为普遍的一种。冠心病主要表现为心肌缺血引起的胸闷、胸痛、心悸、乏力和呼吸困难,患者还可能出现出汗、恶心和呕吐的症状,在病情严重的情况下,可能发展为心力衰竭、低血压或休克。

近年来,随着冠心病诊疗理念的更新和治疗策略的需要,临床上将冠心病分为两种综合征,即急性冠状动脉综合征(acute coronary syndrome,ACS;简称急性冠脉综合征)和慢性冠状动脉综合征(chronic coronary syndromes, CCS;简称慢性冠脉综合征)。

(1)急性冠脉综合征

急性冠脉综合征(ACS)是指在冠状动脉粥样硬化的基础上,冠状动脉内不稳定的粥样硬化斑块破裂,或糜烂继发新鲜血栓形成所导致的心脏急性缺血综合征。常表现为不稳定型心绞痛、ST段抬高型心肌梗死和非ST段抬高型心肌梗死,是心源性猝死最主要的原因。ACS在发作前常有乏力、胸部不适等先兆症状,发作时可见心前区疼痛、血压下降、恶心、呕吐等一系列表现。合并心律失常者,还可见心悸、心慌等症状;合并心力衰竭者,则可见呼吸困难、咳嗽、发绀、水肿等表现。其中,心前区疼痛或胸闷不适是ACS患者最常见的临床表现。ACS在全球的发病率和死亡率高,在我国亦呈逐年增加的趋势。ACS多见于中老年人。

①不稳定型心绞痛(unstable angina pectoris, UAP):这是一种心血管病,多见于男性,是介于劳力性稳定型心绞痛与急性心肌梗死之间的急性冠脉综合征。主要包括初发心绞痛、劳力性恶化型心绞痛、静息心绞痛伴心电图缺血改变和心肌梗死后早期心绞痛。通常表现为心脏缺血引起的胸痛或不适。疼痛部位通常位于胸骨后,可能向左臂、颈部、下颚或上腹部辐射。UAP的特点是:疼痛的发作频繁、持续时间长且发作通常较不规则,不容易预测,不仅限于体力活动,也可能在休息或夜间发生。它是冠状动脉疾病(coronary artery disease, CAD)的一种形式,较稳定型心绞痛更为严重。UAP患者存在更高的心肌梗死风险,因此需要紧急治疗和密切监测。UAP的诊断通常依赖于症状、心电图、血液生化标志物等多方面的综合分

析。UAP治疗方法包括药物治疗,如抗血小板药物、硝酸酯类药物、抗凝药物,以及介入性治疗(在必要时进行),如冠状动脉支架植入手术。

②ST段抬高型心肌梗死(ST segment elevation myocardial infarction,STEMI):这是指急性心肌缺血性坏死,通常为在冠状动脉不稳定斑块破裂、糜烂、侵蚀及内皮损伤的基础上继发血栓形成而导致冠状动脉急性、持续、完全闭塞,血供急剧减少或中断,从而使心肌细胞缺血、损伤及坏死的临床综合征。STEMI的主要特征之一是心电图上ST段抬高。STEMI患者通常会出现严重的胸痛或不适(持续时间较长,可能持续数分钟至数小时)。这种疼痛通常在休息或药物使用后也不会缓解。血液检测通常会显示心肌坏死标志物(如肌钙蛋白T、肌钙蛋白I和肌酸激酶同工酶MB)水平升高。STEMI治疗方法包括:经皮冠状动脉介入术(percutaneous coronary intervention,PCI),以尽快恢复冠状动脉通畅,减小心肌梗死的范围和减轻严重程度;药物治疗(如抗血小板药物、溶栓药物等),以缓解STEMI的相关症状。

③非ST段抬高型心肌梗死(non-ST segment elevation myocardial infarction,NSTEMI):这是急性冠脉综合征的一种形式,是不伴有心电图ST段抬高的心肌梗死。其主要病因是非完全性冠脉闭塞,或冠脉完全闭塞但有侧支循环保护。NSTEMI的心电图通常表现为ST段下降。与STEMI一样,NSTEMI患者的血液检测通常会显示心肌坏死标志物水平升高。患者可能会出现持续性胸痛或不适,但与STEMI相比,疼痛的严重程度可能较轻,持续时间也可能较短;还可能伴随其他症状,如呼吸困难、恶心或出汗等。对于NSTEMI患者,应要求其卧床休息,建立静脉通道,保持给药途径通畅,密切观察心律、心率、血压和心功能变化。治疗药物有抗血小板药物、抗凝药物和抗心肌缺血药物等。

(2)慢性冠脉综合征

临床上确诊或疑似慢性冠脉综合征(CCS)的情况包括:①ACS事件或血运重建后1年内,症状稳定;②初次诊断或血运重建后超过1年;③筛查时检测到的无症状CAD;④疑似CAD和稳定型心绞痛症状;⑤新发心力衰竭或左心室功能障碍并疑似冠心病;⑥疑似血管痉挛或微血管病变的心绞痛症状。CCS包括稳定型心绞痛、缺血性心肌病和变异性心绞痛等。常见的症状包括胸痛、胸闷、气短、心悸、乏力等。CCS诊断通常依赖于临床评估、心电图、心脏超声、冠状动脉造影等检查。CCS的治疗目标包括缓解症状、预防心血管事件和改善生活质量。治疗方法包括药物治疗(如抗血栓药物、抗血脂药物、抗高血压药物等)、介入治疗(如冠状动脉支架术、冠状动脉旁路移植术等)和心脏康复等。预防CCS的关键是控制危险因素,包括保持健康的生活方式(如戒烟、健康饮食、适量运动等)、定期体检和及时治疗相关疾病(如高血压、高血脂、糖尿病等)。

稳定型心绞痛是由体力劳累、情绪激动或其他增加心肌需氧量的情况所诱发的心前区疼痛。稳定型心绞痛通常表现为胸痛或不适,常描述为压榨性、憋闷感或胸部压力,有时也可能感到背部、颈部、上臂或下颌部的疼痛。疼痛通常持续几分钟,随着休息或服用硝酸甘油而缓解。稳定型心绞痛的诊断通常基于患者的症状、临床评估和心电图结果。稳定型心绞痛的治疗旨在缓解症状、预防心血管事件和提高生活质量。治疗方法包括药物治疗(如硝酸甘油、β受体阻滞剂、钙通道阻滞剂等)、介入治疗(如冠状动脉支架术、冠状动脉旁路移植术等)和心脏康复。近年来,随着人民生活方式的改变,我国稳定型心绞痛发病率不断升高。

2.缺血性脑卒中

缺血性脑卒中(IS)又称脑梗死,是指因脑局部供血障碍导致脑组织缺血、缺氧,引起脑组织坏死、软化的综合征,临床上主要表现为突发局灶性或弥散性的神经功能缺损,具有发病率高、死亡率高、致残率高、复发率高的特点,好发于50岁及以上人群,在城市居民死因中居首位。IS患者常突然出现一侧肢体无力、笨拙、沉重或麻木,一侧面部麻木或口角歪斜,说话不清并伴意识障碍或抽搐等特征性表现。缺血性脑卒中的诊断通常依赖于临床评估、神经影像学检查(如脑CT或MRI)和血管成像(如CT血管造影或磁共振血管成像)。IS的治疗旨在尽快恢复脑血流,减少脑损伤,并预防复发。其治疗方法包括急性期的静脉溶栓、血管内治疗、抗血小板和抗凝治疗(后两者需依情况使用),恢复期的康复治疗,高血压等危险因素的控制及二级预防。

3.外周动脉疾病

外周动脉疾病(PAD)是指除心、脑动脉以外的主动脉及其分支动脉粥样硬化性疾病,最常累及下肢动脉,也可累及上肢动脉、腹腔动脉、颅外颈动脉、肾动脉等。主要包括下肢动脉硬化闭塞症(arteriosclerosis obliterans,ASO)和急性肢体动脉缺血。PAD发病率逐年上升,其中70%的外周动脉疾病发生在下肢动脉。PAD患者的主要症状是间歇性跛行,还包括下肢发凉、肌肉萎缩、脚趾溃疡或坏疽等。PAD诊断通常依赖于临床评估、脉搏、血压测量、动脉超声、动脉磁共振成像和动脉造影等检查。PAD的治疗方法包括药物治疗(如抗血小板药物、抗凝药物、降胆固醇药物)、介入治疗(如血管成形术或支架植入术)和外科手术(如血管旁路手术)。

4.其他

房颤和瓣膜病引发的心腔内血栓与动脉血栓联系紧密。房颤是常见的心律失常疾病,瓣膜病则涉及心脏瓣膜结构和功能异常,两者都会导致心腔内血流动力学改变,促使血栓形成。其中,房颤时心房失去有效收缩,血液瘀滞易形成血栓;瓣膜病(如风湿性二尖瓣病变)可因瓣膜狭窄或关闭不全使血流紊乱,增加血栓形成风险。心腔内形成的这些血栓一旦脱落,会随着血流进入动脉系统,导致动脉血栓栓塞,引发缺血性脑卒中、肢体动脉栓塞等。对于房颤相关血栓的诊断,常借助持续心电监测、24h心电监测等方法,同时需评估血栓风险;对于瓣膜病相关血栓的诊断,则依赖心脏超声等检查以明确瓣膜病变情况,进而判断血栓形成风险。在治疗方面,对于瓣膜性房颤,常使用华法林等药物抗凝;对于非瓣膜性房颤,根据血栓和出血风险评估,可选择华法林或直接口服抗凝剂(direct-acting oral anticoagulant, DOAC)。而针对两者引发的动脉血栓栓塞,治疗手段包括药物治疗(如抗血小板药物、抗凝药物)、介入治疗(如取栓术)等。

■二、血栓栓塞性疾病的相关危险因素

血栓栓塞性疾病的危险因素多与Virchow三要素——血液瘀滞、血管壁损伤、血液高凝状态有关。

(一)静脉血栓栓塞性疾病

1.肺血栓栓塞症

引起PTE的因素包括遗传性危险因素和获得性危险因素。其中,遗传性危险因素,如抗凝血酶(antithrombin, AT)、蛋白S(protein S, PS)、蛋白C(protein C, PC)、纤溶酶原等的缺乏,或基因突变及非"O"血型,都可使PTE的发病风险增加。获得性危险因素:①高龄、肥胖、口服避孕药、妊娠、产褥期、静脉血栓个人史或家族史、炎症性肠病、肾病综合征、恶性肿瘤、抗磷脂抗体综合征、肝素诱导的血小板减少症(heparin-induced thrombocytopenia, HIT)、真性红细胞增多症、巨球蛋白血症、植入人工假体等都可以造成血液高凝状态,进而导致PTE的发病危险性增加;②手术(多见于全髋关节或膝关节置换)、创伤、骨折(多见于髋部骨折和脊髓损伤)、中心静脉置管或起搏器、吸烟、高同型半胱氨酸血症、肿瘤静脉内化疗等,都可以导致血管内皮损伤,使PTE发病的可能性增加;③瘫痪、长途航空或乘车旅行、急性内科疾病、住院、居家养老护理等,可能导致静脉血液瘀滞,使PTE发生的危险增加。

2.深静脉血栓形成

静脉血管壁的直接损伤极易引起DVT。另外,血流缓慢或血液高凝状态等也可导致DVT,前者可因肢体长期不动而引起;后者可见于妊娠、术后或创伤后。DVT的原发性因素包括先天性异常纤维蛋白原血症、高同型半胱氨酸血症、异常纤

溶酶原血症等。继发性因素包括外伤、手术后、脑卒中、瘫痪或长期卧床、长期服用避孕药、高龄、恶性肿瘤、化疗等。

(二)动脉血栓栓塞性疾病

1.冠状动脉性心脏病

冠心病的危险因素主要有年龄、性别、家族史、遗传、高血压、糖尿病、肥胖、血脂异常和吸烟。①年龄、性别、家族史、遗传因素:冠心病的发病率随年龄的增长而上升,45岁以上男性的风险显著高于一般人群,与55岁及以上女性的风险相仿。家族史是早发冠心病的独立危险因素。②高血压病、糖尿病:从115/75mmHg的基线血压水平开始,冠心病的风险会随着血压的上升而增加,其中每增加20mmHg的收缩压或者10mmHg的舒张压,冠心病风险翻一番。糖尿病患者因心血管病死亡的风险是非糖尿病患者的两倍。③肥胖、血脂异常:肥胖需要结合体脂分布和个体差异评估,而非仅依据体重指数(body mass index,BMI)来定义,肥胖通过多种机制加剧动脉硬化。血脂异常可增加患冠心病的风险,如低密度脂蛋白胆固醇(low-density lipoprotein cholesterol, LDL-C)和甘油三酯水平高。④吸烟:吸烟会增加患心血管病的风险。尽管重度吸烟者一旦戒烟,其风险会显著降低,但与非吸烟者相比,他们的风险依然较高。

2.缺血性脑卒中

IS的危险因素包括:①年龄、性别、种族、家族史、脑卒中发作病史等;②高血压、糖尿病、房颤、高血脂、高同型半胱氨酸血症、短暂性脑缺血发作(transient ischemic attack, TIA)、颈动脉狭窄等疾病因素;③长期熬夜、吸烟、酗酒、体力活动不足、肥胖和超重等生活因素。

3.外周动脉疾病

外周动脉疾病的危险因素可以分为传统的心血管危险因素和非传统的心血管危险因素。传统的心血管危险因素包括高龄、男性、高血压、血脂异常、糖尿病、吸烟等。非传统的心血管危险因素有肾功能异常、颈部斑块、纤维蛋白原等。

(三)血栓风险评分工具

血栓风险评分工具是用来评估个体患血栓栓塞性疾病(如静脉血栓栓塞症、动脉血栓形成等)风险的工具。这些评分工具基于一系列危险因素,可以帮助医生确定患者是否需要采取预防性措施或治疗。具体评分工具及其用途见表1-1。这些评分工具在不同的临床场景中有不同的特定用途,医生通常会根据患者的具体情况选择合适的评分工具来评估血栓风险。同时,这些评分工具也有助于指导预防性措施和治疗方案的制定。

表1-1　血栓风险评分工具

名称	用途	评分要素/危险因素
Autar评分	评估骨科患者发生DVT的风险	年龄、体重指数、活动水平、疾病等
Caprini评分	评估外科住院患者发生VTE的风险	手术类型、年龄、肥胖、血栓病史、肿瘤、使用激素或口服避孕药等
CHA2DS2-VASc评分	评估非瓣膜性房颤患者发生IS或系统性栓塞的风险	年龄、性别、高血压、糖尿病、血管疾病、脑卒中或TIA病史、血液凝固异常等
Geneva评分	评估患者发生PE的风险	年龄、性别、临床症状、活动水平等
Khorana评分	评估肿瘤患者发生VTE的风险	肿瘤类型、血小板计数、体重指数等
Padua评分	评估内科住院患者发生VTE的风险	活动水平、既往史、手术、年龄等
RAPT评分	评估创伤患者发生VTE的风险	病史、创伤程度、医源性损伤、年龄等
Wells评分	评估患者发生DVT或PE的风险	临床症状、心率、活动水平、DVT或PE病史等

第二节　血栓栓塞性疾病流行病学

■一、静脉血栓栓塞性疾病

　　PTE和DVT具有相同的易患因素,是VTE在不同部位、不同阶段的两种临床表现形式。引起PTE的血栓主要来源于下肢的DVT。据相关统计,VTE发病率的估算值为79/10万~269/10万。按疾病表现分类统计,PTE发病率为39/10万~115/10万;DVT发病率为53.1/10万~162/10万。这种差异主要源于遗传因素(如特定基因突变频率不同)、环境因素(生活方式、肥胖流行程度差异)、医疗因素(医疗条件、住院手术情况不同)以及人口结构因素(年龄结构、性别比例差异)的共同作用。

　　VTE的发病率随着年龄的增长而增加。美国的一项研究统计了不同年龄段人群的VTE发病率:40~49岁为143/10万,50~59岁为200/10万,60~69岁为391/10万,70~79岁为727/10万,年龄≥80岁为1134/10万。VTE的发病率在不同性别之间存在差异,但该差异同时受年龄的影响:在年龄<55岁的人群中,由于雌激素水平变化和绝经期的影响,女性发病率高于男性;在60~80岁人群中,男性高于女性;在年龄≥80岁人群中,可能与寿命长短有关,女性的发病率再次高于男性。

VTE的主要危险因素包括近期住院、近期手术、癌症和静止行为。此外，VTE也受遗传因素的影响，如凝血因子Ⅴ Leiden突变、凝血酶原20210基因突变、抗凝血酶蛋白C或蛋白S缺乏等。免疫性疾病（如系统性红斑狼疮等）也是VTE的危险因素。药物，如雌激素、黄体酮、他莫昔芬、雷洛昔芬等，也会增加VTE的风险事件。总体上，50%～60%的VTE与患者近期住院或手术有关；20%～30%的VTE与癌症相关；剩下的20%～30%为无因性VTE，即未识别到VTE的危险因素或仅有次要的危险因素，无因性VTE患者的年龄通常在50岁以下。

■二、动脉血栓栓塞性疾病

以发病率和死亡率衡量，动脉血栓栓塞性疾病的主要形式是急性冠脉综合征（ACS）、缺血性脑卒中（IS）、房颤（AF）等。

ACS是缺血性心脏病的重要亚型，主要与动脉粥样硬化血栓形成相关。ACS的症状表现为3类心肌梗死：①ST段抬高型心肌梗死（STEMI）；②非ST段抬高型心肌梗死（NSTEMI）；③不稳定型心绞痛（UAP）。在全球范围内，ACS的血运重建率和长期死亡率存在显著的地区差异。在高收入国家，ACS中NSTEMI的比例正在下降，一方面与患者风险谱的长期趋势有关，如西欧和北美吸烟率的下降；另一方面与越来越广泛地使用高敏肌钙蛋白检测诊断NSTEMI有关。尽管如此，STEMI合并休克患者的住院死亡率仍然很高，特别是在心搏骤停的情况下。在全球范围内，高收入国家人群首次发生ACS的平均年龄为70岁，而在许多中低收入地区（如南亚、中东、北非和撒哈拉以南的非洲），ACS患者的平均年龄为65岁。另外，男性患ACS的比率高于女性（约1.5倍）。

IS又称脑梗死，是一种血栓形成性疾病，在脑卒中整体发病率中占比颇高（约67%），约占脑卒中相关死亡的一半。在发达国家，约85%的脑卒中为IS。全球疾病负担项目估计，2013年有689.3万例IS病例［95%置信区间（confidence interval，CI）：655.0万～735.2万］，年龄标准化发病率为114.3/10万（95%CI：108.5/10万～122.3/10万）。由于对高血压和其他危险因素的控制，自1990年以后，年龄标准化发病率下降11.3%。报告的IS发病率在不同国家、性别和年龄层以及高危人群之间差异很大。全球各区域的IS发病率差异：澳大利亚、中美洲和南美洲西北部的IS发病率最低（<134.9/10万）；美国、加拿大、西非、印度、韩国和日本的IS发病率在179.8/10万～216.1/10万；亚洲其他地区（如俄罗斯、中国、蒙古和哈萨克斯坦）的IS发病率>336.3/10万。即使在各国内部，IS的发病率也存在很大的区域差异。年龄是IS的重要危险因素，每增加10岁，其发病率增加1倍以上［发病率比值

(incidence rate ratio, IRR)为2.15,95%CI:1.93~2.39]。女性患IS的概率较低,但是估计的风险率相差很大(0.7/10万~115.3/10万);男性IS的发病率为1.22/10万(95%CI:1.08~1.39)。

AF是一种非常常见的心律失常,容易在左心耳部形成血栓进而导致IS的发生。据统计,2010年全球AF流行病例数为3350万例,推测以后每年可能新增病例约500万例。男性AF的发病率为77.5/10万(95%CI:65.2/10万~95.4/10万);女性AF的发病率为59.5/10万(95%CI:49.9/10万~74.9/10万)。从分布区域来看,北美的AF发病率最高(男性264.5/10万,女性196.3/10万),亚太地区(如日本、韩国、中国等)的AF发病率最低(男性33.8/10万,女性19.8/10万)。随着年龄的增长,AF的发生风险增加:55岁以下,AF风险为0.1%;当年龄≥80岁时,AF风险上升至0.9%。75~79岁男性的患病率是65~69岁男性的两倍,超过55~59岁男性的5倍。从1990年到2010年,男性和女性AF患者的死亡率均增加了约2倍。

VTE与ATD存在共同的致病危险因素,如老年、男性、肥胖、血管内皮损伤等。对于它们之间是否存在联系,一直存有争议。一些临床表象表明,两者之间存在一定的关联性,如VTE患者,尤其是那些无明显诱因发作的,发生ATD的风险明显增加;降低动脉血栓形成风险的药物也会降低静脉血栓形成的风险,反之亦然。总之,越来越多的证据显示VTE与ATD之间存在关联性,亟待更深入的研究来论证。

第三节　血栓栓塞性疾病的病因与发病机制

血栓形成的重要因素有血管内皮损伤、血小板数量增加和活性增强、血液凝固性增强、抗凝活性降低、纤溶活力降低以及血流动力学异常等。这些因素相互作用,导致凝血反应被激活,血小板黏附、聚集,血液高凝状态等,最终形成血栓。因此,了解这些病因及发病机制对于预防和治疗血栓栓塞性疾病具有重要意义。

■一、血管与血栓

血管壁损伤是血栓形成的关键因素之一。正常的血管壁由内皮细胞覆盖。这些内皮细胞表面具有负电荷,且分泌各种生物活性物质(如前列环素和一氧化氮),因此具有抗血栓形成的特性。然而,当血管壁由于机械性压迫、化学性刺激,或感染、炎症等因素受到损伤时,这种正常的抗血栓功能就会受到破坏。

损伤的血管壁会导致内皮细胞脱落,内皮下胶原纤维、层粘连蛋白、微纤维及血管性血友病因子(von Willebrand factor, vWF)等成分暴露,这些成分会促进血小板的黏附和聚集。此外,受损的血管内皮还会释放出血小板活化因子、内皮素-1等促血栓形成的物质,减少前列环素等抗血栓形成的物质,从而破坏血管壁原有的抗凝和促凝平衡。

血液中原本就存在一些凝血因子和血小板,一旦血管壁损伤,这些凝血因子就会被激活,血小板也会在损伤部位聚集,形成初期的血小板血栓。随后,纤维蛋白原在凝血酶的作用下转变为纤维蛋白,进一步巩固血栓的结构。如果这个过程没有被及时阻止,血栓会越来越大,最终可能导致血管完全堵塞,影响血液供应,造成组织缺血甚至坏死。

可能导致血管发生损伤的情况主要有以下几种。

(1)机械性损伤:①血管手术(如PCI)可能导致血管壁撕裂或穿孔。②高血压导致血管壁承受过度的压力,可能引起内皮细胞损伤和脱落。③血管内压力的波动(如心脏瓣膜病或动脉瘤),也可能导致血管壁的损伤。

(2)化学性损伤:①氧化的低密度脂蛋白(low-density lipoprotein, LDL)和其他脂质颗粒的沉积可导致内皮细胞损伤和功能障碍。②毒素和化学物质(如毒素和大气颗粒物等)的直接暴露可引起内皮细胞损伤和炎症反应。③内皮细胞对药物(如抗高血压药物等)的反应可能导致内皮细胞功能异常。

(3)免疫性损伤:①自身免疫性疾病(如系统性红斑狼疮等)可能导致针对血管内皮细胞的自身抗体产生,引起内皮细胞损伤。②感染(如细菌、病毒或寄生虫感染等)可导致内皮细胞损伤和功能障碍。

(4)血管本身的病变:①动脉粥样硬化斑块的形成导致血管内膜变薄和脆弱。②血管平滑肌细胞的异常增生和迁移,可能导致血管狭窄和功能障碍。③血管壁的炎症反应,如血管炎,可导致内皮细胞损伤和脱落。

(5)血管壁的损伤:脂质在血管壁的沉积,引起胶原断裂、微纤维变性,血小板与胶原纤维相互作用并聚集而引发细胞间的反应,产生一些促凝因子,促使血栓形成。

■二、血流与血栓

正常的血流为层流,即血浆在外层流动;而有形成分,包括血细胞和血小板,在中心流动。因此,层流可以预防血小板接触血管内皮。当血流为湍流或者瘀滞时,层流就会被打乱,血浆和血小板无法分离,使血小板接触血管内皮的机会增加,导致血栓易形成。

湍流产生逆流,也叫涡流,会损伤血管内皮,增强内皮的促凝活性。引起湍流的情况包括：①粥样硬化引起的管腔狭窄，斑块溃疡引起的内皮损伤。②动脉瘤开口处。③心脏瓣膜功能不全，打乱层流。

血液瘀滞是静脉血栓形成的主要因素。血液瘀滞会增强内皮的促凝活性，促进血栓形成。血液瘀滞的情况包括：①心肌梗死后，受损区域心肌失去收缩性，产生血液瘀滞。②风湿性二尖瓣狭窄，存在左心房扩张，并伴随房颤，会导致血液瘀滞。③动脉瘤中血液是瘀滞的。④红细胞增多症，血液流动阻力增大，小血管会发生血液瘀滞。⑤镰状细胞疾病，红细胞倾向于聚集，并堵塞小血管，产生血液瘀滞。⑥长期卧床，尤其是术后，大腿肌肉活动减少，在大腿静脉中易产生血液瘀滞。

三、血小板与血栓

血小板是血细胞中最小的有形成分，外形无色，圆盘状小体，无细胞核。在血栓形成的过程中，血小板黏附于内膜损伤后裸露的胶原表面，被胶原激活后发生肿胀变形，释出血小板颗粒；从颗粒中释放出二磷酸腺苷（adenosine diphosphate，ADP）、血栓素 A2（thromboxane A2，TXA2）、5-羟色胺（5-hydroxytryptamine，5-HT）及血小板因子Ⅳ等物质，使血流中的血小板不断地在局部黏附，形成血小板小堆。此时血小板的黏附是可逆的，可被血流冲散。但随着内源性及外源性凝血途径启动，凝血酶原转变为凝血酶，凝血酶将纤维蛋白原转变为纤维蛋白，后者与受损内膜处基质中的纤维连接蛋白结合，使黏附的血小板堆牢牢固定于受损的血管内膜表面，形成不可逆的血小板血栓（血栓的起始点）。

血小板血栓在镜下呈无结构的淡红色，其间可见少量纤维蛋白。由于不断生成的凝血酶、ADP 和血栓素 A2 的协同作用，血流中的血小板不断激活和黏附于血小板血栓上，使其不断增大。由于血小板血栓的阻碍，血流在其下游形成旋涡，形成新的血小板小堆。如此反复进行，血小板黏附形成不规则梁索状或珊瑚状突起，称为血小板小梁。在血小板小梁间则由网有大量红细胞的纤维蛋白网填充。由血小板黏附小堆形成的血小板血栓是血栓形成的第一步。血栓形成后的发展、形态、组成及大小则取决于血栓发生的部位和局部血流状态。

四、凝血-抗凝状态与血栓

血液由流动的液体状态转变为凝胶状态的过程称为血液凝固（凝血）。在生理性止血过程中，局部受损血管收缩和血小板黏附聚集起初步止血作用，血液凝固起加固凝血作用。在病理情况下，血栓形成的基本过程也是血液凝固过程。在正常人体内，凝血受到抗凝的精确调控，确保凝血只在受损血管发生；若凝血与抗凝血之间的平衡失调,则可能导致血栓形成。

(一)凝血因子特征

凝血因子至今被人类认知的至少有14种(表1-2),包括12个经典的凝血因子 [Ⅰ因子—ⅩⅢ因子(FⅠ—FⅩⅢ),但不包括FⅤ的活化形式——FⅥ]以及激肽系统的 两个因子[即激肽释放酶原(prekallikrein,PK)和高分子量激肽原(high molecular weight kininogen,HMWK)]。除FⅣ为金属离子Ca^{2+}外,其他均为蛋白质。除FⅢ [又称组织因子(tissue factor, TF)]外,其他因子都存在于新鲜血浆中。

表1-2　凝血因子

因子	同义名	合成部位	主要激活物	主要抑制物	功能
FⅠ	纤维蛋白原	肝	—	—	形成纤维蛋白,参与血小板聚集
FⅡ	凝血酶原	肝	凝血酶原酶复合物	抗凝血酶	蛋白酶原
FⅢ	组织因子(TF)	多种细胞	—	—	辅因子
FⅣ	钙因子,钙离子	—	—	—	多种因子的辅因子
FⅤ	易变因子	肝、血小板	凝血酶和FⅩa,以凝血酶为主	活化的蛋白C	辅因子
FⅦ	稳定因子	肝	FⅩa、FⅨa、FⅦa	TFPI,抗凝血酶	蛋白酶原
FⅧ	抗血友病因子	肝	凝血酶和Ⅹa	不稳定,自发失活;活化的蛋白C	辅因子
FⅨ	血浆凝血活酶	肝	FⅪa、FⅦa与组织因子复合物	抗凝血酶	蛋白酶原
FⅩ	Stuart-Prower因子	肝	FⅦa-组织因子,FⅨa-FⅧa复合物	抗凝血酶,TFPI	蛋白酶原
FⅪ	血浆凝血活酶前质	肝	FⅫa、凝血酶	α_1-AT,抗凝血酶	蛋白酶原
FⅫ	Hageman因子	肝	胶原、带负电的异物表面	抗凝血酶	蛋白酶原
FⅩⅢ	纤维蛋白稳定因子	肝	凝血酶	—	转谷氨酰胺酶原
PK	激肽释放酶原	肝	FⅫa	抗凝血酶	蛋白酶原
HMWK	高分子量激肽原	肝	—	—	辅因子

注:TFPI,组织因子途径抑制物(tissue factor pathway inhibitor);α_1-AT,α_1-抗胰蛋白酶 (α_1-antitrypsin)。

(二)凝血机制

血液凝固是一系列活化凝血因子的酶促反应过程,每个凝血因子都被其前因子所激活,最后生成纤维蛋白。可分为三条途径(图1-1)。

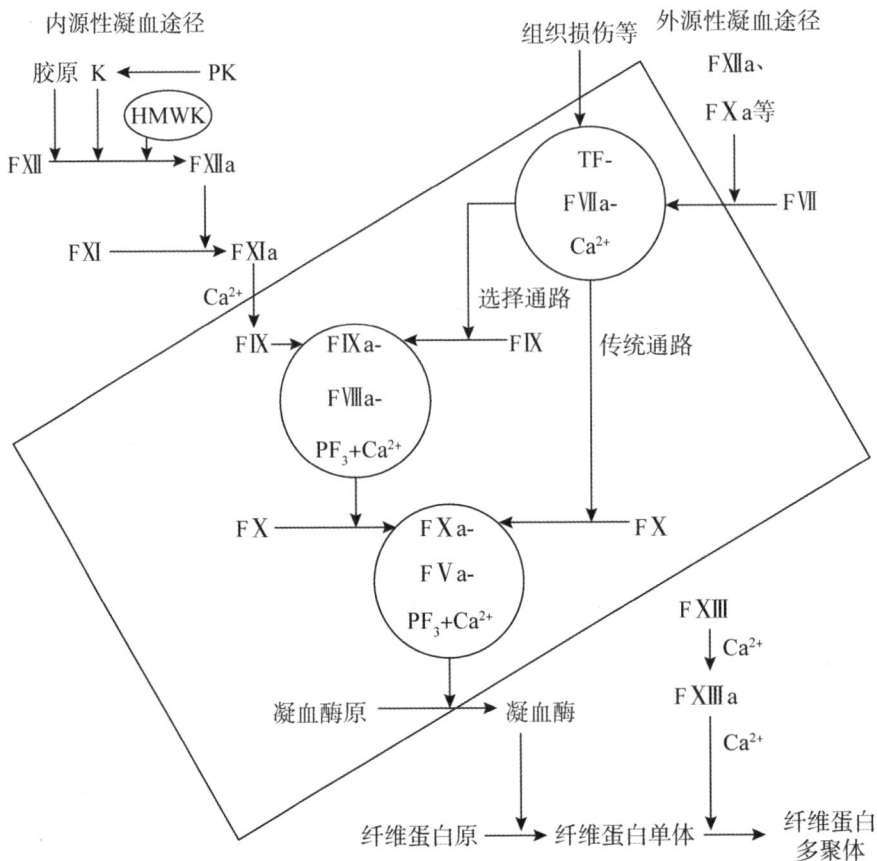

图1-1 凝血级联反应

注:K,激肽释放酶(kallikrein);PF$_3$,磷脂;圆圈中为分子复合物。

1. 内源性凝血途径

当血管壁受损时,FXII和带有负电荷的物质(如胶原)接触后被激活为FXIIa,少量的FXIIa与HMWK结合,使PK转变为激肽释放酶(K),后者与HMWK迅速反馈激活FXII而生成FXIIa。FXIIa激活FXI,FXIa与钙离子(Ca^{2+})再激活FIX。FIXa与Ca^{2+}、FVIIIa(被凝血酶激活)、PF$_3$共同形成复合物,该复合物有激活FX的作用。

2. 外源性凝血途径

当组织和血管受损后会释放出 TF。F Ⅶ可被 F Ⅹa、F Ⅸa、F Ⅻa、凝血酶、K 等激活成 F Ⅶa。TF 与 F Ⅶa、Ca^{2+}结合形成复合物,该复合物可以激活 F Ⅹ和 F Ⅸ,使内外源性凝血途径相关联。

3. 共同凝血途径

共同凝血途径是指从 F Ⅹ的激活到纤维蛋白形成的过程,属于内外源性凝血途径的共同凝血阶段。

激活的 F Ⅹa 与 PF_3、Ca^{2+}、F Ⅴa(被凝血酶激活)结合形成凝血酶原酶复合物。凝血酶原酶复合物使凝血酶原(F Ⅱ)转变为凝血酶(F Ⅱa)。凝血酶激活 F ⅩⅢ,使其成为 F ⅩⅢa;凝血酶还可使纤维蛋白原转变为可溶性纤维蛋白单体。F ⅩⅢa 在 Ca^{2+}作用下使可溶性纤维蛋白单体发生交联,形成不溶性的纤维蛋白。

(三)抗凝血因子特征

抗凝血因子主要由下列成分组成(表1-3):①抗凝血酶和肝素辅因子Ⅱ(heparin cofactor-Ⅱ,Hc-Ⅱ);②包括蛋白 C、蛋白 S、凝血酶调节蛋白(thrombomodulin,TM)、活化蛋白 C 抑制物(activated protein C inhibitor,APCI)、蛋白 Z(protein Z,PZ)的蛋白 C 系统;③组织因子途径抑制物;④其他抗凝蛋白,如 α_2-巨球蛋白(α_2-macroglobulin,α_2-M)、α_1-抗胰蛋白酶(α_1-AT)、活化补体-1 抑制物等。

表1-3 抗凝血因子

名称	合成部位	功能
蛋白 C	肝	蛋白酶原
蛋白 S	肝	辅因子
抗凝血酶	肝、内皮细胞	蛋白酶抑制物
组织因子途径抑制物	肝、内皮细胞	蛋白酶抑制物
肝素辅因子Ⅱ	肝、内皮细胞	蛋白酶抑制物
α_2-巨球蛋白	肝	蛋白酶抑制物
活化补体-1 抑制物	肝	辅因子
蛋白 Z	肝	辅因子

(四)抗凝因子的抗凝作用

1.细胞抗凝作用

体内单核-吞噬细胞系统和肝细胞对血液循环中的促凝物质及被激活的凝血/抗凝血因子进行吞噬、清除,或摄取、灭活,以维持血液的相对稳定。

2.体液抗凝作用

(1)抗凝血酶和肝素辅因子Ⅱ:由肝和内皮细胞合成的AT,在肝素的介导下与凝血酶、FXa、FXⅠa、FXⅡa、FⅨa等丝氨酸蛋白酶形成复合物,使这类酶失活。这种抗凝作用占体内总抗凝血作用50%~67%。由肝合成的Hc-Ⅱ与凝血酶形成复合物并使其失活,还灭活FXa。

(2)蛋白C系统:PC是由肝细胞合成的抗凝蛋白,在凝血酶和TM作用下,PC转变为活化蛋白C(activated protein C, APC);APC在PS协同下灭活FⅧa和FⅤa并增强纤溶活性,但APCI会抑制APC。PZ与蛋白Z依赖的蛋白酶抑制物结合后再与FXa结合形成复合物,从而使FXa失活。

(3)组织因子途径抑制物(TFPI):由内皮细胞、肝细胞和单核细胞合成,是TF-FⅧa和FXa的抑制物。

(4)其他抗凝蛋白:α_2-巨球蛋白、α_1-AT等作用较弱。

(五)与血栓形成相关的凝血因子异常

凝血过程中产生的凝血酶是凝血的关键,但凝血酶产生的同时也激活了抗凝系统和纤溶系统,以达到凝血与抗凝的平衡。当机体凝血因子异常时,平衡会失调,从而有形成血栓的倾向。凝血因子异常有以下几个方面。

1. 凝血因子水平增高

凝血因子水平增高会使血液凝固性增加,从而易形成血栓。凝血因子水平增高包括遗传性或先天性凝血因子水平增高和获得性凝血因子水平增高;凝血因子水平增高或活性增加与凝血因子基因的改变相关,FⅤ的变异会导致APC抵抗,从而促进血栓形成;肥胖、糖尿病、高血压、恶性肿瘤、口服避孕药、肾病综合征等病理因素都会引起凝血因子水平增高。

2. 凝血因子结构异常

FⅤ、FⅠ结构异常对抗活化蛋白的灭活作用引起血栓形成。最典型的是异常纤维蛋白原血症引起的血栓。

3. 凝血因子激活

人工瓣膜、人工心脏、人工血管、体外循环等均可激活凝血因子,导致血栓形成。

4. 促凝物质进入血液循环

组织损伤、感染、内毒素血症、炎症都可促进TF合成并释放入血;急性早幼粒细胞白血病等肿瘤细胞质中含有TF活性的颗粒,其释放入血液循环,可促发弥散性血管内凝血（disseminated intravascular coagulation，DIC）；支气管肺癌细胞所分泌的黏液蛋白能激活FX；不少肿瘤细胞能合成一种可激活FX的丝氨酸蛋白酶；人类黑色素瘤细胞可通过激活FⅠ而致凝血；胰腺癌分泌的胰蛋白酶对FX和凝血酶原有激活作用；恶性肿瘤患者静脉血栓形成率可高达26%～28%（胰腺癌28.4%，支气管肺癌26.8%，胃癌13%，卵巢癌7.3%，前列腺癌3.2%等）。

（六）与血栓形成相关的抗凝血因子异常

抗凝系统具有防止血管内血栓形成，保证血液在血液循环中正常流动的重要功能。若抗凝系统功能异常，则凝血功能亢进，会有形成血栓的倾向。

1.抗凝血酶减少或缺乏

（1）遗传性AT缺乏：AT基因变异可能引起AT缺乏，导致深静脉血栓。

（2）获得性AT缺乏：当肠道吸收功能异常时，AT因底物不足而合成较少；当患有肝脏疾病时，AT的合成也减少，且减少的程度与肝脏疾病的严重程度成正比；当患有肾病综合征时，AT会从尿中大量丢失；手术后或DIC时，AT因消耗过多而减少。

2.蛋白C和蛋白S缺乏

（1）遗传性缺乏：包括数量异常和结构异常，会导致深静脉血栓。

（2）获得性缺乏：蛋白C和蛋白S都属于依赖维生素K的抗凝因子，维生素K缺乏会引起蛋白C和蛋白S缺乏，常见于严重肝病或使用维生素K拮抗剂等。

（3）活化蛋白C抵抗：对于正常人而言，在其血浆中加入APC可延长活化部分凝血活酶时间（activated partial thromboplastin time，APTT）；而对于某些血栓患者，血浆中加入APC，APTT延长不明显，这种情况称为活化蛋白C抵抗。产生活化蛋白C抵抗的原因有抗蛋白C抗体、蛋白S缺乏和抗磷脂抗体，最主要的原因是FV基因突变。

■五、纤维蛋白溶解系统与血栓

体内的血栓或体外的凝血块可以被溶解，这是由纤维蛋白溶解系统（简称"纤溶系统"）实现的。纤溶是指纤溶酶原（plasminogen，PLG）转变成纤溶酶（plasmin，PL），以及纤溶酶降解纤维蛋白（原）和其他凝血蛋白的过程，是血凝块溶解的主要机制。

(一)纤溶因子特征

纤溶因子由以下成分组成：①纤溶酶原激活剂（plasminogen activator，PA），包括组织型纤溶酶原激活剂（tissue type plasminogen activator，t-PA）和尿激酶型纤溶酶原激活剂（urokinase type plasminogen activator，u-PA）；②纤溶酶原（PLG）和纤溶酶（PL）；③纤溶抑制剂，包括纤溶酶原激活物抑制剂-1（plasminogen activator inhibitor-1，PAI-1）、α_2-抗纤溶酶（α_2-antiplasmin，α_2-AP）和凝血酶活化纤溶抑制剂（thrombin activable fibrinolysis inhibitor，TAFI）；④纤维蛋白降解产物和D-二聚体等。

(二)纤溶因子溶栓机制

1.纤溶酶原激活

纤溶酶原激活是指使单链PLG转变为双链PL的过程，包含以下三种途径。

（1）外激活途径：由血管内皮细胞合成并释放的t-PA、肾小球和内皮细胞合成并释放的u-PAL激活，是原发性纤溶的理论基础。

（2）内激活途径：由内源性凝血系统生成的F\ⅩⅡa、激肽释放酶和凝血酶激活。

（3）外源性激活途径：由外源性药物，如链激酶（streptokinase，SK）、尿激酶（urokinase，UK）、葡萄球菌激酶（staphylokinase，SaK）和重组t-PA（recombinant tissue type plasminogen activator，rt-PA）等激活。

但t-PA和u-PA可被PAI-1或PAI-2灭活；PL可被α_2-AP和TAFI抑制。

2.纤溶降解产物及其作用

PL是一种强活性的广谱丝氨酸蛋白酶，可以降解纤维蛋白原、可溶性纤维蛋白单体复合物和交联纤维蛋白，降解产物被统称为纤维蛋白降解产物，有抗凝和抗血小板作用（图1-2）。

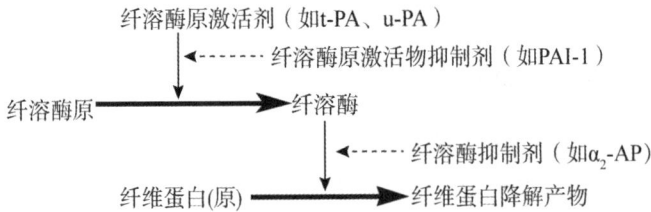

图1-2　纤溶途径

(三)与血栓形成相关的纤溶系统异常

纤溶是机体防止和清除血管内血栓的重要功能。纤溶活性降低可以引起或有利于血栓形成。

1.遗传性纤溶活性降低

遗传性纤溶活性降低包括以下几种可能：遗传性异常纤溶酶原血症患者的纤溶酶原基因突变，不能起溶栓作用；遗传性纤溶酶原激活物抑制剂增多，抑制t-PA和u-PA对纤溶酶原的激活；先天性PA释放障碍。

2.获得性纤溶活性降低

获得性纤溶活性降低在临床上常见于血栓前状态，动、静脉血栓形成，高脂血症，糖尿病，缺血性脑卒中及口服避孕药等情况。这类患者t-PA水平降低，PAI-1水平增高，可能导致血栓形成。

■六、血栓栓塞性疾病的病理生理

(一)脑血管血栓栓塞性疾病

1.非心源性脑卒中

非心源性脑卒中是由心脏疾病以外的原因引起的脑血流中断，导致脑组织受损。它包括缺血性脑卒中和出血性脑卒中两种类型，主要原因有动脉粥样硬化、小动脉病变、动脉夹层、脑动脉瘤和脑血管畸形等。

发病机制：动脉粥样硬化和血栓形成。LDL-C氧化修饰学说和炎症假说是动脉粥样硬化发生的机制。动脉粥样硬化发生过程：LDL-C进入动脉壁并被氧化，使得单核细胞浸润和内皮细胞功能减退。伴随血管炎症的发生，动脉粥样硬化斑块发展并最终形成脂质核心。炎症的持续加重会导致内部脂质核心增大，使斑块不稳定而易破裂。斑块破裂处血小板经过转移、黏附、聚集等步骤形成血栓。

2.心源性脑卒中

心源性脑卒中是由于心脏内形成的血栓脱落并进入脑血管而引起的脑血流中断和脑组织损伤。常见原因包括房颤、心脏瓣膜病、心肌梗死、心内膜炎和心脏肿瘤等。

发病机制：①非瓣膜性房颤，是心源性脑卒中最常见的病因。房颤导致血流缓慢，在低剪切力和其他因素作用下，凝血级联反应被激活，形成红细胞-纤维蛋白原血栓。②风湿性心脏瓣膜病。狭窄的瓣膜表面不规则，逐渐出现粘连、钙化，从而激活血小板，导致血栓形成；常合并房颤，导致心房和心室扩大，血栓形成风险增加。③心肌梗死。心肌梗死面积较大或合并慢性心力衰竭，可致心肌收缩力下降，心腔血液瘀滞而形成附壁血栓。④二尖瓣脱垂。心脏收缩时，脱垂的二尖瓣突入左心房,引起严重的血液反流,易导致附壁血栓形成。⑤感染性心内膜炎。心脏瓣膜上的炎性赘生物脱落导致菌栓栓塞,并可引起颅内感染。⑥其他。如卵圆孔未闭、病态窦房结综合征、非细菌性血栓性心内膜炎等。

(二)心血管疾病与血栓

1.急性冠脉综合征

发病机制:①血管病变、不稳定斑块与血栓形成。动脉粥样硬化斑块进展过程可分为5个阶段。早期的粥样硬化病变即所谓的脂肪条纹或Ⅲ型病变,在脂蛋白摄入和排出失衡时,演变为不稳定的Ⅳ型病变和容易破裂的Ⅴa型病变,病变部位较软、易破裂,导致血栓形成。ACS便是Ⅳ和Ⅴ型斑块破裂及其继发血栓的结果。ACS的病理生理基础:在多种因素作用下,斑块由"稳定"向"不稳定"转变,破裂或糜烂,引起内皮功能障碍,内皮细胞抗血栓作用消失。大量暴露的脂质核可通过细胞因子介导促进血栓形成。②血管收缩。斑块破裂时,由5-羟色胺和血栓素A2介导的血小板依赖性和凝血酶依赖性血管收缩,冠脉收缩在心脏病事件中具有重要作用。

2.房颤

房颤是一种室上性快速性心律失常,是指规则有序的心房电活动消失,代之以快速无序的颤动波,属于严重心房电活动紊乱。房颤可引起多种并发症,如脑栓塞或心力衰竭等。

房颤并发血栓的发病机制:心血管内血栓形成受心血管内的血流状态、心血管的内皮功能、心脏病变的性质和功能等影响。心血管内的血流状态取决于瓣膜状态和左右心室内的舒张压。房颤时,心房失去收缩功能,血流聚集在左心房处,导致心房和血管内皮功能受损,红细胞聚集,血小板和凝血因子活化,血液处于高凝状态,促进血栓形成。心脏瓣膜病变对血小板的活化和黏附有重要影响。二尖瓣狭窄使血流在通过狭窄的瓣膜口时加快,高流速状态下血小板易激活。但单纯血流状态改变不足以引起血栓。病理解剖发现,房颤患者的心房肌有不同的病理改变,包括炎症反应、纤维组织增生、心内膜损伤等。损伤的心内膜释放vWF,促进了血小板活化、黏附和聚集,附着在纤维蛋白原(Fg)上并在左心耳内形成血栓。

(三)肺血管栓塞性疾病

肺血栓栓塞症(PTE)为肺栓塞最常见的类型。引起PTE的血栓主要来源于下肢深静脉血栓形成。肺梗死(pulmonary infarction, PI)则是在缺血的基础上发生的肺组织坏死。

发病机制:PTE是由来自静脉系统或右心的血栓阻塞肺动脉或其分支所致的疾病,以肺循环、右心功能和呼吸功能障碍为主要临床和病理生理特点。肺动脉发生栓塞后,由于肺组织有肺动脉和支气管动脉两重血管滋养,以及肺泡直接供氧,因此不太可能完全缺氧坏死。在极少情况下,其支配区的肺组织因血流受阻或中断而发生坏死,即肺梗死。但是合并严重的心肺疾病、心肺功能不全、肺静脉瘀血、肺水肿、肺部感染及支气管阻塞时,多重氧供会受到影响,导致肺组织缺血而坏死。

(四)外周静脉血栓栓塞性疾病

静脉血栓以深静脉血栓为主。下肢深静脉血栓最常见的部位为腓肠肌静脉,占DVT总数的90%以上。反复发生的DVT会使静脉瓣功能受损,形成栓塞后综合征,导致患肢慢性水肿、疼痛、色素沉着与营养性溃疡。静脉血栓的发病机制包括以下几方面。

1.静脉管壁损伤和内皮细胞的损伤

静脉管壁较薄,肌层活动较少,因此靠管壁的血液流动较慢。静脉是血管内给药的常用途径,各种刺激性溶液、反复静脉穿刺或塑料管在静脉内的长期留置,以及静脉瓣的异常,都可损伤静脉内膜而导致静脉血栓形成。正常的静脉内皮细胞通过产生前列环素、AT、TM和t-PA而具有抗血栓的作用。在病理条件下,内皮细胞又可通过产生TF、vWF和纤连蛋白而促凝。

2.静脉血流的异常

静脉血流速度远较动脉血流缓慢,在制动或长期卧床条件下,血流过分缓慢,易于血栓形成。静脉瓣膜的瓣窝内易产生涡流,也是产生血栓的主要部位。在静脉瓣窝深处,血液瘀滞常导致局部缺氧而引起内皮损伤、大量白细胞黏附、局部凝血因子激活和抑制物的消耗,易于血栓形成。

3.血液成分的改变

(1)血液黏度增加:影响血液黏度的因素主要有血细胞因素和血浆因素。血细胞因素的变化有红细胞聚集性增加,红细胞数量增多,红细胞变形能力减弱,白细胞增多,血小板数量增多及黏附性、聚集性增高等。血浆因素的变化有纤维蛋白原和球蛋白(特别是γ-球蛋白)增多。此外,血浆中β脂蛋白、胆固醇和甘油三酯水平增高也可使血液黏度增高。

(2)凝血活性增高和(或)抗凝活性降低:凝血活性增高见于异常凝血酶原及纤维蛋白原增高,异常纤维蛋白原血症、FⅧ活性增高等;抗凝活性降低主要是由于AT、HT-Ⅱ、PC、PS缺少或活性下降。

（3）纤溶系统异常：即纤溶活性减低和（或）抑制剂增加。遗传性纤溶异常包括：异常纤溶酶原血症，纤溶酶原由于分子结构异常，在PA作用时不能转化为纤溶酶；PA释放障碍；纤溶酶原激活物抑制剂增多。

（五）外周动脉血栓栓塞性疾病

1.血栓闭塞性脉管炎

血栓闭塞性脉管炎是以周围血管慢性闭塞性炎症为主要病变的疾病。受累的周围血管主要为四肢中、小动脉，其中下肢中、小动脉及浅静脉最易受累。少数病例亦可发生心、脑及腹腔脏器动脉闭塞性改变。

发病机制：①自身免疫失调。在某些外因作用下，诱发机体对自身血管成分的免疫。②高凝状态与血栓形成。血管内皮的损伤及免疫复合物可激活血小板与凝血系统，引起继发性高凝状态，并造成受损血管血栓形成。③其他。寒冷、尼古丁或缺氧等刺激引起自主神经功能失调，血管长时间痉挛收缩，造成血管发生病理性改变等。

2.动脉硬化闭塞症

动脉硬化闭塞症是动脉粥样硬化病变累及周围动脉并引起慢性闭塞的一种疾病。由于动脉粥样斑块及其内部出血或斑块破裂，继发性血栓形成而逐渐产生管腔狭窄或闭塞，从而导致患肢缺血等临床表现。

发病机制：动脉硬化闭塞症是一种全身性疾病，病变多累及大、中动脉，受累动脉呈节段性分布，动脉分叉处、动脉后壁固定处及动脉走向成角处病变较明显。起病初期，血管内膜下出现直径1～2mm的黄色粥样斑块。随病情发展，斑块逐渐增大，胆固醇及钙质沉积于病变处。斑块向动脉腔内突出，导致管腔狭窄。病变进一步发展后，粥样斑块发生溃疡或出血，局部血栓形成。斑块或血栓发生脱落可造成远端动脉栓塞。

3.急性动脉栓塞

急性动脉栓塞是心脏或动脉脱落的血栓、斑块或外源性栓子进入动脉，随血液向远端流动，造成远端的动脉管腔堵塞、血流障碍的急性病变。

（六）弥散性血管内凝血

DIC是指在某些致病因子作用下，凝血因子和血小板被激活，大量可溶性促凝物质入血，引起的以凝血功能失常为主要特征的病理过程（或病理综合征）。DIC在微循环中形成大量微血栓，同时大量消耗凝血因子和血小板，使继发性纤溶过程加强,导致出血、休克、器官功能障碍和贫血等(图1-3)。

发病机制:DIC的主要病理过程是广泛性病理纤维蛋白在微血管内的沉积,而细胞因子的介入被视为主要动因,特别是在败血症与创伤所引起的严重全身性反应综合征中。

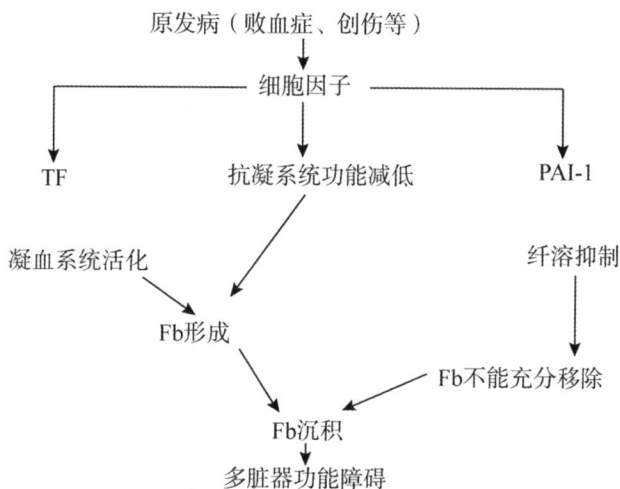

图1-3　DIC的发病机制

1.凝血系统的活化

败血症动物或患者的机体对内毒素呈高敏感的特异性免疫反应,可生成大量的凝血酶。内毒素输入机体后,可介导肿瘤坏死因子(tumor necrosis factor,TNF)产生,但未激活内源性凝血系统。如使用TF/FⅦa单抗后再输入大肠杆菌,则可抑制凝血酶产生,阻止DIC的出现,从而降低败血症患者的死亡率。大多数DIC患者血中可测出TF抗原。目前已确认外源性凝血途径的活化为DIC的主要发病机制,而内源性凝血途径仅在其他全身炎症反应中起作用,如低血压的产生等。

2.抗凝系统的受抑

各种凝血因子活化的调节功能受损,可导致纤维蛋白形成。

(1)抗凝血酶:血浆中的AT为凝血酶最重要的抑制剂。败血症患者的AT明显减少,其原因为:中和产生的凝血酶被消耗;被中性粒细胞活化后释放的弹性蛋白酶降解;肝脏合成AT受损。

(2)蛋白C系统:包括PC、PS与TM。当AT减少时,PC系统可明显受抑。内毒素实验模型证实,TM下降,PC活化能力降低,使受试机体潜在地呈现出高凝状态。

3.纤溶系统受损

凝血活化作用最强时,纤溶活化作用大大降低。在菌血症与内毒素血症的实验中,由于内皮细胞释放纤溶酶原激活剂,纤溶活力明显增高,但持续时间短暂,随即纤溶活力因血浆中PAI-1水平的持续增高而下降。

4.细胞因子的释放

几乎所有感染与创伤的全身炎症反应,包括凝血与纤溶的紊乱,是由细胞因子释放而介导的。白介素-1(interleukin-1, IL-1):实验性菌血症与内毒素血症中IL-1水平增高。白介素-6(interleukin-6, IL-6):可介导凝血活化。肿瘤坏死因子(TNF):可介导凝血活化。在DIC时,TNF可使内皮细胞产生TM的功能受损,使PC系统的功能受到抑制。此外,TNF对PAI-1抑制纤溶的功能有强化作用。白介素-10(IL-10):是具有抗炎性作用的细胞因子,它对凝血系统具有调节作用。

第二章　血栓栓塞性疾病治疗和预防

溶栓药物又称为纤维蛋白溶解剂,在治疗急性期血栓栓塞性疾病、恢复组织灌注中起到非常关键的作用。正常情况下,血栓的溶解依赖于纤维蛋白溶解(简称纤溶)系统。纤溶酶原在激活物的作用下生成纤溶酶,将纤维蛋白分解为可溶性产物。内源性纤溶酶原激活剂主要有来自血管内皮细胞产生的组织型纤溶酶原激活剂(t-PA)和来自肾小管及集合管上皮细胞产生的尿激酶型纤溶酶原激活剂(u-PA)。同时体内多种物质可抑制纤溶系统的活性,主要包括纤溶酶原激活物抑制剂-1(PAI-1)和α_2-抗纤溶酶(α_2-AP)(图2-1)。

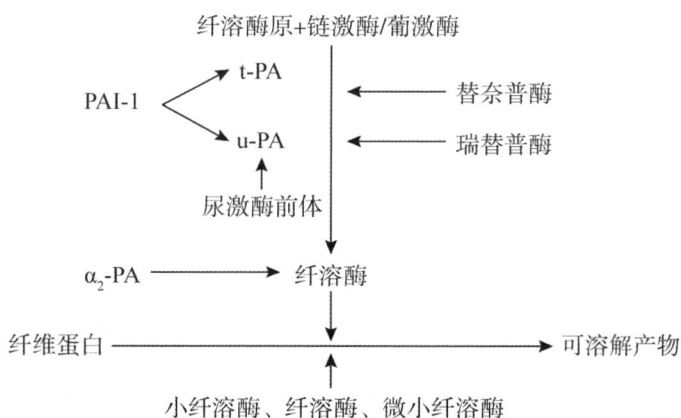

图2-1　溶栓药物作用机制

第一节 抗血栓药物的分类和作用特点

■ 一、溶血栓药物

无论是链激酶(SK)、尿激酶(UK),还是t-PA及其衍生物,均不能直接使纤维蛋白溶解,而是通常作为辅酶或其他酶激活内源性纤溶系统。理想的溶栓药物应具备以下特点:①溶栓高效,提高再通率,降低死亡率。②高度选择性,不易引起出血性并发症。血管内血栓由纤维蛋白构成,并由赖氨酸侧链互相连接。溶栓药物溶解血管床上附着的血栓主要通过激活纤溶酶原,使之转化生成纤溶酶,继而在血栓附着处裂解血栓。溶栓药物的特异性主要依赖于对赖氨酸连接结构的识别。纤溶酶原对于赖氨酸侧链具有很强的亲和力,因此在血栓形成处也有大量的纤溶酶原聚集。一旦纤溶酶原转化成纤溶酶,会将纤维蛋白裂解为可溶性产物。因此,溶栓药物的一个重要特性即是对于纤维蛋白的特异性,其决定着治疗的安全性。③无免疫原性,用后不产生相应抗体,不发生过敏反应。④药物的半衰期($t_{1/2}$)长,用药次数少。如rt-PA的半衰期为4~8min,这使得在负荷用药后需要持续静脉滴注(ivgtt)继续治疗;而去氨普酶的半衰期为138min左右,单独一次用药即可,使治疗更加方便。⑤减少对PAI-1的再诱导。如UK和rt-PA具有对PAI-1的再诱导作用,溶栓效率比替奈普酶和去氨普酶低。⑥减少对血脑屏障的影响。这对于缺血性脑卒中急性期溶栓治疗具有更为重要的意义。体外实验证实,rt-PA通过上调血管内皮细胞的金属蛋白酶使血脑屏障被破坏,从而使脑卒中后水肿及出血转化的发生率增高,降低了溶栓的安全性。

(一)纤维蛋白激活剂

据其发展历程,溶栓药物自诞生以来大致可归结为如下几类。

1.第一代溶栓药物

第一代溶栓药物无纤维蛋白特异性,其作用机制是直接或间接激活纤维蛋白溶解酶原,使其转变为有活性的纤维蛋白溶解酶,溶解纤维蛋白。此类药物溶栓速度较慢,缺乏特异性,在溶栓的同时会降低血液中纤维蛋白原及凝血因子的数量,可导致全身纤溶亢进,引起出血等严重不良事件的发生。第一代溶栓药物以SK和UK为代表,但其作用机制并不完全相同。SK不直接激活纤溶酶原,而是通过形成1:1的SK-纤溶酶原复合物,使纤溶酶原转化为纤溶酶。UK具有激酶活性,不仅可直接激活纤溶酶原,使之转化为纤溶酶,还能提高血管ADP酶活性,抑制ADP诱导的血小板聚集。

（1）链激酶

SK是一种溶血性链球菌合成的蛋白水解酶，其自身不是纤溶酶原激活剂，但可快速结合循环系统中的游离纤溶酶原或纤溶酶，从而启动纤溶系统溶解血栓，是机体内纤溶酶原最有效的激活剂之一。SK是第一个用于临床的溶栓药物。SK的优点是有效、廉价，但由于该酶产自链球菌，所以具有一定的抗原性，易产生过敏反应。该酶可产生纤溶亢进而增加出血的危险。此外，制备时残存的细菌溶血素对心肌和肝脏具有损害作用。这些限制了SK的临床应用。

①药效学特点：相对分子质量47000，SK和纤溶酶原1:1结合，形成SK-纤溶酶原复合物，快速催化更多纤溶酶原转化为纤溶酶。该酶促反应的米氏常数（K_m）为0.5μmol/L。K值越小，说明SK和纤溶酶原的亲和力越高。催化速率常数（K_{cat}）为3/s。SK是非选择性纤维蛋白溶解剂，进入血液形成SK-纤溶酶原复合物，激活血栓及血浆内纤溶酶原，导致全身溶栓及抗凝状态，可引起广泛的纤维蛋白原消耗，易引起出血并发症。SK具有一定抗原性，健康人群中多数可检测出SK抗体。在临床应用时，需要有一个负荷剂量来中和体内SK抗体，剩余的药物才能发挥作用，因此SK剂量较难掌握，有时可引起过敏反应。

②药代动力学（简称药动学）特点：SK静脉注射（iv）后主要分布于肝脏，其代谢产物主要从肾脏经尿液排泄。SK在血浆中的半衰期为25min，但其中游离SK（约15%）的半衰期可达80min。

（2）尿激酶

UK是从人尿中提取的一种丝氨酸蛋白酶，可直接作用于内源性纤溶系统，将纤溶酶原裂解为纤溶酶，而纤溶酶不仅能降解纤维蛋白凝块，也能降解纤维蛋白原、FV和FⅧ，抑制二磷酸腺苷诱导的血小板聚集，从而发挥溶栓及预防血栓形成的作用。UK是临床上应用最广泛的溶栓药。UK无抗原性，可重复应用，快速溶解新鲜血栓。但同SK一样，UK也可引起全身纤溶系统亢进，导致出血并发症的发生。

①药效学特点：UK在结构上是胰蛋白酶样的两条丝氨酸蛋白酶链，有两个实体，高分子量UK含411个氨基酸，相对分子质量54000，低分子量UK含276个氨基酸，相对分子质量32000。UK是非选择性纤维蛋白溶解剂，直接激活血栓及血浆内纤溶酶原，导致全身溶栓及抗凝状态，易引起出血并发症，血管开通率偏低，K_m值为50～60μmol/L，K_{cat}为1.0～1.4/s。

②药动学特点：主要经肝脏快速清除，少量药物经胆汁和尿液排出。UK半衰

期为7～18min,肝硬化等肝功能损害患者的 UK 半衰期延长。但 UK 无抗原性和过敏反应,且价格低廉,目前是国内常用的溶栓药物之一。

2.第二代溶栓药物

第二代溶栓药物包括纤溶酶原激活剂、rt-PA、尿激酶原、阿替普酶、重组葡激酶及其衍生物等。此类药物在激活纤溶酶原产生纤溶酶时不受血浆中 α_2-抗纤溶酶及与纤维蛋白结合的 α_{12}-纤溶酶抑制物的作用,选择性地与血浆中的纤维蛋白结合,形成的复合物与纤溶酶原亲和力较高,能将纤溶酶原转化为纤溶酶并使血栓溶解。由于此类药物与纤维蛋白原亲和力低,因此具有一定的溶栓特异性。此类药物溶栓作用强于 SK 和 UK,但半衰期短,短时间内需大量用药,且价格昂贵,亦有一定的出血副反应,这些都限制了其在临床中的应用。

阿替普酶是第一代 rt-PA,可以防止血栓形成和增大,是治疗急性心肌梗死、脑梗死及肺动脉栓塞的最常用溶栓药。其主要成分是糖蛋白,可通过赖氨酸残基与纤维蛋白结合,并激活与纤维蛋白结合的纤溶酶原,使之转变为纤溶酶。对纤维蛋白具有较高的选择性,但大剂量应用时会失去这一特性,降解血液循环中的纤维蛋白,导致严重的出血。阿替普酶没有抗原性,如有必要可重复应用。

①药效学特点:该药为 rt-PA,结构上属于糖蛋白,含527个氨基酸,相对分子质量70000,能直接将纤溶酶原激活为纤溶酶,促进血栓溶解。纤溶酶原和阿替普酶同时吸附在纤维蛋白表面,加速纤溶酶原的激活。当缺乏纤维蛋白时,阿替普酶的催化作用减弱。因此,阿替普酶能特异性激活与纤维蛋白结合的纤溶酶原,具有较强的局部溶栓作用,较少产生系统性溶栓作用,降低出血的风险。给药后3～6h就能观察到纤维蛋白水平升高,24h后纤维蛋白达到基线水平的80%。

②药动学特点:阿替普酶无抗原性,但由于半衰期较短,需持续静脉给药。

3.第三代溶栓药物

第三代溶栓药物是利用现代分子生物学和生物工程技术对 t-PA 进行结构改进得到的新型溶栓药物,在纤维蛋白特异性、半衰期及溶栓效果方面较 t-PA 均有较大提高。其代表主要有 rt-PA、替奈普酶、瑞替普酶等,均可直接激活纤溶酶原。此类溶栓药物在静脉给药时,在血液中为相对非活性状态,一旦与纤维蛋白结合即被激活,诱导纤溶酶原转化为纤溶酶,导致纤维蛋白降解。此类药物的特征包括溶栓迅速、血浆中半衰期长、专一性强、安全性好等。

(1)瑞替普酶

瑞替普酶是运用遗传工程修饰的一种非糖基化 t-PA,是 t-PA 的单链缺失突变体,能自由地扩散到血栓中,促使纤溶酶原转化为有活性的纤溶酶,以降解血栓中的纤维蛋白,发挥溶栓作用。瑞替普酶具有半衰期较长(14～18min)、血浆清除率低、纤溶作用强、无抗原性、出血并发症少等特点,在体内对纤维蛋白的结合具有选择性,是一种长效、特异性强的溶栓药,在临床上应用广泛。

①药效学特点:瑞替普酶含355个氨基酸,相对分子质量39000,能使纤溶酶原激活为有活性的纤溶酶,从而导致纤维蛋白溶解及冠脉再通。K_m值为2.5μmol/L,K_{cat}为13.9/s,有较强的纤维蛋白选择性溶栓作用。瑞替普酶与血栓结合相对松散,该特点明显提高了瑞替普酶对血凝块的穿透力,增强了其溶栓能力。

②药动学特点:瑞替普酶主要经肾消除。可通过静脉推注直接给药,使用更加方便。

(2)替奈普酶

替奈普酶(tenecteplase,TNK)为rt-PA的变构体,通过取代rt-PA的三个结构位点氨基酸而来。其中,103位点(T)的苏氨酸被天冬酰胺替代,通过新增一个糖基化位点延长了半衰期;117位点(N)的天冬酰胺被谷氨酰胺替换后,血浆清除率降低、半衰期延长;4个丙氨酸在296—299位点(K)取代了赖氨酸、组氨酸和2个精氨酸,提高了其对于内源性PAI-1的抵抗能力和对纤维蛋白结合的特异性,因而又称TNKtPA或TNKase。与rt-PA相比,TNK血浆初始半衰期由5min以内提高至约24min,纤维蛋白特异性提高14倍。TNK在2000年已被美国食品药品监督管理局(Food and Drug Administration, FDA)批准用于治疗急性ST段抬高型心肌梗死,随后,世界各国又广泛开展了TNK静脉溶栓治疗急性缺血性脑卒中(arterial ischemic stroke, AIS)的临床研究。

①药效学特点:替奈普酶较t-PA有更多的突变点,这样的结构使替奈普酶和纤溶酶原的亲和力提升15倍,半衰期延长6倍,对纤维蛋白的特异性替奈普酶＞瑞替普酶＞阿替普酶。拮抗PAI-1的能力也较t-PA强。替奈普酶使血管再通更迅速,对持久的血栓溶解性更强。

②药动学特点:替奈普酶一般静脉推注给药,在体内呈二相分布,分布容积接近于血浆容量,经肝脏代谢。体重和年龄显著影响其血浆清除和分布率,体重每增加10kg,其血浆清除率增加9.6mL/min。根据体重调整替奈普酶给药剂量,可获得与t-PA相似的疗效,且出血并发症发生率较低。

4.非t-PA来源的基因工程药物

除上述三代溶栓药物外,还有非t-PA来源的基因工程药物。葡激酶的作用机制类似于SK,需要与纤溶酶原形成1∶1复合物,激活生成纤溶酶以降解纤维蛋白,其纤维蛋白选择性高,但容易产生抗体。尿激酶原在体内蛋白酶的作用下可分解成有活性的UK,对纤维蛋白的特异性大于UK。去氨普酶(吸血蝙蝠唾液纤溶酶原激活剂)由哺乳动物培养产生,与t-PA具有85%的同源性,作用机制类似,溶栓能力更强,对纤维蛋白有高度特异性。

(二)去纤维蛋白药

1.去纤酶

去纤酶是从蛇毒中提取的蛋白水解酶,是由17种氨基酸、263个残基所组成的糖蛋白,相对分子质量为33500,pH 7.4条件下较为稳定。去纤酶通过水解纤维蛋白原使其变为纤维蛋白而增强机体凝血功能。血液中纤维蛋白原水平的降低使血液趋于低凝状态。去纤酶应用1~3d后,血浆纤维蛋白原减少,优球蛋白溶解试验时间缩短,凝血酶原时间(prothrombin time, PT)和凝血时间延长,停用3~12d后恢复正常,对出血时间无影响。

2.降纤酶

降纤酶能直接作用于纤维蛋白原α链,释放出A肽,生成非交联的纤维蛋白。降纤酶能分解纤维蛋白原,抑制血栓形成;诱发t-PA的释放,增强-PA的作用,促进纤溶酶的生成。降纤酶能够活化蛋白溶解酶原,将其转化为蛋白溶解酶,进而促使血栓的溶解。降纤酶还能改变血液流变学的某些因素,如降低血液黏度,抑制红细胞聚集,抑制红细胞沉降,增强红细胞的血管通透性及变形能力,使血液流动性增强;降低血管阻力,改善微循环。降纤酶对血小板计数、出血时间无影响。

3.巴曲酶

巴曲酶能降低血液中纤维蛋白原的含量。静脉给药后能降低全血黏度、血浆黏度,使血管阻力下降,增加血流量。

■二、抗血小板药物

血小板是血液循环中无核的盘状细胞,负责启动止血机制,修复血管内皮的损伤。在正常情况下,循环血小板不会与血管内皮细胞下的结缔组织基质接触。一旦血管内膜的完整性受到破坏,血小板接触胶原纤维并发生相互作用,强烈刺激血小板活化,并将血栓素A2和ADP分泌至循环中,刺激邻近的血小板并使其活化,从而分泌更多的血栓素A2和ADP;活化的血小板通过丰富的血小板糖蛋白(glycoprotein, GP)Ⅱb/Ⅲa(也称为αⅡb/β3),直接与循环中的纤维蛋白原结合形成血小板间的纤维蛋白原桥,引起血小板的聚集;活化的血小板还会诱导其表面P-选择素的表达,促进P-选择素与配体相结合,诱导血小板聚集和血管炎症反应,加速血栓的形成。另外,损伤部位的细胞还会释放组织因子,激活凝血级联反应,促进凝血酶的活化和释放,使纤维蛋白原转化为纤维蛋白,从而形成纤维蛋白网络,使血栓更稳定(图2-2)。血小板活化过程除了接触胶原,还需要有细胞内的信号传导才能发生细胞骨架重组、纤维蛋白原受体暴露及颗粒分泌,涉及的两个关键信号通路是磷酸肌醇水解途径和类花生酸合成途径。抗血小板药物即通过抑制血小板的黏附、聚集和释放,从而阻断血栓的形成,主要是阻断"白色血栓"的形成,因为白色血栓的组成成分主要是析出的血小板。目前主要的抗血小板药物包括:血栓素 A2(TXA2)抑制剂、磷酸二酯酶(phosphodiesterase,PDE)抑制剂、ADP-P2Y12受体拮抗剂、血小板GPⅡb/Ⅲa受体拮抗剂等。

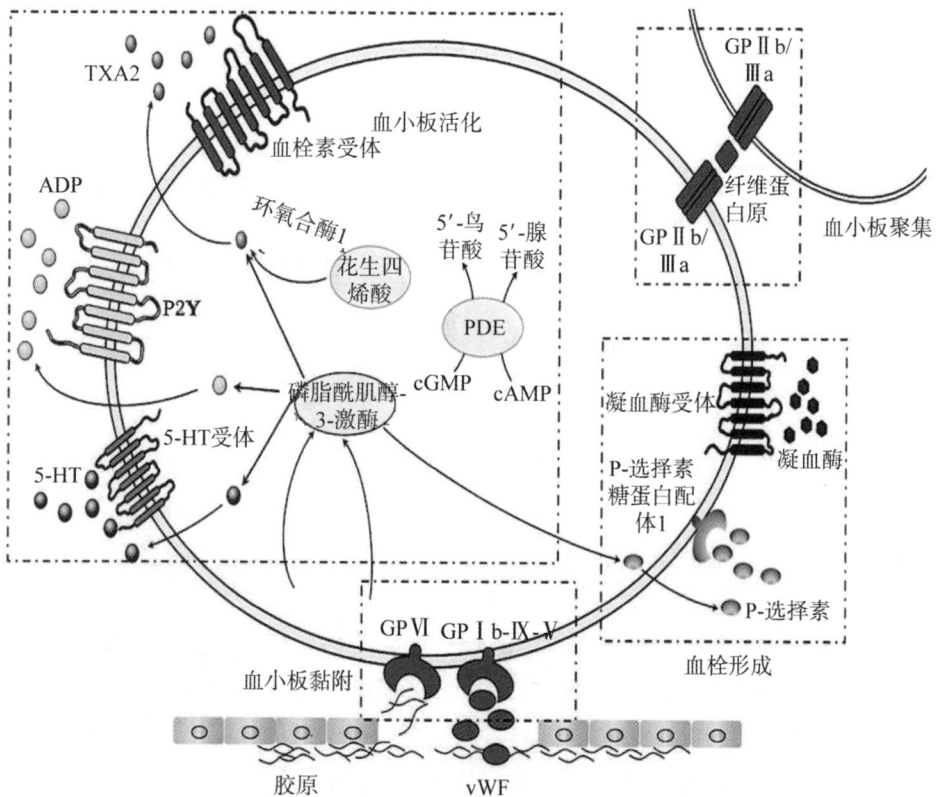

图2-2 血栓形成过程中的信号通路

注:cAMP,环磷酸腺苷(cyclic adenylic acid);cGMP,环磷酸鸟苷(cyclic guanylic acid)。

(一)血栓素A2抑制剂

1.阿司匹林

阿司匹林是一种传统非选择性环氧合酶(cyclooxygenase, COX)抑制剂,是最早被应用于抗栓治疗的抗血小板药物,在动脉粥样硬化性心血管病(atherosclerotic cardiovascular disease, ASCVD)的二级预防应用中被广泛认可。

(1)药效学特点:阿司匹林对血小板聚集具有长期不可逆的抑制作用,通常持续血小板的整个生命周期。阿司匹林还可暂时抑制血管壁内皮细胞内的前列环素的形成。一旦阿司匹林从血液中清除,有核的内皮细胞恢复前列环素的生成。因此,每天进行低剂量(每天剂量<300mg)给药,阿司匹林抑制血小板内的血栓素A2,但不明显降低前列环素的形成。

(2)药动学特点:阿司匹林在吸收前、吸收期间和吸收后,转化为主要代谢产物——水杨酸。代谢产物主要经肾脏途径排泄。口服(po)阿司匹林肠溶片后,血药浓度达峰时间为3~6h。阿司匹林的消除半衰期仅为几分钟,而水杨酸的消除半衰期取决于给药剂量,2~20h不等。阿司匹林给药后能进入脑脊液和滑液中,还能够穿过胎盘屏障并可进入母乳。

2.吲哚布芬

吲哚布芬是一种抗血小板药物,通过抑制环氧合酶减少血栓素A2的生成,从而抑制血小板聚集,降低血栓形成的风险。它被广泛用于预防和治疗心肌梗死、脑卒中和外周动脉疾病等心血管事件,特别适用于对阿司匹林不耐受或有禁忌证的患者。吲哚布芬还常用于术后血栓预防,帮助患者在术后恢复过程中保持血管健康。此外,吲哚布芬有时与其他抗血小板药物或抗凝药物联合使用,以增强抗血栓效果。吲哚布芬副作用较少,胃肠道反应相对较轻,是血栓栓塞性疾病治疗中的重要药物。

(1)药效学特点:快速起效、良好的胃肠道耐受性和可逆的抗血小板作用。吲哚布芬是一种通过抑制环氧合酶1(COX-1)减少血栓素A2生成的抗血小板药物,其抑制作用可逆,停药后血小板功能较快恢复。与阿司匹林相比,吲哚布芬对胃黏膜刺激较小,副作用较少,适合对阿司匹林耐受性差的患者。

(2)药动学特点:快速吸收、肝脏代谢和肾脏排泄。口服后约1~2h达到血浆峰浓度(peak concentration, C_{max}),半衰期为3~5h,需要每天2次(bid)服用以维持稳定的药物浓度。它主要在肝脏中代谢,通过肾脏以代谢物形式排出体外。吲哚布芬的生物利用度较高,但在肝肾功能不全的患者中,其代谢和排泄可能受到影响,因此需要根据具体情况调整剂量。

(二)ADP-P2Y12受体拮抗剂

ADP由血小板内的致密颗粒释放,能够与血小板表面的嘌呤能(P2Y)受体结合诱导血小板活化,是一种重要的血小板激活剂。血小板膜上有3个ADP受体,分别是P2X1、P2Y1、P2Y12,其中P2X1是激活三磷酸腺苷(adenosine triphosphate,ATP)的离子通道,主要参与血小板形状的改变以及因低浓度胶原和高剪切力形成的局部血栓;P2Y1与Gq蛋白偶联,激活ADP诱导的血小板聚集,同时参与血小板形状改变;而P2Y12受体则与Gi蛋白偶联,扩大和稳定血小板聚集效应。另外,P2Y12受体可以促进血管平滑肌细胞的增殖、迁移并造成内皮功能障碍,引起炎症细胞的活动,参与动脉粥样硬化的形成。ADP-P2Y12受体拮抗剂是临床上使用最为广泛的抗血小板药物之一,主要分为两类:①前药噻吩并吡啶类药物,如氯吡格雷和普拉格雷等;②直接作用于P2Y12受体的抑制剂,如替格瑞洛和坎格瑞洛。

1.氯吡格雷

氯吡格雷(clopidogrel, CLO)作为前药,本身并无活性,口服经肠道吸收后大约85%被人羧酸酯酶1(human carboxylesterase1, hCE1)代谢为无活性的CLO羧酸,剩下不足20%的经过肝脏细胞色素P450(cytochrome P450, CYP)酶系两步代谢为活性巯基代谢物,进而与P2Y12受体发生不可逆结合,起到抑制ADP诱导的血小板聚集作用。CLO作为前体药物,需要经过肝脏CYP2C19代谢为有活性的产物,才能发挥作用。由于受肝脏代谢酶基因多态性、依从性以及药物相互作用等多种因素的影响,部分患者会发生CLO抵抗现象,影响其预后。由于CLO与血小板结合不可逆,暴露于CLO的血小板在整个生命周期(7～10d)均会受到影响。CLO口服吸收迅速,血浆蛋白结合率高,主要经肝脏代谢。人体口服^{14}C标记的CLO以后,在120h内约50%由尿液排出,约46%由粪便排出。单剂量口服CLO 75mg后,CLO半衰期为6h,活性代谢产物的半衰期约为30min。

(1)药效学特点:CLO是一种前体药物,通过其活性代谢物不可逆地抑制血小板表面的ADP-P2Y12受体,从而阻断ADP介导的血小板聚集,预防动脉粥样硬化性事件,如心肌梗死和脑卒中。它被广泛用于急性冠脉综合征的管理和支架植入术后的抗血小板治疗,其药效显现需要数小时,并在7～10d内达到最大抑制效果,停药后需数天血小板功能才能恢复正常。

(2)药动学特点:CLO口服后迅速吸收,约1h内达到血浆峰浓度,其生物利用度受肠肝循环影响。该药物在肝脏中经细胞色素P450酶系代谢为活性代谢物,主要通过尿液和粪便排泄。其半衰期较短,但活性代谢物在血小板上的不可逆作用使得药效持续时间较长。不同患者的基因多态性,特别是*CYP2C19*的变异,可能影响 CLO 的代谢效率和疗效。

2.替格瑞洛

替格瑞洛(ticagrelor,TICA)作为首个非噻吩并吡啶类 ADP-P2Y12 受体拮抗剂,最早于 2010 年 12 月在欧洲获得批准上市,并于 2011 年 7 月在美国获 FDA 批准上市。TICA 不仅可以快速抑制血小板聚集,而且可以长期使用以实现对冠状动脉硬化患者的二级预防。

(1)药效学特点:与 CLO 不同,TICA 不需要经过生物转化,可直接作用于 P2Y12 受体,而且其与 P2Y12 受体的结合属于可逆结合,因此每天需要服用 2 次。研究发现,食物对 TICA 的药效没有影响,因此在服用 TICA 时,可以不考虑饮食状况。但由于 TICA 是 CYP3A 和 P-糖蛋白(P-glycoprotein, P-gp)的底物和抑制剂,所以不建议其与 CYP3A/P-gp 诱导剂联用,且禁止与 CYP3A4 强效抑制剂联用。

(2)药动学特点:TICA 口服后吸收迅速,随后在 CYP3A4/A5 的作用下代谢为活性代谢物 AR-C124910XX,其暴露量是母药的 30%~40%。TICA 和 AR-C124910XX 血药浓度达峰时间分别为 1.3~2h 和 1.5~3h,半衰期分别为 7.7~13.1h 和 7.5~12.4h。TICA 服用后约 58% 经粪便排泄,27% 经尿液排泄,而且尿液中的 TICA 和 AR-C124910XX 含量小于 0.05%,因此 TICA 被认为主要经粪便排泄,而 AR-C124910XX 主要通过胆汁排泄。

(三)血小板糖蛋白 IIb/IIIa 受体拮抗剂

血小板 GPⅡb/Ⅲa 受体是血小板上表达最丰富的 GP 受体,其表达与活化是所有血小板激活途径的共同终点。正常生理状态下,GPⅡb/Ⅲa 受体处于低亲和力或静止状态;当血小板激活后,GPⅡb/Ⅲa 受体活化并对纤维蛋白原的亲和力增强。同时,GPⅡb/Ⅲa 受体还可以直接与血管性血友病因子(vWF)结合,将信号传递到细胞质和细胞骨架结构域,以促使血小板的二次激活。目前被美国 FDA 批准使用的 GPⅡb/Ⅲa 受体拮抗剂有 3 种:替罗非班、依替巴肽和阿昔单抗。这类药物多用于急性冠脉综合征的治疗,但存在血小板减少和出血等不良反应。

1.替罗非班

替罗非班用于末次胸痛发作 12h 之内且伴有心电图改变和(或)心肌酶升高的非 ST 段抬高型急性冠脉综合征(non-ST-segment elevation acute coronary syndrome, NSTE-ACS)成年患者,预防早期心肌梗死。最可能受益的是在急性心绞痛症状发作后 3~4d 内具有较高心肌梗死风险的患者,包括可能进行早期 PCI 的患者。替罗非班还可用于计划进行直接 PCI 的急性心肌梗死患者,以减少重大心血管事件的发生。替罗非班多与普通肝素和阿司匹林一起使用。对于采用早期介入治疗策略且不准备在诊断后4~48h内进行血管造影术的NSTE-ACS患者,首先给予本品0.4μg/(kg·min)静脉输注30min,继以0.1μg/(kg·min)的速率持续静脉滴注。对于计划在诊断后4h内进行PCI的NSTE-ACS患者或计划进行直接PCI的ST段抬高型急性心肌梗死患者,应先给予本品25μg/kg快速静脉推注,在3min内完成,继以0.15μg/(kg·min)的速率维持静脉滴注12~24h,最长可达48h。

(1)药效学特点:替罗非班是纤维蛋白原与GPⅡb/Ⅲa受体结合的可逆性拮抗药;当静脉给药时,替罗非班剂量和浓度依赖性抑制离体血小板聚集。本品可与普通肝素联用,从同一液路输入。

(2)药动学特点:在0.01~25μg/mL的浓度范围内,替罗非班与血浆蛋白结合率呈浓度非依赖性。替罗非班主要经肾和胆汁排泄。临床研究数据显示,替罗非班在肾功能减退患者中的血浆清除率降低,依赖于肌酐清除率的损害程度。在肌酐清除率小于30mL/min的患者(包括血液透析患者)中,替罗非班的血浆清除率降低至临床相关程度(超过50%)。替罗非班可经血液透析清除。

2.依替巴肽

依替巴肽用于治疗急性冠脉综合征(不稳定型心绞痛/非ST段抬高型心肌梗死),包括将接受药物治疗或拟行PCI的患者。对于肾功能正常的急性冠脉综合征患者,推荐的依替巴肽成人剂量是诊断后及早快速静脉推注180μg/kg,继之持续静脉输注2.0μg/(kg·min),直至出院或开始行冠状动脉旁路移植术(coronary artery bypass grafting, CABG)手术,治疗总时程可达72h。如患者在用依替巴肽时准备接受PCI,则静脉输注应持续至出院或PCI术后18~24h(以短者为准),治疗总时程可达96h。

(1)药效学特点:依替巴肽通过阻止纤维蛋白原、vWF因子和其他黏附配体结合到血小板GPⅡb/Ⅲa受体而可逆性抑制血小板聚集。静脉给药后,依替巴肽对体外血小板聚集的抑制呈浓度和剂量依赖性。停止输注依替巴肽后,血小板聚集抑制变为可逆,这是依替巴肽从血小板中分离所致。

(2)药动学特点:静脉推注剂量范围在90~250μg/kg及输注速率范围在0.5~3.0μg/(kg·min)时,依替巴肽的药动学呈线性和剂量比例关系。依替巴肽的血浆消除半衰期约为2.5h。依替巴肽与人血浆蛋白的结合率约为25%。大部分依替巴肽以原型药及代谢产物经尿液排泄。

3.阿昔单抗

阿昔单抗适用于经皮穿刺冠状血管成形术或动脉粥样硬化斑块切除术,以预防患者突然发生冠状血管堵塞而心肌急性缺血。对于处于突发堵塞的高危患者，并伴有以下情形之一：不稳定的心绞痛或无Q波心肌梗死、在12h内发作的急性Q波心肌梗死、在扩张动脉时Ⅱ型血管损伤、65岁以上的妇女、糖尿病患者扩张动脉时Ⅰ型血管损伤，或7日内行与心肌梗死有关的血管成形术等，应与阿司匹林和肝素合用。阿昔单抗对正在进行的血管成形术有抗血栓形成的活性并可预防血管再狭窄的发生。

（1）药效学特点：阿昔单抗是一种带有精氨酸-甘氨酸-天门冬氨酸（RGD）的肽，可与血小板GPⅡb/Ⅲa受体结合，选择性阻断血小板GPⅡb/Ⅲa受体，而防止纤维蛋白原、血小板因子、玻璃体结合蛋白及纤维蛋白结合素与激活的血小板结合。在血管成形术前10min，由静脉滴注本品250μg/kg，滴注1min以上，然后以每分钟滴入10μg，维持12h。

（2）药动学特点：静脉注射本品后，游离血小板数量迅速下降，主要发生在第1个半衰期（10min）内和第2个半衰期（30min）内，作用快可能是因为该药与血小板GPⅡb/Ⅲa受体结合迅速。与以10mg/min阿司匹林给药的患者对比，本品静脉滴注（0.25mg/kg）2h后，抑制了90%以上的血小板聚集。给药10d后，仍出现少量的GPⅡb/Ⅲa受体阻断。

（四）其他抗血小板药物简介

沙格雷酯是由日本三菱制药生产的5-羟色胺2（5-HT2）受体阻滞剂，可以特异性地与5-HT2受体结合，用于改善慢性动脉闭塞症所引起的溃疡、疼痛及冷感等缺血性症状。本品于1993年首先在日本上市。1998年，沙格雷酯片在我国获得上市许可并取得上市保护。该药物于血管系统疾病具有较好的治疗和预防作用。它不仅对血管内皮具有保护作用，对血管平滑肌细胞的生长具有抑制作用，还有抑制心脏肥厚及保护肾脏等作用。沙格雷酯不能通过血脑屏障，因此不具有直接拮抗中枢5-HT2受体的作用。沙格雷酯口服吸收较快，单次口服100mg沙格雷酯1h后，最大血药浓度为0.54μg/mL，最大效应时间为0.9h，半衰期为0.69h，24h内尿液和粪便的排泄率分别为44.5%、4.2%，其中无沙格雷酯原型成分。根据其药代动力学，沙格雷酯用法用量为：成人每次100mg，每天3次（tid），饭后口服，剂量应随年龄及症状适当增减。

硫酸沃拉帕沙是一种合成的三环3-苯基吡啶化合物，是一种竞争性蛋白酶激活受体（protease activated receptor, PAR）拮抗剂，也叫可逆性凝血酶受体拮抗剂，通过抑制凝血酶受体活化肽而产生抗血小板聚集作用，作用效应与药物剂量成正比。2014年FDA批准其上市。硫酸沃拉帕沙具有减少心肌梗死、外周血管病、脑卒中和紧急冠脉血管重建术患者死亡率的作用。由于它不影响凝血酶的功能，不抑制胶原蛋白对血小板的活化，不影响止血过程中初始血小板的聚集，仅阻断凝血酶介导的病理性血栓扩大过程，因此从理论上讲，它被认为不影响正常保护性止血途径。硫酸沃拉帕沙生物利用度高，通过胃肠道快速吸收，口服负荷剂量后抗血小板作用在1～2h后出现。饮食和抗酸药对药物吸收没有多大影响。95%的硫酸沃拉帕沙通过粪便排出，5%左右的从肾脏排泄，半衰期比较长（159～311h）。硫酸沃拉帕沙主要通过CYP3A4代谢，合用该酶抑制剂药物（如酮康唑）可以提高硫酸沃拉帕沙的血药浓度，如果两药合用时间超过3周，血药浓度可以提高2倍。相反，与酶诱导剂（如利福平）合用，则可以降低硫酸沃拉帕沙的血药浓度，如果合用时间超过3周，血药浓度降低50%。

■三、抗凝血药

在生理状态下，机体的血液凝固、抗凝和纤维蛋白溶解过程呈现动态平衡，涉及多种因素和途径。这种平衡是通过血小板、血管内皮、凝血系统和纤溶系统之间复杂的相互作用来维持的。血液凝固是一个复杂的蛋白质水解活化过程，涉及一系列凝血因子的作用。血浆和组织中直接参与凝血的物质统称为凝血因子。如前所述，主要有12个经典凝血因子（Ⅰ～Ⅴ、Ⅶ～Ⅻ）参与凝血过程。

传统的凝血瀑布学说认为，血液凝固过程涉及内源性凝血途径、外源性凝血途径和共同凝血途径。内源性凝血途径是指机体血管内部发生损伤，激活凝血因子Ⅻ，形成FⅨa-FⅧa-Ca^{2+}-磷脂复合物，随后激活FX；外源性凝血途径是由组织因子（TF）启动的，此后TF-FⅦa-Ca^{2+}复合物形成，进而激活FX；共同途径涉及活化的FXa和FVa结合，从而激活凝血酶，使纤维蛋白原转变为纤维蛋白。随着对凝血过程认识的深入，对传统的凝血瀑布加以修正和补充，凝血激活的新模式认为，初始阶段通过TF释放形成少量凝血酶，随后凝血酶进一步激活血小板、FⅧ、FV，从而放大和加速凝血过程。

抗凝血药通过影响凝血酶和凝血因子，干扰凝血级联中的一个或多个环节，阻止血液凝固过程。此类药物不会溶解已经存在的血栓，但可以防止血栓形成并减慢现有血栓的进展，临床上主要用于预防与治疗血栓栓塞性疾病。根据其作用机制，抗凝药物可分为不同类型，包括间接凝血酶抑制剂、直接凝血酶抑制剂、直接Xa因子抑制剂和维生素K拮抗剂。

(一)间接凝血酶抑制剂

这类抗凝剂主要是肝素类物质,由美国约翰斯·霍普金斯大学的 Jay Mclean 在动物肝脏中发现并命名。目前,该类药物多由猪肠黏膜或从猪肺、牛肺中提取精制,是一种硫酸化的氨基葡聚糖混合物,因其分子中的大量硫酸根和羧基而带有大量负电荷,呈强酸性。

肝素的抗凝作用主要依赖于抗凝血酶Ⅲ(antithrombin Ⅲ,AT-Ⅲ)的存在。AT-Ⅲ是血浆中正常存在的蛋白质,是 FⅡa(凝血酶)、FⅨa、FⅩa、FⅪa、FⅫa 等含丝氨酸残基蛋白酶的抑制剂。AT-Ⅲ通过精氨酸-丝氨酸肽键与上述凝血因子结合,形成 AT-Ⅲ-凝血因子复合物而使凝血因子灭活。肝素通过增强 AT-Ⅲ的活性,使其与凝血因子之间的反应速率加快千倍以上,从而发挥间接抑制凝血酶的效果。在体内、体外均有强大的抗凝作用,静脉注射后,抗凝作用立即发生。除抗凝作用外,肝素还具有血脂调节、抗炎、抗血小板等多种作用。

1.普通肝素

普通肝素(unfractionated heparin,UFH)从猪、牛的肺脏和胃组织中提取获得,是由不同分子量的糖链组成的混合物,具有较高的异质性。因其体内、体外的抗凝作用,在临床上普通肝素被用于血栓形成或栓塞性疾病(如心肌梗死、血栓性静脉炎、肺栓塞等)的防治,各种原因引起的 DIC 的治疗,血液透析、体外循环、导管术、微血管手术等操作中某些血液标本或器械的抗凝处理。优点是起效快、治疗范围广、免疫原性风险低,但是抗凝反应不稳定,出血风险高,可能出现肝素诱导的血小板减少症(HIT)等并发症。

(1)药效学特点:相对分子质量为5000～30000,平均约12000。普通肝素分子量较大、分子链长,可与 AT-Ⅲ、凝血因子形成三元复合物,间接对 FⅡa、FⅨa、FⅩa、FⅪa、FⅫa 发挥抑制作用。然后,肝素从复合物中解离,再与另一分子 AT-Ⅲ结合,反复利用。在此过程中,血小板聚集和破坏过程受到抑制,凝血激活酶的形成受阻;凝血酶原的活化受到抑制;凝血酶被抑制,纤维蛋白原活化为纤维蛋白这一过程受阻。普通肝素表现出对凝血时间、活化部分凝血活酶时间(ATPP)的显著延长作用,对凝血酶原时间影响弱。

(2)药动学特点:普通肝素表面带有大量负电荷,分子量大、极性高,不易通过生物膜,口服不吸收,皮下、肌内、静脉注射吸收良好。但肌内注射易引起局部出血和刺激症状,临床以静脉注射给药为主,即刻起效。普通肝素与血浆白蛋白结合率约为80%,其余部分被血细胞吸收或弥散至血管外组织间隙。它主要经网状内皮系统代谢、肾脏排泄,少量以原型排出。普通肝素抗凝活性半衰期因给药剂量而异,静脉注射 100IU/kg、400IU/kg 和 800IU/kg 的半衰期分别为 1h、2.5h 和 5h。肺气肿、肺栓塞以及肝、肾功能严重障碍患者的普通肝素半衰期明显延长。

2.低分子肝素

低分子肝素(low molecular weight heparin, LMWH)是在普通肝素基础上,采用化学法或酶处理方法裂解普通肝素后形成的硫酸氨基葡聚糖片段,也是一种混合物,相对分子质量为 3000~5000,包括依诺肝素、达肝素、那屈肝素、贝米肝素等。由于 LMWH 分子链较短,无法与 AT、凝血因子形成三元复合物,因此只能灭活仅需形成 AT-凝血因子二元复合物的 FXa。LMWH 分子量越低,抗凝血 FXa 活性越强,与普通肝素相比,LMWH 抗 $FXa/FⅡa$ 活性比值明显增加,在保持抗血栓作用的同时降低了出血的危险。在临床上 LMWH 主要用于深静脉血栓、外科手术和整形外科手术(如膝、髋人工关节置换手术)后静脉血栓形成的防治,血液透析时防止体外循环发生凝血。在临床应用中,LMWH 的抗凝剂量易掌握,个体差异小;一般不需要实验室监测抗凝活性,但需监测血小板计数;出血风险低,较为安全;作用时间长,皮下注射(ih)每天只需 1~2 次;可用于门诊患者。

(1)依诺肝素

依诺肝素是第一个上市的 LMWH,相对分子质量为 3500~5000,由猪小肠黏膜制得的肝素苯甲基酯经碱性解聚制备而成。

①药效学特点:依诺肝素抗 $FXa/FⅡa$ 活性比值＞4,具有强大而持久的抗血栓形成作用。与普通肝素相比,抗凝剂量较易掌握,不良反应轻,作用持续时间长。

②药动学特点:依诺肝素皮下注射后吸收迅速、完全。给药后 3h 出现血浆最高活性,而血浆中抗凝血 FXa 活性可持续 24h。不易通过胎盘屏障,部分经肾排泄。半衰期为 4.4h。

(2)那曲肝素

那曲肝素是一种新型的抗血栓形成药物,通过解聚从猪肠黏膜中提取的肝素而得,相对分子质量为 3600~5000。那曲肝素可用于治疗已形成的深静脉血栓,或在具有中、高度静脉血栓形成风险的外科手术中预防静脉血栓栓塞性疾病;联合阿司匹林用于不稳定型心绞痛和非 Q 波心肌梗死急性期的治疗;在血液透析中预防体外循环中的血凝块形成。

①药效学特点:那曲肝素抗 $FXa/FⅡa$ 活性比值为 3.2。在针对不同适应证的推荐剂量下,那曲肝素不会延长出血时间;预防剂量下不显著改变 APTT。

②药动学特点:那曲肝素皮下注射后吸收迅速、完全。给药后 3h 达到血浆峰值。抗凝血 FXa 活性的半衰期较普通肝素长,约 3.5h;抗 $FⅡa$ 活性半衰期相对较

短。主要以原型或少量代谢形式经肾排泄。

3.磺达肝癸钠

磺达肝癸钠是人工合成的FXa选择性抑制剂,于2009年在我国获批上市,可用于行下肢重大手术、重大膝关节手术或髋关节置换术患者的静脉血栓预防。不同于UFH和LMWH,磺达肝癸钠不与FIV结合,也不与肝素诱导的血小板减少症患者的血浆发生交叉反应。

(1)药效学特点:磺达肝癸钠的戊糖结构通过非共价键与AT的活化部位特异性结合,并显著增加AT亲和力,使FXa被快速抑制,从而打断凝血级联反应,抑制凝血酶产生和纤维蛋白形成。不灭活FIIa,对血小板没有作用。

(2)药动学特点:磺达肝癸钠皮下给药后吸收迅速、完全,绝对生物利用度为100%。给药后约2h达血浆峰浓度。尚无本品在体内代谢的系统证据,根据体外试验,预计本品不会抑制CYP介导的代谢而与其他药物发生相互作用。半衰期为17~21h,大部分通过肾脏以原型排泄。

(二)直接凝血酶抑制剂

直接凝血酶抑制剂不依赖AT-III,可直接结合凝血酶的活性位点,阻断其与底物的相互作用,发挥对凝血酶的直接抑制作用,从而抑制纤维蛋白原转化为纤维蛋白,同时也抑制FVa、FVIIIa、FXIIIa和血小板的活化。

1.达比加群酯

达比加群酯是一种小分子前体药物,它在血浆和肝脏中通过酯酶作用可转化为具有药理活性的达比加群。后者是一种强效、竞争性、可逆的凝血酶直接抑制剂,能够抑制游离状态的凝血酶、与纤维蛋白结合的凝血酶,并抑制凝血酶诱导的血小板聚集。在临床上,达比加群酯用于预防成人非瓣膜性房颤患者存在一个或多个危险因素时脑卒中或全身性栓塞。达比加群酯口服生物利用度高、治疗范围广、出血风险低、药物相互作用少。然而,该药成本较高,并且在一定程度上存在消化不良并发症,可能导致潜在的用药依从性问题。

(1)药效学特点:达比加群酯口服给药后的抗血栓及抗凝活性均已得到验证。研究显示,其抗凝效果和血浆药物浓度密切相关。达比加群可延长APTT、凝血酶时间(thrombin time, TT)。依达赛珠单抗与达比加群酯具有高亲和力,能够将其从凝血酶中置换出来,逆转达比加群酯的抗凝作用。

(2)药动学特点:达比加群酯口服给药后迅速、完全转化为达比加群,约有75%的口服剂量能被吸收进入循环系统,吸收受食物影响小,完全生物利用度约为

6.5%。主要分布于血浆和组织,血浆蛋白结合率约为35%。服用后需0.5～2h才达到血浆峰浓度,进食会使达峰时间推迟2h;半衰期较长,约为12h。代谢相对有限,主要通过酯酶水解为活性代谢物,以原型或代谢物经肾外排清除,清除率与估算肾小球滤过率(estimated glomerular filtration rate, eGFR)相应。

2.阿加曲班

阿加曲班是第二代直接凝血酶抑制剂,抗凝作用不依赖于抗凝血酶,不被丝氨酸蛋白酶所降解,可高选择性、可逆地结合凝血酶从而将其灭活,进而抑制凝血酶诱导的纤维蛋白生成、血小板聚集和血管收缩。阿加曲班可延长凝血时间,可用于临床治疗周围动脉闭塞性疾病,是新型抗凝药的代表。对于缺血性脑卒中急性期患者,可显著降低其纤维蛋白肽A;对于慢性动脉闭塞症患者,可显著升高其经皮组织氧分压、皮肤和深部温度。

(1)药效学特点:阿加曲班对凝血酶具有高度亲和性,不但灭活液相凝血酶,还能够灭活与纤维蛋白血栓结合的凝血酶。通过抑制纤维蛋白形成、血小板聚集、V因子、Ⅷ因子、Ⅻ因子和蛋白C的活性,发挥其抗凝血作用。

(2)药动学特点:阿加曲班静脉滴注给药2.25mg,持续30min,血浆峰浓度为0.08μg/mL。与血清蛋白结合率为53.7%,与血清白蛋白的结合率为20.3%。主要经CYP3A4代谢。约1/5药物以原型经尿排出,极少数以喹啉环氧化物形式经尿排出;约12%以原型、13%以代谢物形式随粪便排出。半衰期短,分布相和消除相半衰期分别为15min和30min,不易发生药物蓄积。

3.比伐芦定

比伐芦定为人工合成抗凝剂,是水蛭素这一天然抗凝剂的类似物,由20个氨基酸组成。比伐芦定与凝血酶具有高亲和力,不仅能与血浆中游离的凝血酶结合,也能与血栓上的凝血酶结合,与之结合后能特异地抑制凝血酶活性,并抑制凝血酶所催化和诱导的反应。

(1)药效学特点:比伐芦定与凝血酶之间的结合是可逆的,通过缓慢地酶解比伐芦定Arg3-Pro4之间的肽键,凝血酶便可恢复原来的生物活性。此外,通过抑制血栓中的凝血酶,比伐芦定能够延长体外正常人血浆APTT、TT、PT,且延长的程度与比伐芦定的浓度呈线性关系。静脉注射后立即产生抗凝作用,停止给药1h后,活化凝血时间(activated clotting time, ACT)恢复至给药前水平。

(2)药动学特点:比伐芦定不能用于肌内注射。静脉注射后的药动学呈线性特征。血浆中的比伐芦定通过肾脏和蛋白酶降解两种途径排出,药物清除与肾小球滤过率(glomerular filtration rate, GFR)紧密相关,在肾功能正常患者体内的半衰期为25min。肾功能轻微损伤(GFR=60~89mL/min)的患者与正常肾功能的患者对该药的清除率相同,肾功能中度和重度损伤的患者对该药的清除率降低约20%,依赖透析的患者对该药的清除率降低约80%。

(三)直接Xa因子抑制剂

直接Xa因子抑制剂包括利伐沙班、阿哌沙班、艾多沙班。Xa因子是凝血酶原转化为凝血酶的关键酶,在凝血级联反应中处于内源性、外源性凝血交汇地位。Xa因子抑制剂能够抑制凝血酶的生成,中断凝血瀑布的内源性和外源性途径,发挥抗凝效果,但不影响已生成凝血酶的酶活性。

1.利伐沙班

利伐沙班为全球第一个直接口服的Xa因子抑制剂,可用于预防择期髋关节或膝关节置换手术后静脉血栓形成;用于治疗成人静脉血栓形成(DVT)、肺血栓栓塞症(PTE),以及用于初始治疗6个月后风险持续存在的患者,降低其DVT或PTE复发的风险;用于降低存在危险因素的非瓣膜性房颤患者发生脑卒中或全身性栓塞的风险。需要心脏复律的患者可以开始或继续服用利伐沙班。目前在国内Xa因子抑制剂中,利伐沙班获批的适应证最多,使用最为广泛。

(1)药效学特点:对Xa因子活性的抑制呈剂量依赖性;PT、APTT呈剂量依赖性延长。

(2)药动学特点:口服利伐沙班后几乎完全吸收,吸收迅速。10mg片剂的生物利用度为80%~100%。药物吸收取决于在胃肠中释放的部位,不因胃部pH改变而受到影响。血浆蛋白结合率较高,为92%~95%,稳态下分布容积约为50L。约2/3经代谢降解,代谢产物经肾脏和粪便排出;其余1/3以原型经尿排出。全身清除率约为10L/h,血浆半衰期为5~9h,老年人中为11~13h。

2.阿哌沙班

阿哌沙班于2011年5月在欧盟批准上市,2013年1月在中国批准上市,并在2017年纳入国家医保目录。它是一种强效、口服有效的直接、可逆、高选择性Xa因子活性位点抑制剂,可抑制游离或与血栓结合的Xa因子,并抑制凝血酶原活性。阿哌沙班还可通过间接抑制凝血酶诱导的血小板聚集和减少凝血酶的产生来预防血栓形成。可用于髋关节或膝关节择期置换术的成年患者,预防静脉血栓。

(1)药效学特点:抑制Xa因子,可延长PT、APTT、国际标准化比值(international normalized ratio,INR)等凝血试验参数。但在预期治疗剂量下,上述参数变化幅度小、变异大,不建议用于阿哌沙班的疗效评价。抗Xa因子活性与其血浆浓度存在密切、直接的线性相关关系。

(2)药动学特点:阿哌沙班主要在小肠吸收,吸收迅速,服用后3~4h达血浆峰浓度。阿哌沙班首过效应较为明显,口服剂量为10mg时,阿哌沙班的绝对生物利用度大约为50%,进食对曲线下面积(area under the curve, AUC)或峰浓度没有影响。血浆蛋白结合率约为87%,主要和白蛋白结合,分布容积约为21L,主要分布在细胞外液。主要通过CYP3A4/5进行代谢,代谢产物无活性。可经过多种途径排泄,约25%以代谢产物形式出现,大多数经粪便排泄。总血浆清除率约为3.3L/h,肾清除率约为0.9L/h,表观消除半衰期约为12h。

3.艾多沙班

艾多沙班是Xa因子的选择性抑制剂,可用于治疗成人深静脉血栓和肺栓塞,以及预防成人深静脉血栓和肺栓塞复发。

(1)药效学特点:艾多沙班的抗凝血作用不需要抗AT-Ⅲ的参与。可抑制游离的Xa因子和凝血酶原活性,减少凝血酶的生成量,从而抑制凝血酶诱导的血小板聚集和血栓形成。

(2)药动学特点:艾多沙班吸收后1~2h内达到峰浓度,绝对生物利用度约为62%。进食对吸收影响小,可与食物同服,也可单独服用。当pH≥6时,艾多沙班极难溶解,与质子泵抑制剂(proton pump inhibitor, PPI)联合给药对艾多沙班暴露量无显著意义。体外血浆蛋白结合率约为55%,每天一次(qd)给药,3d内达稳态浓度。血浆中多为原型药物,部分代谢产物具有生物活性。可经肾、胆汁排泄,肾清除率约为35%,口服给药半衰期为10~14h。

(四)维生素K拮抗剂

维生素K拮抗剂(vitamin K antagonist, VKA)通过抑制维生素K,抑制维生素K依赖性凝血因子的合成,包括FⅡ、FⅦ、FⅨ和FⅩ,以及天然抗凝剂蛋白C和蛋白S,从而发挥抗凝作用。

华法林通过抑制维生素K依赖性凝血因子(FⅡ、FⅦ、FⅨ、FⅩ)、蛋白C和蛋白S的合成,发挥抗凝作用。华法林钠是华法林的 R 与 S 对映体的外消旋混合物,S-对映体活性是 R-对映体的2~5倍,但清除更快。

(1)药效学特点:华法林抑制维生素K环氧化物还原酶复合物(vitamin K epoxide reductase complex, VKORC),干扰凝血因子合成。对已生成的凝血因子无作用,抗凝效果较慢,通常发生在服药后的24h内;抗凝峰值通常延迟72~96h。针对不同的凝血因子或抗凝蛋白具有不同的抗凝活性半衰期,Ⅱ因子60h、Ⅶ因子

4～6h、Ⅸ因子24h、Ⅹ因子48～72h、蛋白C 8h、蛋白S 30h。

（2）药动学特点：口服后基本完全吸收，4h后达峰浓度。血浆蛋白结合率约为99%，分布体积为0.14L/kg。主要经CYP450酶代谢，尤其是CYP2C9，代谢产物抗凝活性较低。单次给药后半衰期约为1周，有效半衰期20～60h，R-对映体半衰期37～89h，S-对映体半衰期21～43h。92%的口服剂量以代谢产物形式经肾排泄。

第二节　常见抗血栓药物的药物动力学和相互作用

■一、常见抗血栓药物药效学和药动学参数

（一）常见溶栓药物药效学和药动学参数（表2-1）

表2-1　溶栓药物药效学和药动学参数

特点	第一代溶栓药物		第二代溶栓药物		第三代溶栓药物	
	链激酶	尿激酶	尿激酶原	阿替普酶	瑞替普酶	替奈普酶
表观分布容积	—	—	—	近似血浆体积	—	近似血浆体积
生物利用度	100%	100%	100%	100%	100%	100%
半衰期	快时相：5～30min。慢时相：83min	≤20min	半衰期随剂量增加而减少（非线性动力学）	5min	13～16min	11～20min
清除	主要从肝脏经胆道排出，仍保留生物活性	主要经肝脏清除，少量药物经胆汁和尿液排出	主要在肝脏清除，从尿中排泄	主要经肝脏代谢	主要通过肝脏和肾脏清除	主要是肝脏代谢
负荷剂量	无	无	需	需	弹丸式静脉推注	弹丸式静脉推注
抗原性及过敏反应	无	无	无	无	无	无
全身纤维蛋白原消耗	明显	明显	极少	轻度	中度	极少
90min血管开通率	50%	53%	78.5%	>80%	>80%	75%

(二)常见抗血小板药物药效学和药动学参数

1.血栓素A2抑制剂(表2-2)

表2-2 血栓素A2抑制剂药效学和药动学参数

特点	阿司匹林	吲哚布芬
起效	抑制血小板作用:非肠溶起效时间<1h;肠溶衣为3~4h(咀嚼非肠溶或肠溶片剂,在20min内抑制血小板聚集)	1~2h
吸收	速释:在胃和上肠迅速吸收。缓释胶囊:吸收率取决于食物、酒精和胃pH值	胃肠道吸收
达峰时间	速释:1~2h(非肠溶包衣),3~4h(肠溶包衣)。缓释胶囊:2h	2h
表观分布容积	10L	1~2L/kg
代谢	被胃肠道黏膜、红细胞、滑液和血液中的酯酶水解为水杨酸盐(有活性)。水杨酸的代谢主要通过肝结合发生,代谢途径是可饱和的	肝脏代谢。它在肝脏中经细胞色素P450酶系(主要是CYP2C9和CYP2C19)代谢,生成无活性的代谢物。代谢后的产物主要通过肾脏以尿液形式排泄,少量通过粪便排出
蛋白结合率	随着水杨酸浓度的增加,蛋白结合率降低	>99%
半衰期	原型:15~20min。水杨酸盐(剂量依赖性):较低剂量(300~600mg)为3h,1g为5~6h,更高剂量为10h	半衰期为6~8h。
排泄	尿液(75%为水杨酰胺乙酸,10%为水杨酸)	75%的药物以葡萄糖醛酸结合物形式随尿排泄,部分以原型排出

2. ADP-P2Y12受体拮抗剂(表2-3)

表2-3 ADP-P2Y12受体拮抗剂药效学和药动学参数

特点	噻氯匹定	氯吡格雷	替格瑞洛
受体结合方式	不可逆	不可逆	可逆
给药途径	po	po	po
前体药物	是	是	否
生物利用度	80%	>50%	36%

续表

特点	噻氯匹定	氯吡格雷	替格瑞洛
起效（IPA）	—	剂量依赖性。300～600mg负荷剂量:2h内检测到。50～100mg/d:治疗的第2天检测到	180mg负荷剂量:30min内41%（类似于氯吡格雷600mg在8h内）
达峰时间	1～2h	0.75h	原型:1.5h。活性代谢物:2.5h
蛋白结合率	98%	原型:98%。羧酸衍生物:94%	>99%（母体药物和活性代谢物）
表观分布容积	—	—	88L
代谢	在肝脏经两步代谢成活性代谢产物	在肝脏通过酯酶水解为羧酸衍生物（无活性）;通过CYP450（主要是CYP2C19）氧化为硫醇代谢物（有活性）	在肝脏通过CYP3A4/5转化为活性代谢物
半衰期	单次250mg剂量后的表观半衰期约为12.6h;在250mg bid给药下,终末消除半衰期增加到4～5d	原型:6h。巯基衍生物:30min。羧酸衍生物:8h	原型:7h。活性代谢物:9h
排泄	尿液（60%）;粪便（23%）	尿液（50%）;粪便（46%）	粪便（58%）;尿液（26%）
作用持续时间	以250mg bid给药,在大约14～21d后获得血浆中噻氯匹定的稳态水平	停药5d后血小板聚集和出血时间逐渐恢复到基线	3～5d

注:IPA,抑制血小板聚集。

3.血小板GPⅡb/Ⅲa受体拮抗剂（表2-4）

表2-4 血小板GPⅡb/Ⅲa受体拮抗剂药效学和药动学参数

特点	阿昔单抗	替罗非班	依替巴肽
给药途径	iv	iv	iv
起效	给药后10min体内血小板聚集抑制率>80%	10min内血小板聚集抑制率>90%（停药后可逆）	推注给药后5min实现ADP诱导的血小板聚集抑制率>80%;在1h内达到最大效果
表观分布容积	70mL/kg	22～42L	185～260mL/kg
蛋白结合率	—	65%（浓度依赖性）	25%

续表

特点	阿昔单抗	替罗非班	依替巴肽
代谢	游离药物被蛋白激酶裂解	可忽略不计	在人血浆中未检测出主要代谢产物
半衰期	30min	2h	2.5h
排泄	尿	尿液(65%)和粪便(25%)	尿液(主要)
药效持续时间	停药后12～24h血小板功能恢复	体外血小板聚集在停药后4～8h内恢复到接近基线水平	停药后4～8h血小板功能恢复

(三)常见抗凝药物药效学和药动学参数

1.间接凝血酶抑制剂(表2-5)

表2-5 间接凝血酶抑制剂药效学和药动学参数

特点	普通肝素	低分子肝素			磺达肝癸钠
		依诺肝素	那屈肝素	达肝素	
目标凝血因子	FⅡa、FⅨa、FⅩa、FⅪa、FⅫa	FⅩa、FⅡa	FⅩa、FⅡa	FⅩa、FⅡa	FⅩa
抗FⅩa/FⅡa活性比	1	3.9	3.3	2.5	—
平均相对分子质量	15000	4170	4470	6100	1728
生物利用度	不可预测	近100%	87%±6%	近100%	100%
鱼精蛋白	完全中和	部分中和	部分中和	部分中和	—
起效	iv:立即。ih:20～30min	ih:达峰时间3～5h	ih:达峰时间3～6h	起效1～2h;达峰时间4h	达峰时间2～3h
消除	网状内皮细胞、肾脏	肾脏	肾脏	肾脏	肾脏(64%～77%原型)
半衰期	剂量依赖性,范围为0.5～2h	单次给药:5h。重复给药:7h	3.5h(肾功能不全时延长)	iv:5.7h±2.0h。ih:3～5h	17～21h(肾功能损害患者和老年人延长)
持续时间(抗FⅩa活性)	—	12h	≥18h	>12h	—

2.直接凝血酶抑制剂(表2-6)

表2-6　直接凝血酶抑制剂药效学和药动学参数

特点	达比加群酯	阿加曲班	比伐卢定
给药途径	po	iv	iv
前体药物	是	否	否
生物利用度	3%～7%	100%	40%～80%
分布容积	50～70L	0.174L/kg	0.2L/kg
半衰期	12～17h	39～51min。肝功能损害:181min	肾功能正常和轻度肾功能损害:25min。中度肾功能损害:34min。严重肾功能损害:57min。透析:3.5h
监测指标	无须常规监测	APTT、ACT	APTT、ACT
达峰时间	空腹状态1h;食物延迟2h	1～3h	—
代谢	通过血浆和肝酯酶迅速水解为达比加群(活性形式);达比加群经肝脏葡萄糖醛酸化为活性酰基葡糖苷酸异构体	主要途径:在肝脏通过羟基化和芳构化进行代谢。次要途径:通过CYP3A4/5代谢	蛋白水解和裂解
排泄	尿液(主要)	粪便(65%);尿液(22%)	尿液(20%)

3.直接Xa因子抑制剂(表2-7)

表2-7　直接Xa因子抑制剂药效学和药动学参数

特点	利伐沙班	阿哌沙班	艾多沙班
给药途径	po	po	po
生物利用度	2.5～10mg剂量:80%～100%;15～20mg剂量:66%	50%	62%
蛋白结合率	92%～95%	87%	40%～60%
表观分布容积	50L	21L	107L
达峰时间	2～4h	3～4h	1～2h
半衰期	5～9h。老年人:11～13h	8～15h	10～14h
代谢	在肝脏通过CYP3A4/5和CYP2J2代谢	在肝脏中主要通过CYP3A4/5代谢	通过CYP3A4的水解、结合和氧化
排泄	尿液(66%);粪便(28%)	尿液(27%);粪便(约25%)	肾脏清除(50%)

4.维生素K拮抗剂(表2-8)

表2-8　维生素K拮抗剂药效学和药动学参数

特点	华法林
起效	INR的初始抗凝作用最早可在24~72h内看到;通常在开始后5~7d内看到完全治疗效果
持续时间	2~5d
表观分布容积	0.14L/kg
蛋白结合率	99%
代谢	肝脏,主要通过CYP2C9;次要通路包括CYP2C8、CYP2C18、CYP2C19、CYP1A2和CYP3A4
半衰期	20~60h,平均值为40h;个体差异很大
达峰时间	4h
排泄	尿液(92%,主要为代谢物)
药物基因组学	在*CYP2C9*杂合子患者中,*S*-华法林的清除率降低了约37%;在功能等位基因减少的纯合子患者中,降低了70%;维生素K环氧化物还原酶复合物亚基1(VKORC1)基因中的某些单核苷酸多态性与华法林剂量需求量变化有关

■二、不良反应

1.溶栓药物(表2-9)

表2-9　溶栓药物不良反应

药物种类		主要不良反应
第一代	链激酶	发热、寒战、恶心、呕吐、肩背痛、过敏性皮疹;滴注时可发生低血压;出血;偶见急性心肌梗死溶栓治疗时再灌注心律失常;偶可引起溶血性贫血、黄疸及GPT升高;溶栓后可发生继发性栓塞;罕见过敏性休克
	尿激酶	最常见的不良反应是出血;冠脉溶栓治疗时可出现再灌注心律失常;食欲不振、恶心、呕吐等胃肠道症状
第二代	阿替普酶	常见出血、心脏再缺血、心绞痛、低血压、心力衰竭、肺水肿、心脏停搏、心源性休克和再发梗死;罕见过敏、癫痫发作、惊厥;不常见再灌注性心律失常
第二代	尿激酶原	最常见的不良反应是出血;其他有心血管系统异常、肝功能异常等
第三代	瑞替普酶	最常见的不良反应是出血、过敏反应、心源性休克、心律失常、肺水肿、心力衰竭、恶心、呕吐、发热及低血压
	替奈普酶	

注:GPT,谷丙转氨酶(glutamic pyruvic transaminase)

2.抗血小板药物(表2-10)

表2-10 抗血小板药物不良反应

药物种类		主要不良反应
TXA2抑制剂	阿司匹林	常见消化系统不适,如胃灼热、恶心、呕吐、腹痛和腹泻;较少见或罕见胃肠道轻微失血、支气管痉挛性过敏反应、皮肤过敏反应、血尿、眩晕和肝脏损害
	吲哚布芬	主要包括胃肠道症状,如恶心、呕吐、腹痛和消化不良;还可能引起头痛、头晕、皮疹等过敏反应。此外,长期使用可能增加出血风险,包括鼻出血、牙龈出血和消化道出血等症状。在少数情况下,可能会出现肝功能异常和血液学变化,如白细胞减少症或血小板减少症
ADP-P2Y12受体拮抗剂	氯吡格雷	常见出血;不常见血小板减少症、白细胞减少症、嗜酸性粒细胞增多症、胃十二指肠溃疡、皮疹;罕见中性粒细胞减少症、眩晕、再生障碍性贫血/全血细胞减少症、TTP、获得性血友病A、血清病、过敏反应、幻觉、意识混乱、味觉紊乱、肾小球肾炎、血肌酐升高等
	替格瑞洛	最常见出血和呼吸困难;常见血清尿酸升高、痛风、肌酐水平升高,低血压,胃肠道不适,头晕;罕见意识混乱,过敏;TTP
GPⅡb/Ⅲa受体拮抗剂	阿昔单抗	常见出血、血小板减少症、HACA阳性、低血压、恶心、呕吐、胸痛、腹痛、头痛、背部疼痛、心动过缓、外周水肿;偶见过敏
	替罗非班	与肝素和阿司匹林联合治疗时常见出血;此外常见恶心,发热,头痛;不常见血小板减少症;上市后报道严重过敏反应
	依替巴肽	最常见出血;常见低血压、血小板减少症、注射部位反应;上市后报道全身性过敏反应

注:TTP,血栓性血小板减少性紫癜(thrombotic thrombocytopenic purpura);HACA,人抗嵌合抗体(human anti - chimeric antibody)。

3.抗凝药物(表2-11)

表2-11 抗凝药物不良反应

药物种类		主要不良反应
间接凝血酶抑制剂	普通肝素	用药过多可致自发性出血;偶可引起过敏反应及血小板减少症;偶见一次性脱发和腹泻;尚可引起骨质疏松和自发性骨折;肝功能不良者长期使用可引起AT-Ⅲ耗竭而血栓形成倾向
	低分子肝素	出血风险较普通肝素少;少见肝素诱导的血小板减少症;常见全身过敏反应、血清转氨酶升高、骨质疏松症、皮肤坏死(全身给药)、迟发性短暂性脱发、醛固酮合成抑制、异常勃起
	磺达肝癸钠	常见出血、贫血、紫癜、水肿;不常见血小板减少症、血小板增多症、血小板异常、凝血障碍、恶心、呕吐、转氨酶升高、伤口分泌物增加;罕见低血压、呼吸困难、咳嗽、胆红素血症、胃肠道不适、过敏反应、低钾血症、头痛

药物种类		主要不良反应
直接凝血酶抑制剂	达比加群酯	常见胃肠道出血、鼻出血、皮肤出血、泌尿生殖系统出血、胃肠道体征和症状;不常见颅内出血、咯血,肝功能异常、转氨酶升高,胃肠道溃疡;罕见过敏反应、高胆红素血症
	阿加曲班	用于缺血性脑卒中急性期患者时,可发生出血性脑卒中;偶见脑出血、消化道出血;可发生休克、过敏性休克、重症肝炎;罕见肝功能障碍、黄疸
	比伐卢定	出血,接受原发性PCI的STEMI患者的急性支架内血栓形成,血小板减少症,恶心、呕吐、过敏
直接Xa因子抑制剂	利伐沙班	常见出血;偶见血小板增多/减少症、口干、过敏、荨麻疹、心动过速;罕见黄疸、胆汁淤积、肝炎、史-约综合征、嗜酸性粒细胞增多症和全身症状
	阿哌沙班	常见出血、贫血、恶心;偶见血小板减少症、低血压、鼻衄、转氨酶升高
	艾多沙班	常见出血、鼻衄、贫血、肝功能异常;偶见血小板减少症,血管性水肿,超敏反应,头晕、头痛,荨麻疹
维生素K拮抗剂	华法林	常见出血,恶心、呕吐等胃肠道不适;罕见香豆素坏死、紫趾综合征、过敏反应、脉管炎、肝酶升高、胆汁淤积性肝炎、皮疹、脱发、阴茎异常勃起等

■ 三、禁忌证

1.溶栓药物

溶栓药物治疗的禁忌证较为复杂,可分为绝对禁忌证和相对禁忌证。

(1)绝对禁忌证:结构性颅内疾病、出血性脑卒中病史、3个月内缺血性脑卒中、活动性出血、近期脑或脊髓手术、近期头部骨折性外伤或头部损伤、已知有出血倾向、未控制的高血压(收缩压>180mmHg/舒张压>110mmHg)、血糖<2.8mmol/L或>22.2mmol/L等。

(2)相对禁忌证:指需谨慎考虑和权衡溶栓的风险与获益后做出溶栓与否的决策的情况。①症状出现时间<3h:妊娠;轻型脑卒中或症状快速改善的脑卒中;痫性发作后出现的神经功能损害症状;近2周内进行过大的外科手术或严重外伤;近3周内有胃肠道出血或泌尿系统出血;近3个月内有心肌梗死史。②症状持续3~4.5h(在症状出现时间<3h相对禁忌证基础上另行补充):年龄>80岁;严重脑卒中(NIHSS评分>25分);口服抗凝药(不考虑INR水平);有糖尿病和缺血性脑卒中病史。但在临床实践中,对于致命性高危肺栓塞,绝对禁忌证亦应被视为相对禁忌证。

2.抗血小板药物

抗血小板药物禁用于活动性出血或出血倾向患者,此外,阿司匹林和ADP-P2Y12受体拮抗剂禁用于急性消化性溃疡患者,阿司匹林和西洛他唑禁用于未接受适当治疗的重度心力衰竭患者,阿司匹林亦禁用于水杨酸盐或含水杨酸物质(特别是非甾体抗炎药)导致哮喘病史的患者。除阿司匹林外,其余抗血小板药物在妊娠期的安全性尚未明确,应避免使用,而阿司匹林在孕晚期(妊娠的最后三个月)的最大安全剂量也不应超过150mg。

3.抗凝药物

与以上溶栓及抗血小板药物类似,抗凝药物亦禁用于易出血体质、有明显出血倾向或者有活动性出血且对药物成分或辅料过敏的患者。其余禁忌情况见表2-12。

表2-12　抗凝药物常见禁忌证

抗凝药物	使用禁忌
低分子肝素	①肾功能不全患者:考虑对重度肾功能不全患者进行剂量调整或替代疗法(Ccr<30mL/min)。 ②确定或怀疑患有免疫介导性肝素诱导的血小板减少症病史
普通肝素	①确定或怀疑患有免疫介导性肝素诱导的血小板减少症病史。 ②严重肝功能不全者
磺达肝癸钠	①急性细菌性心内膜炎。 ②Ccr<20mL/min的严重肾功能损害
华法林	相对禁忌证:同时使用CYP2C9、CYP1A2或CYP3A4的抑制剂和诱导剂
NOAC:利伐沙班、达比加群酯、艾多沙班、阿哌沙班	①肾功能损害:当Ccr<30mL/min时,不推荐使用达比加群酯;当Ccr<15mL/min时,应避免使用所有NOAC。 ②对于有凝血异常和临床相关出血风险的肝病患者,Child-Pugh B级或C级禁用利伐沙班,Child-Pugh C级禁用所有NOAC。 ③CYP3A4和P-gp的强双重抑制剂/诱导剂,详见药品说明书。 ④除了转换抗凝治疗,或给予维持中心静脉或动脉导管通畅所需剂量的UFH等特殊情况之外,禁用任何其他抗凝药物的联合治疗。 ⑤需要抗凝治疗的人工心脏瓣膜置换术后。 ⑥孕妇及哺乳期妇女

注:Ccr,肌酐清除率(creatinine clearance rate);NOAC,非维生素K拮抗剂口服抗凝药(non-vitamin K antagonist oral anticoagulant)。

■四、药物相互作用

1.溶栓药物

在应用溶栓药物治疗前、治疗同时或治疗后24h内,使用香豆素类衍生物、口服抗凝剂、血小板聚集抑制剂、普通肝素、低分子肝素和其他抑制凝血的药物可增加出血危险。此外,阿替普酶与血管紧张素转换酶抑制剂同时使用可能增加其过敏反应出现的风险。

2.抗血小板药物

抗血小板药物与其他抗血栓药物及非甾体抗炎药联合使用可增加出血风险,其余特殊相互作用见表2-13。

表2-13　抗血小板药物相互作用

抗血小板药物	相互作用
阿司匹林	增强乙醇、地高辛、降糖药、氨甲蝶呤、丙戊酸、选择性血清素再吸收抑制剂等药物作用。减弱醛固酮拮抗剂、髓袢利尿剂、降压药(特别是血管紧张素转化酶抑制剂)、排尿酸剂、非甾体抗炎药等药物作用
吲哚布芬	与其他抗血小板药物(如阿司匹林、氯吡格雷)和抗凝药物(如华法林、低分子肝素)合用时可能增加出血风险;与非甾体抗炎药(如布洛芬、萘普生)合用可能增加胃肠道出血风险;与CYP2C9和CYP2C19的抑制剂或诱导剂(如氟康唑、利福平)合用可能改变其代谢,影响疗效和安全性;与抗高血压药物合用时需监测血压变化
氯吡格雷	CYP2C19诱导剂/抑制剂
替格瑞洛	主要为CYP3A4底物和CYP3A4弱抑制剂,还是一种弱的P-gp抑制剂,可能会增加P-gp底物的暴露量。与阿片类激动剂的联合给药会延迟和减少替格瑞洛及其活性代谢物的吸收。对于需要联合使用吗啡或其他阿片类激动剂的急性冠脉综合征患者,考虑使用肠外抗血小板药物
依替巴肽	应避免与其他血小板GPⅡb/Ⅲa受体拮抗剂同时使用

3.抗凝药物

抗凝药物与影响凝血的药物(溶栓药物、抗凝药、抗血小板药、非甾体抗炎药、皮质类固醇、右旋糖酐-40、血清素再摄取抑制剂等)联合使用时,出血风险增加。

NOAC因涉及经细胞色素P450(CYP450)酶系代谢,经转运体通透性糖蛋白转运,常见药物相互作用见表2-14。

表2-14　NOAC与常见药物的相互作用

药物	作用途径	达比加群酯	利伐沙班	阿哌沙班	艾多沙班
地高辛	P-gp	无影响	无影响	无影响	无影响
维拉帕米	P-gp、CYP3A4	+12%~+180%（说明书要求两者同时服用时110mg每天2次）	+40%（可能不相关）	—	+53%（说明书无减量要求）
地尔硫䓬	P-gp、CYP3A4	无影响	无影响	+40%	—
奎尼丁	P-gp	+53%	增幅未知	—	+77%（说明书无减量要求）
胺碘酮	P-gp	+12%~+60%	影响小	—	+40%
决奈达隆	P-gp、CYP3A4	+70%~+100%，禁用	中度影响，应避免使用	谨慎使用	+85%（说明书要求减量至30mg，每天1次）
酮康唑、伊曲康唑	P-gp、CYP3A4	+140%~150%，禁用	+160% AUC；+72% C_{max}，禁用	+100% AUC；+64% C_{max}，禁用	+87% AUC；+89% C_{max}（说明书要求减量至30mg，每天1次）
氟康唑	CYP3A4	—	+42%AUC；+30%C_{max}，谨慎使用	—	—
克拉霉素、红霉素	P-gp、CYP3A4	+19% AUC；+15% Cmax	+50% AUC；+40% C_{max}	+60% AUC；+30% C_{max}	+85% AUC；+68% C_{max}（剂量降低至每天1次，每次30mg）
HIV蛋白酶抑制剂（如利托那韦）	P-gp、CYP3A4	可增加/减少，禁用	+153% AUC；+55% C_{max}，禁用	显著增加，禁用	—
利福平	P-gp、CYP3A4	-66% AUC；-67% C_{max}	-50% AUC；-22% C_{max}	-54% AUC；-42% C_{max}	-35% AUC（但活性代谢物代偿性增加）
阿托伐他汀	P-gp、CYP3A4	无相关的相互作用	无影响	—	无影响
H2受体拮抗剂，PPI	胃肠道吸收	影响小，无临床意义	无影响	无影响	影响小，无临床意义

华法林与众多药物存在相互作用。华法林的代谢与CYP450同工酶CYP2C9、CYP1A2和CYP3A4等有关,可能会被其诱导剂或抑制剂影响(表2-15);华法林与部分抗菌药物联用时可能受到影响,在开始或停止任何抗生素或抗真菌药物时,应密切监测INR;华法林还与某些植物(中草药)和食品存在相互作用(表2-16),应密切监测INR。

表2-15 CYP450的抑制剂和诱导剂

酶	抑制剂	诱导剂
CYP2C9	胺碘酮、卡培他滨、复方新诺明、依曲韦林、氟康唑、氟伐他汀、氟伏沙明、甲硝唑、咪康唑、氧雄龙、磺吡酮、替加环素、伏立康唑、扎鲁司特	阿瑞匹坦、波生坦、卡马西平、苯巴比妥、利福平
CYP1A2	阿昔洛韦、别嘌呤醇、咖啡因、西咪替丁、环丙沙星、双硫仑、依诺沙星、法莫替丁、氟伏沙明、甲氧沙林、美西律、诺氟沙星、口服避孕药、苯丙醇胺、普罗帕酮、普萘洛尔、特比萘芬、噻苯达唑、噻氯匹定、维拉帕米、齐留通	孟鲁司特、莫瑞西嗪、奥美拉唑、苯巴比妥、苯妥英钠、吸烟
CYP3A4	阿普唑仑、胺碘酮、氨氯地平、安普那韦、阿瑞匹坦、阿托伐他汀、阿扎那韦、比卡鲁胺、西洛他唑、西咪替丁、环丙沙星、克拉霉素、考尼伐坦、环孢菌素、达芦那韦/利托那韦、地尔硫䓬、红霉素、氟康唑、氟西汀、氟伏沙明、福沙那韦、伊马替尼、茚地那韦、异烟肼、伊曲康唑、酮康唑、洛匹那韦/利托那韦、奈法唑酮、奈非那韦、尼洛替尼、口服避孕药、泊沙康唑、雷尼替丁、雷诺嗪、利托那韦、沙奎那韦、泰利霉素、替拉那韦、伏立康唑、齐留通	阿莫达非尼、安培那韦、阿瑞匹坦、波生坦、卡马西平、依非韦伦、依曲韦林、莫达非尼、萘夫西林、苯妥英钠、吡格列酮、泼尼松、利福平

表2-16 华法林与中草药及食物的相互作用

相互作用	中草药	食物
增强华法林抗凝作用	丹参、当归、银杏制剂、番木瓜蛋白、黄连、黄柏、刺五加、川芎提取物、枸杞子、红花、紫芝、赤芝、鹿衔草提取物、全蝎提取物	葡萄柚、芒果、鱼油、菠萝、番木瓜、洋葱、大蒜、生姜
减弱华法林抗凝作用	人参和西洋参、圣约翰草、银杏叶	富含维生素K的食物:绿叶蔬菜(如菠菜)、花菜、甘蓝、胡萝卜、蛋黄、猪肝、绿茶等。其他食物有鳄梨、豆奶、海藻、绿茶

第三节　影响抗血栓药物治疗效果的因素

在血栓药物治疗中,肝脏功能、肾脏功能、儿童用药、妊娠用药、老年人用药和药物剂型等都是影响治疗效果的重要因素。肝脏是药物代谢的主要器官,其功能状况直接影响药物代谢的速度和程度,从而影响疗效。肾脏功能同样重要,它负责药物的排泄。肾功能不全可能导致药物在体内蓄积,增加不良反应的风险。儿童、妊娠期妇女和老年人对药物的反应与成人有所不同,他们的生理特点决定了对药物的吸收、分布、代谢和排泄会有所差异。此外,药物剂型也是关键因素,不同剂型的药物在体内的释放速度和持续时间不同,会影响治疗效果。在治疗血栓时,需要综合考虑患者的生理特点、病情和药物特点,选择合适的治疗方案。

■一、肝脏功能的影响

肝脏是合成蛋白质的主要场所,同时也是合成多种凝血因子的场所,在凝血与抗凝血系统的动态平衡中发挥着重要的调节作用。肝功能不全患者肝内蛋白质合成能力下降,导致凝血因子合成数量减少,抗凝血、纤溶系统因子活性也降低,最终引起患者出血倾向。此外,肝功能不全的患者肝脏代谢能力下降,从而使药物半衰期延长,易发生药物蓄积,因此应当慎重选择抗血栓药物。

达比加群酯在中度肝功能损害时无须调整剂量。华法林原研药品说明书中未限制肝功能不全患者用药,但国产药品均将肝功能不全列为华法林的禁忌证。针对肝功能不全调整NOAC剂量的原始研究较少。建议NOAC的使用参照药品说明书,并根据肝功能调整剂量。其中,利伐沙班在肝功能Child-Pugh B/C级患者中禁用;阿哌沙班、艾多沙班在严重肝功能损害时禁用;阿哌沙班在中度肝功能损害时,尚无用药经验,故不建议使用;艾多沙班在轻中度肝功能损害时应慎用。经肝脏代谢抗血小板药的使用应根据患者肝功能情况。对于氯吡格雷,肝功能损害患者无须调整剂量;对于替格瑞洛,肝功能不全者慎用;对于吲哚布芬,严重肝功能不全者禁用。

因此,对于肝脏功能损害的患者,特别是肝功能明显异常的患者,需要谨慎选择抗血栓药物,并根据患者的具体情况调整药物剂量。此外,应定期监测肝功能指标,并密切关注患者的病情和药物疗效,以确保安全有效的抗栓治疗。最重要的是,在使用抗血栓药物前,患者应咨询医生,进行全面的评估和指导。

■二、肾脏功能的影响

肾功能对抗血栓药物治疗效果的影响是一个复杂的过程。抗血栓药物,如华法林、利伐沙班等,主要用于预防和治疗血栓栓塞性疾病,如深静脉血栓形成(DVT)和肺栓塞(PE)。然而,这些药物的疗效和安全性在很大程度上受到患者肾功能的影响。

肾脏是人体的重要排泄器官,负责过滤血液,排除多余的代谢废物和多余的水分,同时维持电解质平衡和内环境稳定。更重要的是,肾脏参与许多药物的代谢和排泄,抗血栓药物也不例外。当肾功能损害时,肾脏的排泄功能下降,导致药物在体内蓄积,血药浓度升高。这可能导致药物疗效增强,甚至出现药物过量的风险。例如,对于抗凝药物华法林,肾功能不全的患者可能只需较小的剂量就可以达到有效的抗凝效果。然而,这也增加了出血的风险。此外,肾功能不全还可能影响一些抗血栓药物的代谢。例如,利伐沙班主要通过肝脏代谢。然而,在严重肾功能不全的患者中,利伐沙班暴露量增加,这可能与药物代谢减慢有关,在这些患者中可能需要减少利伐沙班的剂量或增加监测频率。对于接受肾透析治疗的患者,抗血栓药物的疗效和安全性也面临挑战。由于透析过程可能影响药物的清除,患者可能需要特殊的给药方案或调整透析时间来维持药物的稳定血药浓度。

各类抗血栓药物在肾功能损害患者中的剂量调整方案如下。①肝素类药物在肾功能损害时的剂量调整:当患者内生肌酐清除率(Ccr)在50~70mL/min时,普通肝素、依诺肝素、那曲肝素或达肝素均无须调整剂量;当Ccr在30~50mL/min时,普通肝素、依诺肝素或达肝素无须调整剂量,那曲肝素需要减少25%~30%的正常剂量;当Ccr<30mL/min时,普通肝素无须调整剂量,推荐依诺肝素2000Axa IU,qd;不推荐使用那曲肝素,使用达肝素3~4次后应监测抗FXa水平(0.5~1.5IU/mL)。②NOAC在肾功能损害时的剂量调整:当患者Ccr在50~70mL/min时,NOAC均无须调整剂量;当Ccr在30~50mL/min时,达比加群酯需要减量至150mg(qd)或75mg(bid),艾多沙班应减量至30mg/d,利伐沙班、阿哌沙班无须调整剂量;当Ccr<30mL/min时,禁用达比加群酯,应避免使用利伐沙班,不推荐使用艾多沙班,慎用阿派沙班。此外,目前针对肾功能不全,达比加群酯的剂量调整国际标准尚不统一。对于中度肾功能不全,达比加群酯原研药无须调整剂量,而国产药品需要减量至150mg/d。美国FDA说明书推荐中度肾功能不全患者应减少达比加群酯剂量至75mg(qd)。③其他抗凝药物在肾功能损害时的剂量调整:当患者Ccr在50~70mL/min时;华法林、磺达肝癸钠和阿加曲班均无须调整剂量;当Ccr在30~50mL/min时,华

法林和阿加曲班均无须调整剂量,磺达肝癸钠 1.5mg(qd);当 Ccr<30mL/min 时,华法林和阿加曲班无须调整;当 Ccr<20mL/min 时,禁用磺达肝癸钠。此外,国产华法林在中度肾功能不全时应禁用。④抗血小板药物在肾损害时的治疗策略:对于轻中度肾功能不全患者(Ccr在 30~90mL/min),推荐阿司匹林、吲哚布芬;对于重度肾功能不全及透析患者(Ccr<30mL/min),尽量避免使用阿司匹林和替格瑞洛。

■三、儿童用药

儿科的一些常见疾病,如川崎病、肾病综合征、哮喘等疾病出现血栓与止血异常,在严重的新生儿窒息、新生儿硬肿病、重症肺炎及全身严重感染等危急重症的情况下可发生血栓形成,儿童抗栓治疗显得尤为重要。

因缺乏针对儿童患者抗凝治疗的高质量临床试验数据,目前临床上大多根据专家经验或用成人的研究数据外推得到儿童的治疗方案。但儿童并非缩小版的成人,其与成人在生理、病理表现、药物的体内药动学和药效学等多方面均存在明显差异,因此对儿童患者的抗凝治疗更需要谨慎。目前在儿童中广泛使用的标准抗凝药物包括普通肝素(UFH)、低分子肝素(LMWH)和华法林。这些药物已经在儿童抗凝治疗中使用了数十年,并得到了权威指南的推荐。

1.普通肝素

普通肝素被广泛应用于病危儿童血栓栓塞的预防和治疗,维持体外循环及动静脉插管操作中。其优点是临床应用多年,已积累了丰富的应用经验,且半衰期短,静脉注射即刻发挥抗凝作用,出血发生时可轻松逆转。但多年的临床应用也暴露出其局限性。普通肝素最常见的不良反应是出血。药物代谢动力学不稳定是其另一局限性。婴幼儿尤其是6月龄以下的小婴儿,血液中抗凝血酶偏低,可产生相关肝素抵抗,且6月龄以下小婴儿体内的抗凝血酶不断变化,从而使治疗剂量的控制更加困难。此外,普通肝素可导致肝素诱导的血小板减少症。由于普通肝素从动物体内提取获得,易受到污染,使用受到污染的肝素则可产生严重后果甚至导致患者死亡。有资料表明,普通肝素还会导致骨质疏松。

2.低分子肝素

低分子肝素与普通肝素相比,药动学更稳定且生物利用度更高,多数患者应用时不需要监测。LMWH的使用比普通肝素更为方便,在多数情况下只需每天2次皮下注射,且当发生出血时,同样有拮抗药物来逆转。LMWH的缺陷包括用药频繁,皮下注射的用法使其在婴幼儿中应用比在成人中困难很多。LMWH同样存在出血风险,虽然许多研究资料表明,LMWH的药动学比普通肝素更为稳定,但由于同样依赖血液中的抗凝血酶水平,故剂量较难控制,而且作为一种生物制剂,LMWH的药动学对比人工合成药物难以预料。LMWH是通过对普通肝素进行化学修饰或酶解等得到的,故一样面临被污染的风险。此外,尚有文献报道,应用LMWH会导致骨质疏松,其他罕见的不良反应包括皮肤过敏、注射部位皮肤坏死以及脱发等。

3.华法林

华法林是目前世界范围内应用最广泛的口服抗凝药物,其优点是用药途径方便快捷,半衰期长,可每天用药一次,生物利用度高,在胃肠道很快被吸收。发生出血时用维生素K即可拮抗其抗凝作用。但是华法林及其他口服维生素K拮抗剂在儿童中的应用也存在一系列问题。这些药物治疗窗窄,容易发生严重出血,而且这些药物的剂型都是口服片剂,要转变成液体形式给婴幼儿口服存在困难。此类药物具有不溶性,故可导致每天服用的剂量出现差别。此外,华法林的代谢受多种食物及药物影响,儿童经常短期应用抗生素或其他影响华法林代谢的药物,从而使华法林的用药管理更加困难。使用华法林的过程中需要动态监测INR,并根据INR调整药量等,使用不方便且监测费用昂贵,且在婴儿中应用华法林时,因静脉取血比较困难,故INR的监测难度大。

尽管NOAC在成人中已显示出明显的临床优势,但因缺乏儿童治疗应用的安全性和有效性证据,因此无论是药品说明书还是UpToDate数据库、Micromedx数据库及现有临床指南中,均不推荐用于18岁以下患者。目前,在儿童抗凝治疗实践中,肝素类和华法林仍为最主要的抗凝治疗手段。

目前,儿童可采用的抗血小板制剂包括阿司匹林、氯吡格雷及阿司匹林复合制剂。阿司匹林用于儿童治疗的经验较丰富,氯吡格雷在儿童中耐受性较好,但是目前联合疗法(阿司匹林和氯吡格雷)和其他抗血小板制剂在儿童中应用的安全性尚不清楚。在儿童患者中,阿司匹林会诱发瑞氏综合征,通常呈剂量依赖性,多见于剂量超过40mg/kg的患者。

■四、老年人用药

动脉粥样硬化、血管病理和凝血因子均随年龄增加而变化。高龄患者纤维蛋白原、FⅦ和FⅧ等水平均显著升高,同时血浆黏稠度增加,形成易栓基础。另外,血管壁淀粉样变是高龄患者出血风险增加的重要影响因素。老年人肝血流减少、结构改变均会导致细胞色素P450酶系(CYP1、CYP2C4和CYP2D6)活性下降。高龄患者肾血流减少,肾小球滤过率下降,均会导致抗血栓药物排出减少。高龄患者肾功能评估不能仅依靠血肌酐水平,而应计算肾小球滤过率,否则会高估肾功能,导致药物过量或蓄积。高龄患者脏器功能衰退,药物吸收、分布、代谢和排泄均出现相应变化。肝肾功能减退导致药物经肝代谢能力下降、肾排泄减少,从而使药物半衰期延长,发生药物蓄积,是影响高龄患者药物应用的重要因素。同时,血浆蛋白水平明显降低,药物的蛋白结合率下降,游离药物浓度升高,也易导致药物蓄积。

老年患者使用抗血栓药物方案如下。①抗血小板药物:在75岁以上人群中,从安全性考虑,不推荐阿司匹林作为冠心病的一级预防用药;在具有明显动脉粥样硬化性血栓性疾病的患者中,除存在过敏、活动性出血、既往颅内出血外,推荐使用小剂量阿司匹林,推荐剂量为75～100mg(每天1次),继续增加剂量会增加消化道出血的风险。吲哚布芬可作为阿司匹林或氯吡格雷的替代药物应用。②抗凝药物:达比加群酯与华法林用于预防非瓣膜性房颤所致的血栓栓塞,对于75岁以上高龄患者安全有效;对于75岁以上高龄患者,推荐使用达比加群酯110mg(每天2次)。直接Xa因子抑制剂(利伐沙班、阿哌沙班、依度沙班)可用于75岁以上患者房颤、深静脉血栓形成的抗凝治疗。对于75岁以上或严重肾功能不全的患者,UFH仍可作为口服抗凝药物的替代或桥接选择。接受溶栓的老年患者,不需采用负荷剂量,维持治疗剂量由1mg/kg减为0.75mg/kg。

■ 五、妊娠期及哺乳期妇女用药

孕妇在正常妊娠过程中可出现生理性血液高凝状态,大多数不需要治疗。但存在某些妊娠合并症和并发症的病理因素时,便会出现血栓前状态,使得凝血相关的并发症风险明显增加,大大增加妊娠不良结局的发生率。在妊娠期,有很多的合并症和并发症是需要抗凝治疗的。因此,首先要识别高危因素。按照治疗目的,高危因素主要分为3类:第一类是预防血栓的发生(最常使用的),研究表明,妊娠期使用LMWH可以使既往有血栓病史孕妇的妊娠血栓风险下降88%;第二类是预防疾病的发生,如预防子痫前期的发生;第三类是预防不良妊娠结局的发生,如预防复发性自然流产等。

LMWH和UFH不会透过胎盘屏障,故可在妊娠期使用。LMWH具有良好的生物利用度,其出血风险低,血小板减少症和骨质减少症发生率低。由于妊娠期女性体重及血浆体积发生了明显变化,包括肝素在内的药物分布存在明显差异,因此应根据妊娠期肝素的药动学特点制定抗凝方案:LMWH每天1～2次,皮下注射;UFH至少每天2次,皮下注射;相关指南建议,开始抗凝治疗后每周监测1次抗FXa水平,持续2～3周,然后每3个月监测1次;通常注射LMWH后4h需要监测抗FXa水平,且目标抗FXa水平为0.5～1.1IU/mL。华法林可穿过胎盘并具有一定致畸性,故被禁用于妊娠期女性。NOAC可直接抑制凝血因子并透过胎盘,应避免在妊娠期或备孕期使用NOAC。不推荐使用阿司匹林预防妊娠期血栓形成,小剂量(≤100mg/d)在妊娠期使用是安全的,目前常用于急性冠脉综合征、子痫前期、胎儿生长受限等。

■六、遗传因素

临床上有多种抗血栓药物可供选择应用,但是并不是所有按规则用药的患者都能获得理想的临床疗效,这种差异的出现与个体的基因多态性及血小板功能的差异有关。由于机体内药物作用靶点(受体)、药物转运体和药物代谢酶是在一定基因指导下合成的,因此,可通过单核苷酸多态性差异检测结果来制定适合每个个体的治疗方案。目前,抗血栓药物基因多态性证据最多的是华法林和氯吡格雷。

1.华法林

根据华法林作用途径和作用机制,可将影响华法林稳定剂量的相关基因分为三类:①影响华法林药动学的基因,包括 *CYP2C9*、*CYP3A4*、*CYP2C18*、*CYP2C19*、*POR*(细胞色素P450氧化还原酶,cytochrome P450 oxidoreductase)等;②影响华法林药效动力学的基因,包括 *VKORC1*、*CYP4F2*、*GGCX*(γ-谷氨酰羧化酶,γ-glutamyl carboxylase)、*CALU*(钙网蛋白样蛋白, calumenin)、*POR*、*EPHX1*(环氧化物水解酶1, epoxide hydrolase 1)、*GGCX2*、*F II*、*F VII*等;③影响转运及外排的基因,主要包括 *APOE4*(载脂蛋白E4,apolipoprotein E4)、*ORM1*(α1-酸性糖蛋白1,α1-acid glycoprotein 1)、*ORM2*、*ABCB1*(ATP结合盒亚家族B成员1,ATP-binding cassette subfamily B member 1)。目前,国内外公认影响华法林抗凝疗效最重要的基因多态性是 *CYP2C9*(更强效的S-型华法林的代谢酶)和 *VKORC1*(华法林的作用靶点)。*CYP2C9*基因具有高度遗传多态性,这种基因的突变可使编码的代谢酶活性明显降低,致使华法林的代谢及消除减少而出血风险增加。*CYP2C9*2*变异在美国及欧洲裔美国人中更加普遍,而在包括我国汉族在内的亚洲人群中几乎缺如。研究表明,*CYP2C9*、*CYP4F2*、*VKORC1-1173*或 *VKORC1-1639*等基因多态性与华法林的维持剂量相关。

药物基因多态性为华法林的使用提供剂量指导,但不应改变定期INR监测。在一些情况下(如长期使用稳定剂量的华法林治疗,由于依从性差或饮食中维生素K摄入而不能获得稳定剂量的华法林等),患者使用基因检测的获益很小;药物基因多态性的获益主要在于治疗早期阶段(即治疗前或治疗最初几日),而对那些已经治疗几周至几个月,并详细监测INR的患者,华法林药物基因检测获益很少。

2.氯吡格雷

氯吡格雷常见不良反应为氯吡格雷抵抗者标准剂量下抗血小板不足所致的血栓及超快代谢者抗血小板过度所致的出血。氯吡格雷抵抗与多种因素有关,如遗传因素、药物之间的相互作用、基础血小板反应性及疾病的状态等,而遗传因素起着不可忽视的作用。氯吡格雷是一种前体药,本身无活性,必须通过CYP2C19为主的一系列肝药酶代谢,才能转化为具有药效活性的硫醇代谢物,发挥抗血小板聚集的作用。而不同人群CYP2C19代谢活性差异性很大。中国人群 *CYP2C19* 基因分布:50%为快代谢型,40%~45%为中间代谢型,14%为弱代谢型,而弱代谢型或功能缺失型等位基因携带患者服用氯吡格雷后依然有缺血及死亡的高风险。根据氯吡格雷相关基因的证据级别,影响氯吡格雷疗效的主要相关基因为 *CYP2C19*、*PON1*、*ABCB1* 等,CYP2C19代谢型对氯吡格雷疗效或不良反应的影响推荐证据级别为ⅠA级;*ABCB1* 基因(rs1045642)、*PON1* 基因(rs662)等其他基因多态性对氯吡格雷疗效或不良反应的影响推荐证据级别为Ⅲ级,而且可能还要与 *CYP2C19* 基因多态性共存时才加重氯吡格雷代谢不良的程度,影响其对血小板的抑制作用。

■七、食物的因素

食物对药物的作用可以体现在药动学和药效学两方面,其中主要是对药物吸收、分布、代谢和排泄四个过程的影响。食物对药物吸收的影响主要包括食物对胃肠道pH、胃排空速率、胃肠道功能的影响,以及食物组分与药物的相互作用。食物对药物分布的影响多与饮食中蛋白质含量有关,高蛋白饮食可能会导致血浆结合蛋白水平升高,使游离型药物浓度下降并且降低疗效。食物对代谢的影响主要表现在对细胞色素P450(CYP450)酶系的影响上,有些食物可诱导或抑制CYP450酶系的活性,最终反映在药物的疗效上。食物对排泄的影响则主要表现为改变尿液pH,从而影响排泄率。

药动学:①食物影响药物吸收,食物可以改变胃的pH,从而影响药物的溶解度和吸收速度。例如,抗血小板药物阿司匹林在空腹时吸收更快,而食物可能会减慢这一过程。此外,食物中的脂肪、纤维和蛋白质等成分也可能影响药物的吸收。例如,高脂肪食物可能会增加利伐沙班的吸收,而高纤维食物则可能降低药物的吸收速度;同时服用低糖类、高蛋白食物会降低华法林的抗凝效果。②食物影响药物代谢,食物中的某些成分可能会影响肝脏中药物代谢酶的活性,从而影响药物的代谢速率和疗效。例如,葡萄柚汁中的某些成分可以抑制肝脏中的CYP450酶系,导致药物在体内的浓度升高,从而增强药物的疗效。然而,对于某些药物(如华法林),葡萄柚汁的摄入可能会导致药物浓度过高,增加出血的风险。

药效学:食物中的一些成分可能会与抗血栓药物产生相互作用,影响药物的疗效。例如,高维生素C的食物可能会降低某些抗凝药物(如华法林)的效果。而富含维生素K的食物则可能对抗凝药物产生相反的作用,减弱其抗凝效果。维生素K是凝血过程中不可或缺的物质,它参与凝血因子的活化,因此,摄入过多的维生素K可能降低药物的抗凝效果。除了上述提到的一些成分外,食物中还有许多其他成分可能对抗血栓药物的疗效产生影响。例如,大蒜、洋葱、姜等食物中的天然抗凝成分可能会增强抗凝药物的效果,而番茄、橙子等富含抗氧化剂的食物可能会降低某些抗血栓药物的效果。

因此,服用抗血栓药物时,应注意食物的选择和搭配,避免与药物产生不良相互作用。患者应该遵循医生的建议,合理安排饮食,以充分发挥药物的治疗效果,并减少可能的不良反应。此外,患者还应定期进行血液检查,监测药物疗效和副作用,确保治疗的安全性和有效性。

■ 八、剂型因素

药物剂型是药物应用的必要形式。药物制剂的用药部位及给药途径不同,可影响到药物在体内的吸收、分布、代谢及排泄过程,从而影响到药理效应。有些药物疗效不佳,根源不在于药物及组方本身,而与其给药途径有密切关系。结合药物本身特点及患者疾病的情况,有目的地选择给药途径,就可以保持良好的临床效果。

根据给药方式的不同,抗血栓药物可以分为口服制剂和注射剂型。口服制剂包括阿司匹林、华法林、利伐沙班、达比加群酯等,这些药物通过口服给药,方便患者使用。注射剂型包括普通肝素、低分子肝素等,这些药物需要通过注射给药,通常用于急性血栓栓塞性疾病的紧急治疗。一般来说,注射给药的抗血栓药物在起效时间、作用强度和持续时间上比口服给药更为迅速和稳定,特别是在需要紧急抗凝治疗的情况下,如急性心肌梗死、肺栓塞等。然而,口服给药的抗凝药物在长期治疗中更为方便,患者可以在家中自行服用,而且对于一些慢性疾病(如深静脉血栓形成、肺动脉高压等),口服给药可能更适合。

第四节　血栓栓塞性疾病的预防

血栓栓塞性疾病,包括房颤、心脏瓣膜置换术后、冠状动脉粥样硬化性心脏病、脑卒中、静脉血栓栓塞症等,是全球范围内的重大公共卫生问题,其发病率及死亡率均较高,给患者及家庭带来沉重的负担。因此,有效预防血栓栓塞性疾病具有重要意义。早在1856年,德国病理学家Rudolph Virchow提出经典的Virchow三角学说,即血液瘀滞、血液高凝状态、血管壁损伤是血栓形成的三大要素。心理、饮食、运动等均会从不同层面影响上述血栓形成的要素。

■ 一、心理健康

心理因素在血栓栓塞性疾病的发病中具有重要作用。不良的心理状态可导致内皮功能紊乱、免疫功能降低、内分泌失调等,进一步增加血栓的形成风险。

有精神病、严重抑郁或慢性应激的患者患血栓栓塞症的风险更高。研究证明,经常感到抑郁的男性和女性患者发生静脉血栓栓塞症的风险是非抑郁患者的1.6倍。存在共同的生化底物(包括一氧化氮、5-羟色胺和PAI-1),可能是抑郁症和血栓形成倾向的共同机制。有证据表明,t-PA和PAI-1的失衡可能在精神疾病和血栓栓塞性疾病的病理生理学中起重要作用。t-PA促进血栓溶解,而抑郁症的特征是PAI-1水平升高,因此抑郁症患者患血栓栓塞症的风险相对较高。因此,保持良好的心理状态对预防血栓栓塞性疾病具有积极意义。学会有效的时间管理和压力管理,寻找适合自己的放松方式,保持良好的人际关系,寻求医护人员和家人朋友在心理上的帮助,保持积极乐观的心态,可以有效降低患血栓栓塞性疾病的风险。

静脉血栓栓塞症是一种慢性疾病,患者可能因并发症(如栓塞后综合征、慢性血栓栓塞性肺动脉高压和抗凝出血)而潜在的精神健康负担很高。下肢深静脉血栓可对患者深静脉瓣膜功能造成损伤,长期静脉高压产生的临床症状使患者身体及心理出现双重应激反应,并伴有一系列心理、生理及行为上的变化。患者心理健康水平显著降低,更易出现焦虑、抑郁、愤怒等负面情绪。因此,一方面,医护人员及家属应关注患者的心理状况,及时进行心理疏导,帮助患者树立战胜疾病的信心;另一方面,患者应学会调整心态,保持乐观情绪,积极接受心理健康教育,提高心理抗压能力,可以通过阅读、交流、参加病友互助团体等方式,增强心理适应能力,有助于降低压力水平,缓解焦虑、抑郁等负面情绪,进而平稳度过抗凝治疗期,同时对预防血栓栓塞性疾病的进展或复发有一定积极作用。

■二、饮食科学

饮食因素对血栓栓塞性疾病的预防具有重要作用。糖、脂肪、蛋白质是人体每天必需摄入的三大营养物质,但是如果摄入失衡亦会增加血栓风险。例如,长期摄入高糖、高盐、高脂饮食,可能导致糖尿病、高血压、高脂血症等疾病,久而久之血管内皮细胞受损,血液中低密度脂蛋白被氧化后沉积于血管内壁,进而形成粥样斑块,即为动脉血栓的形成基础。同样,进食三高饮食也会因破坏血管内皮细胞及血流瘀滞,促使静脉血栓形成。因此,合理安排饮食,有助于降低血栓的形成风险。以下几点科学饮食建议,可供参考。

(1)限制高脂、高糖、高盐食物的摄入,建议日常生活中以低盐、低脂饮食为主。尽量避免食用高脂肪食物,如肥肉、动物内脏等。少吃油炸食品,如薯条、油条等。此外,还需注意少食多餐,切忌暴饮暴食。

(2)适量增加膳食纤维、新鲜水果和坚果的摄入。膳食纤维具有降低胆固醇、改善血糖、促进肠道蠕动等作用,有助于预防血栓栓塞性疾病。柑橘类水果,如橙子和柠檬,富含维生素C和类黄酮,具有抗血小板聚集和抗凝血的作用。核桃、杏仁和腰果等坚果类食物,富含健康的脂肪、纤维和抗氧化物,可降低血液中的血小板聚集和凝血活性,从而预防血栓形成。因此,应适当增加新鲜蔬果、坚果及全谷类等食物摄入。

(3)适量摄入大蒜、生姜、洋葱等具有潜在预防血栓形成作用的食材。这些食材中含有丰富的生物活性成分,如洋葱含有硫化物和黄酮类化合物,可以扩张血管,降低血液黏稠度,具有抗血小板聚集和抗凝血的作用。生姜含有酚类和酮类,也具有一定的预防血栓作用。

(4)适量摄入鱼类。鱼类含有丰富的蛋白质、二十二碳六烯酸(docosahexoenoic acid, DHA)和ω-3脂肪酸,有助于降低胆固醇,抑制血小板聚集和凝血活性,从而降低血栓形成风险。

(5)避免过度饮用白酒,可适量饮用红葡萄酒。长期大量饮用白酒可导致肝脏损伤、血脂异常等,增加血栓风险,故建议戒酒或适量饮用白酒。红葡萄酒中多酚类化合物白藜三醇具有抗氧化、抗血小板、抑制凝血活性、抑制平滑肌细胞增殖等多种生物活性。饮用适量红葡萄酒比饮用其他酒精饮料,能更大程度地减少缺血性心脏病的发生率和死亡率。

(6)常饮绿茶。绿茶中的儿茶素具有抗血小板聚集和抗凝血作用。常饮绿茶,能增强动脉血管弹性,降低血脂与胆固醇,防止微小血栓形成。每天取3g绿茶,泡水饮用即可。

■ 三、坚持运动

运动可以增强心肺功能、促进血液循环,降低急性血栓形成风险、改善血液黏度和减慢动脉粥样硬化病变的进展速度,从而改变止血危险因素,降低血栓的形成风险。因此,适当运动对预防血栓栓塞性疾病具有重要意义。

对于久病和术后卧床、久站、久坐及活动能力不佳的患者,可以采取较为简单、易行的踝泵运动预防静脉血栓。通过模拟人正常行走时的小腿肌肉泵,踝关节背伸、跖屈主动活动可调动下肢肌群的收缩和舒张功能,利用肌肉活动挤压静脉,加速静脉回流,达到预防下肢深静脉血栓发生的目的。患者进行踝泵运动时可抬高下肢,保持恰当的频率,以每次 3~4s 为宜。患者如果感觉无法耐受踝泵运动最大角度,可适当缩短每组动作的持续时间。

针对动脉血栓,运动锻炼可改善包括已存在冠状动脉性心脏病患者的脂蛋白谱。大多数研究表明,运动可显著增加血清低密度脂蛋白胆固醇(LDL-C)水平并降低血清甘油三酯水平,也可能轻微降低血清 LDL-C 水平。研究表明,有氧训练能够减少动脉粥样硬化相关危险因素,可以稳定疾病的发生发展,甚至能够逆转疾病发展的过程。保持中等强度有氧运动,如健步走、慢跑、快速骑自行车、快速登山、快节奏做健身操、快速爬楼梯、游泳等,每天保证有效运动(即心率达到 100~140 次/min)30~60min,每周 5~7d,持续 12 周,能够有效调节血脂代谢,降低总甘油三酯、总胆固醇(total cholesterol, TC)和 LDL-C 水平,升高密度脂蛋白胆固醇(high density lipoprotein cholesterol, HDL-C)水平,从而降低高胆固醇血症患者动脉粥样硬化性心脏病的 10 年发病风险。另有研究显示,高强度间歇性有氧训练能够加快脂类代谢,改善人体氧化代谢能力,对动脉粥样硬化有一定的干预效益。但是高强度间歇性运动强度大、负荷量高,血管压力负担较高,增加中老年人的运动风险,故需谨慎。如老年人需选择高强度有氧运动,应在确保安全有效的前提下谨慎进行。

综上所述,预防血栓栓塞性疾病需要从心理健康、饮食科学、坚持运动等多方面防护。患者及家属应积极关注血栓防治知识,提高自我防护意识,配合医护人员,共同预防血栓栓塞性疾病。

第三章 静脉血栓栓塞性疾病治疗

第一节 肺血栓栓塞症

■ 一、疾病简介

肺栓塞(PE)是由内源性或外源性栓子阻塞肺动脉引起肺循环和右心功能障碍的临床综合征,包括肺血栓栓塞症、脂肪栓塞综合征、羊水栓塞、空气栓塞、肿瘤细胞栓塞等。肺血栓栓塞症(PTE)是最常见的急性肺栓塞类型,由来自静脉系统或右心的血栓阻塞肺动脉或其分支所致,以肺循环和呼吸功能障碍为主要的临床及病理生理特征。深静脉血栓形成(DVT)是引起PTE的主要血栓来源,DVT多发于下肢或骨盆深静脉,脱落后随血流循环进入肺动脉及其分支。PTE常为DVT的合并症。PTE与DVT在发病机制上存在相互关联,是同一疾病病程中两个不同阶段的临床表现,因此统称为静脉血栓栓塞症。

(一)分类

1.高危PTE

高危PTE患者在临床上以休克和低血压为主要表现,即体循环动脉收缩压<90mmHg,或较基础值下降幅度≥40mmHg,持续15min以上。须除外新发生的心律失常、低血容量或感染中毒症所致的血压下降。此类患者病情变化快,预后差,临床病死率>15%,需要积极治疗。

2.中危PTE

中危PTE患者血流动力学稳定,但存在右心功能不全和(或)心肌损伤。右心功能不全的诊断标准:临床上出现右心功能不全的表现,超声心动图提示存在右心室功能障碍,或脑钠肽(brain natriuretic peptide, BNP)升高($>$90pg/mL)或N末端脑钠肽前体(NT-proBNP)升高($>$500pg/mL)。心肌损伤的诊断标准:心电图ST段升高或压低,或T波倒置;心肌肌钙蛋白I(cardiac troponin I, cTnI)升高($>$0.4ng/mL)或心肌肌钙蛋白T(cTnT)升高($>$0.1ng/mL)。此类患者可能出现病情恶化,临床病死率为3%~15%,故需密切监测病情变化。

3.低危PTE

低危PTE患者血流动力学稳定,无右心功能不全和心肌损伤。临床病死率$<$1%。

(二)危险分层

为了预测急性PTE患者的早期死亡风险(包括住院死亡率或30d死亡率),应考虑PTE相关风险以及患者的临床状态和合并症。临床常用的危险分层见表3-1。

表3-1　肺血栓栓塞症危险分层

早期死亡风险		风险指标			
		血流动力学不稳定	PTE严重程度和(或)合并症的临床参数:PESI Ⅲ~Ⅴ级或sPESI≥1分	TTE或CTPA提示急性右心室功能障碍	心脏肌钙蛋白水平升高
高风险		+	+	+	+
中风险	中高风险	-	+	+	+
	中低风险	-	+	一个(或没有)阳性	
低风险		-	-	评估可选;如果评估,两者均为阴性	

注:PESI,肺栓塞严重指数(pulmonary embolism severity index);sPESI,PESI的简化版本;TTE,经胸超声心动图(transthoracic echocardiography);CTPA,CT肺动脉造影(CT pulmonary angiography)。

临床上,常用PESI来进行预后风险评估(表3-2)。

表3-2　肺血栓栓塞症风险评估

参数	PESI	sPESI
年龄	以年为数的年龄	1分(年龄大于80岁)
男性	+10分	—
癌症	+30分	1分
慢性心力衰竭	+10分	1分
慢性肺病	+10分	1分
脉搏≥110次/min	+20分	1分
收缩压<100mmHg	+30分	1分

续表

参数	PESI	sPESI
呼吸频率>30次/min	+20分	—
体温<36℃	+20分	—
精神状态改变	+60分	—
动脉血氧饱和度<90%	+20分	1分
风险分级	Ⅰ级:≤65分,30d死亡风险极低(0~1.6%)	0分,30d死亡风险1.0%(95% CI: 0~2.1%)
	Ⅱ级:66~85分,低死亡风险(1.7%~3.5%)	
	Ⅲ级:86~105分,中度死亡风险(3.2%~7.1%)	
	Ⅳ级:106~125分,高死亡风险(4.0%~11.4%)	≥1分,30d死亡风险10.9%(95% CI: 8.5%~13.2%)
	Ⅴ级:>125分,极高死亡风险(10.0%~24.5%)	

1.常见的临床症状

PTE不仅临床表现不特异,常规检查(如胸片、心电图、血气分析、超声心动图等)也缺乏特异性,临床上常采用Wells评分(表3-3)和Geneva评分(表3-4)进行可能性评估。

表3-3　Wells评分

临床表现及病史			评分	
			原始版本	简化版本
既往发生过PTE或DVT			1.5	1
心率>100次/min			1.5	1
过去4周内动过手术或制动			1.5	1
咯血			1	1
进展期癌症			1	1
DVT临床症状			3	1
替代诊断的可能性小于PTE			3	1
临床可能性	三分类法	低风险	0~1	—
		中风险	2~6	—
		高风险	≥7	—
	二分类法	PTE可能性低	0~4	0~1
		PTE可能性高	≥5	≥2

表3-4　Geneva评分

临床表现及病史		评分	
		原始版本	简化版本
既往发生过PTE或DVT		3	1
心率	75~94次/min	3	1
	≥95次/min	5	2
过去1个月内动过手术或骨折		2	1
咯血		2	1
进展期癌症		2	1
单侧下肢疼痛		3	1
下肢深静脉触诊疼痛和单侧水肿		4	1
年龄>65岁		1	1
临床可能性	三分类法　低风险	0~3	0~1
	三分类法　中风险	4~10	2~4
	三分类法　高风险	≥11	≥5
	二分类法　PTE可能性低	0~5	0~2
	二分类法　PTE可能性高	≥6	≥3

此外,PTE临床表现取决于栓子的大小和数量、栓塞的部位,以及患者是否存在心、肺等器官的基础疾病。胸痛是急性PTE发生的危险因素——肺栓塞的常见症状,多由远端肺栓塞引起的胸膜刺激所致。中央型急性PTE胸痛表现可类似典型心绞痛,多因右心室缺血所致,需与ACS或主动脉夹层相鉴别。呼吸困难在中央型急性PTE患者中急剧而严重,而在小的外周型急性PTE患者中通常短暂且轻微。既往存在心力衰竭或肺部疾病的患者,呼吸困难加重可能是急性PTE的唯一症状。咯血提示肺梗死,多在肺梗死后24h内发生,呈鲜红色,数日内发生可为暗红色。晕厥虽不常见,但无论是否存在血流动力学障碍都可发生,有时是急性PTE的唯一或首发症状。急性PTE也可完全无症状,仅在诊断其他疾病或尸检时意外发现。

PTE体征主要表现为呼吸系统和循环系统的体征,特别是呼吸频率增加(>20次/min)、心率加快(>90次/min)、血压下降及发绀。低血压和休克罕见,但一旦发生常提示中央型急性PTE和(或)血流动力学储备严重降低。颈静脉充盈或异常搏动提示右心负荷增加。其他呼吸系统体征还包括肺部听诊湿啰音及哮鸣音、胸腔积液等。肺动脉瓣区可出现第2心音亢进或分裂,三尖瓣区可闻及收缩期杂音。急性PTE致右心负荷加重,患者可出现肝大、肝颈静脉反流和下肢水肿等右心衰竭的体征。

2.危险因素

DVT和PTE具有共同的危险因素,即VTE的危险因素,包括任何可以导致血液瘀滞、血管壁损伤和血液高凝状态的因素,又称Virchow三要素,具体可分为遗传性和获得性两类(表3-5)。

表3-5 静脉血栓栓塞症常见危险因素

遗传性危险因素	获得性危险因素		
	血液高凝状态	血管壁损伤	血液瘀滞
抗凝血酶缺乏	高龄	手术(多见于全髋关节或膝关节置换)	瘫痪
蛋白S缺乏	恶性肿瘤	创伤/骨折(多见于髋部骨折和脊髓损伤)	长途航空或乘车旅行
蛋白C缺乏	抗磷脂抗体综合征	中心静脉置管或起搏器	急性内科疾病
V因子Leiden突变(活性蛋白C抵抗)	口服避孕药	吸烟	住院
凝血酶原20210A基因变异(罕见)	妊娠期/产褥期	高同型半胱氨酸血症	居家养老护理
XII因子缺乏	静脉血栓个人史/家族史	肿瘤静脉内化疗	
纤溶酶原缺乏	肥胖		
纤溶酶原不良血症	炎症性肠病		
凝血酶调节蛋白异常	肝素诱导的血小板减少症		
纤溶酶原激活物	肾病综合征		
抑制因子过量	真性红细胞增多症		
非"O"血型	巨球蛋白血症		
	植入人工假体		

遗传性危险因素常引起反复发生的动、静脉血栓形成和栓塞。获得性危险因素是指后天获得的、易发生DVT和PTE的多种病理和生理改变。上述危险因素既可以单独存在,也可以同时存在、协同作用。年龄是独立的危险因素,随着年龄的增长,DVT和PTE的发病率逐渐增高,年龄大于40岁者较年轻者风险增高,其风险大约每10年增加1倍。

3.病理生理学变化

引起PTE的栓子可以来源于下腔静脉、上腔静脉或右心腔,其中大部分来源于下肢深静脉,特别是从腘静脉上端到髂静脉段的下肢近端深静脉(占50%～90%)。PTE既可以是单一部位的,也可以是多部位的。病理检查发现,多部位或双侧性的PTE更为常见,影像学发现栓塞更易发生于右侧和下肺叶。PTE发生后,栓塞局部可能继发血栓形成,参与发病过程。

(1)梗死:在约10%的PTE患者中,小血栓嵌于远端的肺段和亚肺段血管,导致肺梗死。这些患者更可能出现胸膜炎性胸痛和咯血。这可能由肺和相邻脏层及壁层胸膜发生强烈炎症反应所致。

(2)气体交换异常:PTE导致气体交换受损的原因是血管床的机械性和功能性阻塞改变了通气与血流灌注比值。其他原因还包括炎症导致的肺泡表面活性物质功能障碍和肺不张导致的功能性肺内分流。两种机制均可导致低氧血症。有观点认为,炎症还会刺激呼吸驱动,从而导致低碳酸血症和呼吸性碱中毒。PTE患者很少出现高碳酸血症和酸中毒,除非发生休克。

(3)心血管受损:PTE导致低血压的原因是每搏输出量和心输出量减少。PTE患者的肺血管阻力增加,这是由于血栓物理性阻塞血管床以及肺动脉系统缺氧性血管收缩。肺血管阻力的增加继而会阻碍右心室流出,引起右心室扩张和室间隔变平或弯曲。右心室流出量减少和右心室扩张均会降低左心室前负荷,从而减少心输出量。

■二、抗血栓药物治疗和药学监护

PTE和DVT密切相关,PTE的致死率和致残率都很高。国际注册登记研究显示,PTE的7d全因病死率为1.9%～2.9%,30d全因病死率为4.9%～6.6%。PTE的治疗方法主要包括溶栓治疗、全身抗凝、介入治疗及手术治疗等,其中溶栓及抗凝药物治疗是重中之重。

(一)溶栓治疗原则和方案

1.溶栓治疗原则

溶栓治疗的目的不完全是保护肺组织,更主要的是可迅速溶解部分或全部血栓,恢复肺组织再灌注,减小肺动脉阻力,降低肺动脉压,改善右心室功能,减少严重VTE患者病死率和复发率,降低早期死亡的风险,并可减轻血管内皮损伤,降低慢性血栓栓塞性肺高压的发生危险。

溶栓治疗主要适用于治疗急性高危PTE患者,如国内外指南提出的明确存在血流动力学异常、休克或低血压等患者。中国《肺血栓栓塞症诊治与预防指南》(2018版)推荐,对确诊的急性PTE患者及时进行病情评估、危险分层以指导治疗,根据血流动力学状态区分其危险程度,血流动力学不稳定者定义为高危,反之定义为非高危。

溶栓时间窗对溶栓疗效有一定影响作用,起病48h内即开始行溶栓治疗能够取得最大的疗效,一般定为14d以内。但鉴于可能存在血栓的动态形成过程,故指南对溶栓的时间窗并未作严格规定。

溶栓治疗的禁忌证分为绝对禁忌证和相对禁忌证,具体同前述溶栓药物治疗禁忌证。对于致命性高危PTE,由于疾病危险极大,绝对禁忌证亦应被视为相对禁忌证。

给予溶栓药物前应完善相关检查,如血常规、血型、活化部分凝血活酶时间(APTT)、肝肾功能、动脉血气、超声心动图、X线胸片及心电图等作为基线资料,以便与溶栓后资料作对比以判断溶栓疗效。溶栓前宜留置外周静脉套管针以方便溶栓中取血监测,避免反复穿刺血管(尤其是不易压迫止血部位的血管穿刺),溶栓开始前加压包扎已经进行血管穿刺的部位。充分评估出血的危险性,必要时应配血,做好输血准备。溶栓结束后24h,除观察生命体征外,通常需行核素肺灌注扫描、肺动脉造影或CT肺动脉造影等复查,以观察溶栓的疗效。

2.溶栓方案

常用的溶栓药物有尿激酶(UK)和重组组织型纤溶酶原激活剂(rt-PA),两者溶栓效果相仿,临床上可根据条件选用。目前,大多数医院采用的方案是rt-PA 50～100mg持续静脉滴注,无须负荷剂量。具体用法见表3-6。

表3-6　常见溶栓药物的治疗方案

药物	方案
UK	中国《肺血栓栓塞症诊治与预防指南》(2018版):①负荷量4400U/kg静脉推注10min,继以2200U/(kg·h)持续静脉滴注12h;②快速给药,2万U/kg持续静脉滴注2h。 ESC《急性肺栓塞诊断与治疗指南》(2019版):①负荷量4400U/kg静脉推注10min,继以4400U/(kg·h)持续静脉滴注12～24h;②快速给药,300万U持续静脉滴注2h
rt-PA	中国《肺血栓栓塞症诊治与预防指南》(2018版):50mg持续静脉滴注2h。 ESC《急性肺栓塞诊断与治疗指南》(2019版):100mg持续静脉滴注2h,或0.6mg/kg静脉推注15min(最大剂量50mg)

注:ESC,欧洲心脏病学会(European Society of Cardiology)。

(二)抗凝治疗原则和方案

1.抗凝治疗原则

抗凝治疗为PTE的基础治疗,可以有效防止血栓再形成和复发,同时促进机体自身纤溶机制溶解已形成的血栓。

抗凝治疗的标准疗程为至少3个月,初始抗凝治疗通常指前5～14d的抗凝治疗。部分患者在抗凝治疗3个月后,血栓危险因素持续存在,为降低其复发率,需继续进行抗凝治疗,通常将3个月后的抗凝治疗称为延展期抗凝治疗。

一旦明确急性PTE,宜尽早启动抗凝治疗,急性PTE是否要进行延展期抗凝治疗,需充分考虑延长抗凝疗程的获益/风险比。如特发性VTE、复发性VTE、相关危险因素持续存在、活动期肿瘤、存在残余血栓及D-二聚体水平持续升高等,这些都会导致VTE复发风险进一步增加。2016年中国人群的研究报道发现,急性PTE患者随访过程中1年、2年、5年累积复发率分别为4.5%、7.3%和13.9%。延展期抗凝治疗对于预防VTE复发具有重要意义。

但延长抗凝疗程也会带来出血风险,因此延展期抗凝治疗需要在出血和复发之间寻求风险与获益的最佳平衡点。如果复发风险显著超过出血风险,则需延长抗凝治疗时间。出血危险因素包括高龄、近期出血、肿瘤、肝肾功能不全、血小板减少、贫血等,具备上述2个及以上危险因素者,出血风险会进一步增加。

2.抗凝药物方案

目前,应用的抗凝药物主要分为胃肠外抗凝药物和口服抗凝药物。

(1)胃肠外抗凝药物:主要包括以下几种。

①普通肝素:UFH首选静脉给药,根据APTT调整剂量,使APTT在24h之内达到并维持于正常值的1.5~2.5倍,达到稳定水平后改为每天APTT监测1次。UFH也可采用皮下注射方式给药,一般先予静脉推注负荷量2000~5000IU,再250IU/kg皮下注射(q12h),调整剂量使APTT在注射后的6~8h达到治疗水平。药物剂量调整方法见表3-7。

表3-7　静脉泵入UFH时APTT的监测与药物剂量调整方法

APTT监测	初始剂量及调整剂量	APTT测定的间隔时间/h
治疗前检测基础值	80IU/kg静脉推注,继以18IU/(kg·h)静脉滴注	4~6
<35s(<1.2倍正常值)	80IU/kg静脉推注,然后静脉滴注速率增加4IU/(kg·h)	6
35~45s(1.2~1.5倍正常值)	40IU/kg静脉推注,然后静脉滴注速率增加2IU/(kg·h)	6
46~70s(1.5~2.3倍正常值)	无须调整剂量	6
71~90s(2.3~3.0倍正常值)	静脉滴注速率减少2U/(kg·h)	6
>90s(>3倍正常值)	停药1h,然后静脉滴注速率减少3IU/(kg·h)	6

UFH可能会引起肝素诱导的血小板减少症(HIT)。如果血小板计数下降大于基础值的50%和(或)出现动静脉血栓的征象,应停用UFH并改用非肝素类抗凝

药。对于出现HIT伴血栓形成的患者,推荐应用非肝素类抗凝药,如阿加曲班和比伐卢定。对于合并肾功能不全的患者,建议应用阿加曲班。病情稳定后(如血小板计数恢复至150×10⁹/L以上),可转为华法林或直接口服抗凝剂(DOAC)。

②低分子肝素:不同种类LMWH的剂量不同,1～2次/d,皮下注射,须根据体重给药。LMWH由肾脏清除,肾功能不全者慎用。若肾功能不全者应用LMWH,则需减量并监测血浆抗Xa因子活性。对严重肾功能衰竭者(肌酐清除率<30mL/min),建议静脉应用UFH。对于大剂量应用UFH但APTT仍不能达标者、过度肥胖者或孕妇,宜推荐测定抗Xa因子水平以指导LMWH剂量调整。当LMWH应用疗程大于7d时,应注意监测血小板计数。具体使用剂量见表3-8。

③磺达肝癸钠:该药为选择性Xa因子抑制剂,通过与抗凝血酶特异性结合,介导对Xa因子的抑制作用。应根据体重给药,qd,皮下注射,无须监测。对于中度肾功能不全(肌酐清除率为30～50mL/min)患者,剂量减半;对于严重肾功能不全患者,禁用该药。目前,没有证据表明该药可诱发HIT。具体使用剂量见表3-8。

表3-8　常用LMWH和磺达肝癸钠的使用剂量

药品	使用方法(皮下注射)	注意事项
依诺肝素	100IU/kg (q12h)或1.0mg/kg (q12h)	单日总量≤180mg
那屈肝素	86IU/kg (q12h)或0.1mL/10kg (q12h)	单日总量≤17100IU
达肝素	100IU/kg (q12h)或200IU/kg (qd)	单日剂量≤18000IU
磺达肝癸钠	(1)体重<50 kg,5.0mg (qd) (2)体重50～100kg,7.5mg (qd) (3)体重>100kg,10.0mg (qd)	

④阿加曲班:该药为精氨酸衍生的小分子肽,与凝血酶活性部位结合发挥抗凝作用,经肝脏代谢,药物清除受肝功能影响明显。可应用于HIT或疑似HIT的患者。用法:以2μg/(kg·min)静脉泵入,监测APTT并维持在1.5～3.0倍基线值(≤100s),酌情调整用量[≤10μg/(kg·min)]。

⑤比伐卢定:该药为一种直接凝血酶抑制剂,其有效抗凝成分为水蛭素衍生物片段,通过直接并特异性抑制凝血酶活性而发挥抗凝作用,作用短暂(半衰期25～30min)而可逆,可应用于HIT或怀疑HIT的患者。用法:对于肌酐清除率>60mL/min者,起始剂量为0.15～0.2mg/(kg·h),监测APTT并维持在1.5～2.5倍基线值;对于肌酐清除率在30～60mL/min与<30mL/min者,起始剂量分别为0.1mg/(kg·h)与0.05mg/(kg·h)。

（2）口服抗凝药物：主要包括以下几种。

①华法林：最常用的口服抗凝药。初始剂量可为3.0～5.0mg（qd），＞75岁和出血高危患者应从2.5～3.0mg（qd）起始，INR维持在2.0～3.0，INR达标后可以每1～2周检测1次，稳定后可每4周检测1次。

②DOAC：这类药物直接抑制某一凝血因子靶点而产生抗凝作用，目前主要包括直接Ⅹa因子抑制剂与直接凝血酶抑制剂。直接Ⅹa因子抑制剂的代表药物是利伐沙班、阿哌沙班和艾多沙班等；直接凝血酶抑制剂的代表药物是达比加群酯。DOAC具体用法用量见表3-9。

表3-9　DOAC的特点及其在PTE中的用法

药物	用法用量	肾脏清除
达比加群酯	150mg（bid），联合胃肠外抗凝至少5d	++++
利伐沙班	15mg（bid），3周后改为20mg（qd）	++
阿哌沙班	10mg（bid），7d后改为5mg（bid）	+
艾多沙班	60mg（qd），联合胃肠外抗凝至少5d	++

（三）药物评估及监护要点

溶栓和抗凝药物治疗均易增加出血风险。通过药学评估，开展个体化的药学监护及用药教育，优化给药方案，可以减少出血风险，降低病死率，有助于减少药物不良反应事件的发生，保证患者用药安全有效。

1.药学评估

药学评估主要是包括患者基本情况评估及抗血栓药物治疗评估，参照诊疗指南制定个体化溶栓、抗凝治疗方案。

（1）基本情况评估：通过药学问诊收集患者基本信息，如患者一般健康状况、人口资料、家族史、既往史、食物药物过敏史、营养情况，患者入院时阳性症状、体格检查及相关辅助检查结果等情况，以明确患者此次起病入院时与诊断相关的临床表现，同时收集关于患者用药依从性和治疗效果的信息。应特别关注入院前药物治疗史：入院前有无行溶栓或抗凝治疗，具体治疗药物和剂量疗程等（包括其他支持治疗药物）。

（2）抗血栓药物治疗评估：针对PTE进行抗栓治疗的评估，可作为开展药学监护的出发点。①明确患者危险因素，尤其关注患者近期有无心脑血管病史、有无肿瘤病史、有无外伤手术史、有无可能导致血栓的药物使用史和其他可能导致高凝状态的危险因素等。②进行PTE病情的危险分层，并参考患者既往病史和用药史，以及有无明显抗凝或溶栓禁忌证，制定个体化的治疗方案。③制定详细的药物监护计划,结合患者具体情况评估药物治疗效果及可能的药物不良反应。重点评估患者的出血风险因素,监测相应重要指标,避免严重不良反应。④及时评估患者用药依从性,做好患者疾病教育及用药教育。

2.溶栓治疗的药学监护要点

(1)禁忌证:对拟进行溶栓治疗的患者须尽早排除溶栓禁忌证。急性高危PTE,如无溶栓禁忌证,推荐溶栓治疗。急性非高危PTE患者,不推荐常规溶栓治疗,建议先给予抗凝治疗,并密切观察病情变化,一旦出现临床恶化,且无溶栓禁忌,建议给予溶栓治疗。若存在溶栓禁忌证,如条件允许,建议介入治疗或手术治疗。

(2)溶栓治疗方案选择:国内外指南均指出2h方案出血发生率最低,建议rt-PA 50mg或UK 150万U持续静脉滴注2h。中国《肺血栓栓塞症诊治与预防指南》(2018版)认为,低剂量溶栓50mg rt-PA与国外推荐剂量100mg rt-PA相比疗效相似,而安全性更好。使用UK溶栓期间勿同时使用肝素;对于rt-PA溶栓时是否停用肝素,则无特殊要求。如效果不佳或出现临床恶化,可考虑更换药物,也可追加药物剂量,剂量小于首次。

(3)溶栓药物治疗不良反应:①最主要的不良反应为出血,最常见的部位是血管穿刺部位,可采取压迫止血。溶栓治疗也可能发生自发性出血,特别是颅内、胃肠道、泌尿生殖系统、腹膜后或口鼻部出血。溶栓过程应密切监测患者有无出血表现,除常见部位(如穿刺部位、皮肤、牙龈等)外,同时需注意观察有无肉眼血尿及镜下血尿,有无新发的神经系统症状及体征。严重的大出血应中止溶栓,必要时可使用新鲜冰冻血浆、6-氨基己酸等抗纤溶药物。应尽量避免使用中药,尤其是活血化瘀类的药物,避免增加局部和全身的出血风险。②非出血不良反应:其他并发症包括发热、低血压、恶心、呕吐、肌痛及头痛等。应保证患者治疗期间绝对卧床,适当给予通便药物,保持大便通畅,防止栓子再次脱落形成再栓塞。

(4)特殊人群监护:对于妊娠期合并PTE患者,须考虑孕妇和胎儿的安全,溶栓治疗仅限合并血流动力学不稳定者,方案与非妊娠者相同。分娩时不能使用溶栓治疗,除非在栓塞极为严重(危及生命)且外科取栓手术无法马上进行的情况下,可谨慎溶栓。rt-PA不易通过胎盘,可选用。应尤其关注阴道出血情况。

3.抗凝治疗的药学监护要点

(1)评估出血风险:目前尚无恰当的方法评估出血风险,表3-10中的危险因素可能增加抗凝治疗患者的出血风险。

表3-10 抗凝治疗的出血危险因素

患者自身因素	合并症或并发症	治疗相关因素
年龄＞75岁	恶性肿瘤	抗血小板药物治疗
既往有出血史	转移性肿瘤	抗凝药物控制不佳
既往有脑卒中病史	肾功能不全	非甾体抗炎药物使用
近期手术史	肝功能不全	
频繁跌倒	血小板减少症	
嗜酒	糖尿病	
	贫血	

(2)抗凝治疗方案选择:抗凝药物剂量调整见"抗凝药物方案"。

①初始抗凝治疗方案选择:临床高度可疑急性PTE在等待诊断结果过程中,建议开始应用胃肠外抗凝治疗(UFH、LMWH、磺达肝癸钠等)。一旦确诊急性PTE,如果没有抗凝禁忌,推荐尽早启动抗凝治疗,初始抗凝推荐选用LMWH、UFH、磺达肝癸钠、负荷量的利伐沙班或阿哌沙班。与UFH相比,LMWH和磺达肝癸钠发生大出血或者HIT的风险较低,可首选用于初始抗凝治疗。

UFH半衰期较短,抗凝易于监测且鱼精蛋白可以快速逆转其作用,因此对于需要进行再灌注治疗、有严重肾功能损害(肌酐清除率＜30mL/min)或严重肥胖的患者,推荐首选应用UFH。溶栓治疗结束后,应每隔2~4h测定APTT,当其水平低于基线值2倍时,即应重新开始规范的抗凝治疗。考虑到溶栓相关的出血风险,溶栓治疗结束后,可先应用UFH抗凝,然后再切换到LMWH、磺达肝癸钠或利伐沙班等。对于HIT高风险患者,建议在应用UFH的第4~14天(或直至停用UFH),至少每隔2~3d行血小板计数检测。对于高度可疑或确诊的HIT患者,不推荐应用VKA,除非血小板计数恢复正常(通常至少达150×10^9/L)。

如果选择华法林,应先使用胃肠外抗凝药物至少5d且INR至少连续2d达标,之后方可单用华法林。若选用利伐沙班或阿哌沙班,则在使用初期给予负荷剂量(利伐沙班15mg,bid,3周;或阿哌沙班10mg,bid,1周);如果选择达比加群酯或者艾多沙班,应先给予胃肠外抗凝药物5~14d。

②延展期抗凝治疗方案选择:急性PTE经抗凝药物治疗至少3个月后,若有明确可逆性危险因素的且危险因素已去除,建议停用;若危险因素持续存在,应继续抗凝治疗。特发性PTE治疗3个月后,若未发现确切危险因素,同时出血风险较低,推荐延长抗凝治疗时间甚至终生抗凝;如出血风险高,建议动态评估血栓复发与出血风险以决定是否继续抗凝治疗。如果患者拒绝抗凝治疗或无法耐受抗凝药物,尤其是既往有冠心病病史且曾因冠心病应用抗血小板治疗的患者,可考虑给予

阿司匹林口服来进行VTE二级预防。对于接受延长抗凝治疗的患者,建议定期重新评估药物耐药性和依从性、肝肾功能及出血风险。

(3)抗凝药物不良反应:常见不良反应与其他疾病抗凝治疗相同,主要分为出血反应和非出血反应。该类药物均可能导致出血反应。除出血反应外,肝素可能诱导血小板减少症,且偶有过敏反应,早期大量使用时有骨质疏松的报道;华法林有可能引起血管性紫癜,导致皮肤坏死,多发生于治疗的前几周。利伐沙班偶见四肢疼痛、晕厥、皮肤瘙痒、消化不良、牙痛、伤口分泌物、肌肉痉挛等。达比加群酯可能出现腹痛、腹泻、消化不良、恶心等症状。

(4)特殊人群监护

①妊娠患者:双香豆素类药物可通过胎盘,有潜在的致畸危险,同时为了避免胎儿出血死亡、胎盘剥离,因此妊娠前3个月和产前6周禁用华法林。合并急性PTE者,抗凝药物首选LMWH,使用剂量可根据血浆抗Xa因子调整,产后建议切换为华法林。

②恶性肿瘤患者:恶性肿瘤患者发生PTE风险显著升高,与肿瘤部位、类型、分期等因素密切相关,肿瘤相关治疗(如化疗、放疗、手术等)会进一步增加PTE的风险。合并PTE者在急性期应选择LMWH抗凝3~6个月,在抗凝治疗3个月后,若出血风险不高,推荐延长抗凝时间,甚至终生抗凝。

③肾功能不全的患者:LMWH使用应根据抗Xa因子活性来调整剂量,抗Xa因子活性在0.6~1.0IU/mL范围内,推荐皮下注射,每天2次。严重肾功能不全的患者,抗凝治疗应该首选UFH。

4.用药教育

药物治疗涉及溶栓、抗凝和对症支持治疗等多重序贯、联合治疗。住院期间及出院时对患者加强用药教育的目的在于提高患者的用药依从性,保证药物治疗安全有效,避免栓塞再发,加强不良反应(重点是出血不良反应)教育,提高患者发现不良反应的能力,早发现、早处置。

第二节　深静脉血栓形成

■一、疾病简介

DVT是血液在深静脉内不正常凝结引起的静脉回流障碍性疾病,常发生于下肢,血栓脱落可引起PTE。DVT的主要不良后果是PTE和血栓后综合征(postthrombotic syndrome, PTS),它可以显著影响患者的生活质量,甚至导致死亡。

DVT的主要原因是静脉壁损伤、血流缓慢和血液高凝状态。多见于大手术或严重创伤后、长期卧床、肢体制动、肿瘤等患者。根据发病时间,DVT分为急性期、亚急性期和慢性期。急性期是指发病14d以内;亚急性期是指发病15~30d;发病30d以后进入慢性期。早期DVT包括急性期和亚急性期。

急性下肢DVT主要表现为患肢的突然肿胀、疼痛等,体检患肢呈凹陷性水肿、软组织张力增高、皮肤温度增高,在小腿后侧和(或)大腿内侧、股三角区及患侧窝有压痛。发病1~2周后,患肢可出现浅静脉显露或扩张。慢性期可发展为PTS。一般是指急性下肢DVT 6个月后,出现慢性下肢静脉功能不全的临床表现,包括患肢的沉重、胀痛、静脉曲张、皮肤瘙痒、色素沉着、湿疹等。严重者出现下肢的高度肿胀、脂性硬皮病、经久不愈的溃疡。在诊断的最初2年内,即使经过规范的抗凝治疗,仍有20%~55%的患者从下肢DVT发展为PTS,其中5%~10%的患者发展为严重的PTS,从而严重影响患者的生活质量。

按发病部位可分为近端DVT和远端DVT。近端DVT(髂-股静脉血栓形成,亦称中央型DVT):指包括腘静脉及以上的血栓。远端DVT:指腘静脉以下的血栓(亦称周围型DVT),包括孤立性远端DVT(也称小腿静脉DVT)。孤立性远端DVT患者没有近端血栓,其血栓位于膝关节以下,局限于小腿静脉(腓静脉、胫后静脉、胫前静脉和肌静脉)。大多数小腿静脉DVT都位于胫后静脉和腓静脉,而不常见于胫前静脉和肌静脉;腘静脉不受累。孤立性远端DVT患者的栓塞风险低于近端DVT患者(约为后者的一半),并且部分患者的远端DVT可自行消退。

■二、抗血栓药物治疗

(一)急性DVT的治疗

抗凝治疗是首选治疗也是基本治疗,对于降低PTE和PTS发生率,减缓DVT的蔓延、再发及致死有重要作用。

1.抗凝治疗适应证

对临床高度怀疑的急性DVT,建议立即开始抗凝治疗,无须等待检查结果。对临床低度怀疑的急性DVT,如获得辅助检查结果的时间在24h内,建议根据辅助检查结果确定是否开始抗凝治疗。急性DVT一旦确诊,如无抗凝禁忌,推荐立即开始抗凝治疗。目前,对于孤立性远端DVT患者是否需要抗凝治疗,仍存在争议。对于急性孤立性远端DVT,如有严重症状或存在血栓进展危险因素,建议立即开始抗凝。如无严重症状及血栓进展危险因素,建议2周内复查超声。如血栓无进展,不推荐常规抗凝治疗;如血栓进展,推荐开始抗凝治疗。如果孤立性远端DVT患者需要抗凝,应采用近端DVT患者的足量治疗性抗凝。

血栓进展的危险因素包括:①无其他原因的D-二聚体水平明显升高($>500ng/mL$);②广泛血栓,长度$>5cm$,直径$>7mm$或累及多支静脉;③血栓蔓延至或接近近端腘静脉($1\sim2cm$内);④导致DVT的因素持续/不可逆;⑤恶性肿瘤活动期;⑥既往有VTE病史;⑦住院患者;⑧新型冠状病毒感染。

2.抗凝药物选择

抗凝药物有UFH、LMWH、VKA和DOAC。DOAC包括直接凝血酶抑制剂、直接Xa因子抑制剂,它们具有抗凝效果稳定、药物之间相互作用小、半衰期较短、用药剂量固定、服药期间无须定期监测凝血功能等特点。应根据出血风险、合并疾病、个人意愿、费用和便捷性等因素个体化选择门诊抗凝治疗药物。

对于非妊娠的急性DVT患者,建议使用利伐沙班或阿哌沙班单药治疗(即不需要胃肠外抗凝药物预治疗),或者LMWH预治疗$5\sim10d$后序贯给予达比加群酯或艾多沙班。肿瘤患者通常首选口服Xa因子抑制剂(达比加群酯尚未在癌症相关血栓形成的患者中得到充分研究)。LMWH与Xa因子抑制剂疗效相当,但需每天注射。对于合并妊娠的急性DVT患者,优选皮下注射LMWH。对于重度肾功能不全($Ccr<30mL/min$)患者,首选UFH和华法林。

3.抗凝治疗疗程

对于首发下肢近端DVT的非癌症患者,建议接受至少$3\sim6$个月的有限期抗凝治疗。长期抗凝治疗对部分患者有益。给予长期抗凝治疗的主要目标是降低复发性血栓形成的终生风险。

活动性癌症是DVT复发的主要危险因素,因此,合并活动性癌症的DVT患者应进行延长抗凝治疗。对于大多数近端DVT的活动性癌症患者,建议无限期抗凝治疗。对于DVT高风险的门诊化疗肿瘤患者(基于Khorana风险评估≥3分),可以考虑进行抗凝药物预防。缓解期癌症患者的DVT复发风险较低,可视情况停止抗凝。

对于继发于可逆危险因素(如手术、长途旅行、外伤等)的近端DVT患者,推荐抗凝治疗3个月。对于无诱发因素的DVT患者,无论是近端还是远端,推荐抗凝治疗≥3个月。对于无诱发因素的近端DVT患者,如低、中度出血风险应延长抗凝治疗,如高度出血风险应予3个月抗凝治疗。对于高复发风险的孤立远端DVT患者,抗凝治疗至少3个月(与近端DVT相同)。

4. DVT血栓清除治疗

溶栓治疗方式包括导管接触性溶栓(catheter directed thrombolysis,CDT)和系统性溶栓。CDT是将溶栓导管置入静脉血栓内,溶栓药物直接作用于血栓;而系统性溶栓是经外周静脉全身应用溶栓药物。其中,CDT优势明显,能显著提高血栓的溶解率,降低PTS的发生率,治疗时间短,并发症少,为临床首选的溶栓方法。CDT的适应证包括急性近端DVT(髂、股、腘静脉)、全身状况好、预期生命>1年和出血风险较小。已进行CDT治疗的DVT患者,长期抗凝治疗强度和疗程等同于未行CDT治疗的患者。对于初次发生急性髂股静脉血栓、发病≤14d、既往运动能力好、预期生存期长的患者,经皮机械性血栓清除可作为早期血栓清除的一线治疗手段。血栓清除后,若髂静脉狭窄率>50%,建议首选球囊扩张和(或)支架植入术,必要时外科手术解除梗阻。

(二)慢性DVT的治疗

对于慢性DVT患者,治疗目的在于预防复发,减少和控制慢性静脉高压及PTS的相关问题。DVT发生后2年内,建议每天穿踝压30~40mmHg的2级逐级加压弹力袜(graduated compression stockings,GCS)。PTS导致下肢轻度水肿时,建议使用2级GCS。大多数患者可选择膝长型或腿长型GCS,大腿明显肿胀者应选择腿长型GCS。PTS导致下肢严重水肿时,建议使用间歇充气加压装置(intermittent pneumatic compression,IPC)治疗。对于顽固持久的下肢静脉溃疡,建议在局部护理和压力治疗的基础上,使用舒洛地特、七叶皂苷类或黄酮类药物进行治疗。对于髂腔静脉/髂股静脉阻塞合并溃疡的PTS,无论是否存在反流性疾病、溃疡是否已经愈合,均建议球囊扩张配合支架重建血运,促进溃疡愈合并预防复发。

(三)导管相关性DVT的治疗

静脉置管会引起内皮损伤和静脉壁炎症,从而导致血栓形成。浅静脉血栓形成和浅静脉炎大多与外周静脉置管有关。静脉置管也可导致DVT。大多数上肢DVT由经外周静脉置入中心静脉导管(central venous catheter,CVC)引起。导管相关性静脉血栓(catheter related venous thrombosis,CRT)形成的危险因素包括导管相关因素(如导管异位、导管尺寸)、存在血栓前状态(先天性或获得性)、激素治疗,以及输注刺激性药物。CRT的大多数症状和体征都与血栓的局部效应有关,即静脉炎和静脉阻塞(水肿、疼痛)。虽然较少见,但血栓也可引起肺循环栓塞的症状和体征,或是通过未闭合的卵圆孔引起反常的体循环栓塞(如脑血管、外周血管)的症状和体征。如果有易感因素的置管患者出现提示PTE或急性神经功能障碍的症状,应高度怀疑血栓形成。

对于诊断为上肢CRT的患者,建议采取抗凝治疗。对于无并发症的病例,抗凝治疗3个月即足够。如果仍留有导管,可能需要延长抗凝治疗,特别是对于恶性肿瘤患者。建议初始治疗使用胃肠外抗凝药物(LMWH、磺达肝癸钠和UFH),后续治疗使用LMWH或VKA(如华法林)。尚无充分数据支持推荐用DOAC来治疗急性期上肢CRT。

如果导管功能正常、尖端位置正确且有持续使用该导管的临床指征,则可以保留导管。对于血栓形成局限于肱静脉的非恶性肿瘤患者,尚不确定移除导管后是否需要进行抗凝治疗。对于有全身性抗凝治疗禁忌证的上肢CRT患者,最佳处理措施尚不明确。推荐大多数患者移除导管,以防止血凝块蔓延并加速血栓消除。当有大量血栓时,可考虑行取栓术或置管溶栓等局部操作,但必须根据个体情况来考量。

(四)内脏DVT的治疗

门静脉由脾静脉和肠系膜上静脉汇合而成,两者分别引流脾脏和小肠的血液。急性门静脉血栓形成患者会突发血栓而引起门静脉阻塞,可为完全性或部分性。除了累及门静脉,血凝块还可能累及肠系膜静脉或脾静脉。

如果没有过高的出血风险(如较大的食管静脉曲张),推荐对急性门静脉血栓形成患者进行抗凝治疗,此外,应尽可能治疗诱因(如腹腔脓毒症、腹部手术、肝硬化、肿瘤压迫或侵犯门静脉、炎症性肠病、遗传性易栓症、口服避孕药、胰腺炎、妊娠、经颈静脉肝内门静脉系统分流、创伤等)。

开始应使用LMWH以实现快速抗凝,一旦患者病情稳定且不计划进行侵入性操作,则改用口服抗凝药物,若使用华法林,目标INR为2.0～3.0。因为肝硬化患者的INR可能并不反映其抗凝水平,所以可能更适合非华法林方案治疗。对于未发现血栓形成危险因素的患者,或仅有一过性或可纠正的血栓形成危险因素(如胰腺炎)的患者,建议抗凝治疗6个月;对于存在不可纠正的永久性血栓形成危险因素的患者,建议长期抗凝治疗。此外,急性门静脉血栓累及肠系膜静脉的患者因有肠梗死风险,可能也适合接受长期抗凝治疗。

慢性门静脉血栓形成患者常有反复发生血栓形成的风险,但同时也有曲张静脉出血的风险。因此,是否开始抗凝必须视具体情况而定。一般来说,如果临床病史或实验室检查反映患者反复发生血栓形成的风险增加,建议长期抗凝。若患者有消化道静脉曲张出血史或有大型曲张静脉且出血风险增加(尤其是肝硬化患者),不建议抗凝治疗,除非有完备的措施预防反复出血,此时建议首选非选择性β受体阻滞剂(包括卡维地洛、纳多洛尔和普萘洛尔),其次是静脉曲张套扎来预防出血。使用β受体阻滞剂预防的目的是通过引起内脏血管收缩来减少门静脉血流量,从而降低门静脉压。

对于首次食管静脉曲张出血发作后康复的患者,若未行颈静脉肝内门体分流术(transjugular intrahepatic portosystemic shunt, TIPS),则有再出血风险。对于无β受体阻滞剂禁忌证的患者,预防再出血的首选策略是内镜下静脉曲张套扎术联合β受体阻滞剂。对于初次出血康复后,即使接受静脉曲张套扎和(或)β受体阻滞剂治疗仍发生复发性出血的患者,采用覆膜支架行TIPS是首选策略。对于采取充分措施预防静脉曲张出血的患者,若出现门静脉血栓则建议抗凝治疗。

急性肠系膜缺血为小肠部分血液供应突然中断而引起的局部缺血、细胞损伤和肠道病变,多为肠系膜动脉栓塞或血栓形成所致。肠系膜静脉血栓形成占肠系膜缺血病例的10%以下,常出现于中年患者,与血液高凝状态、肝硬化、严重的胰腺炎、腹部创伤或晚期恶性肿瘤有关。因栓塞的血管为侧支循环丰富的静脉系统,患者的临床症状常呈亚急性发展,虽然也有恶心、呕吐的症状,但通常与进食无关。一般以保守治疗为主,其中抗凝被认为是一线治疗。如果患者合并肝硬化和门静脉血栓形成,抗凝治疗可增加血管再通率,减少血栓形成的进展及减少静脉曲张出血。对于这类患者,通常可先采用UFH或LMWH,但合并肾衰竭或需要紧急手术(如肠坏死)的患者不能使用LMWH。一旦患者病情稳定且无须进一步干预,即可过渡至口服抗凝药治疗(如VKA或NOAC)。推荐至少抗凝治疗3～6个月,但如果发现易栓性状态,可能需要延长抗凝治疗时间。

抗凝治疗对慢性肠系膜静脉血栓形成患者可能也有益,尤其是高凝状态的患者。此类患者接受抗凝治疗主要是为了预防新发血栓形成,但任何潜在获益都必须权衡发生静脉曲张性上消化道出血的风险。伴有静脉曲张出血的患者应先接受针对静脉曲张的治疗,待情况稳定后可继续抗凝治疗。

■ 三、抗栓治疗的药学监护

(一)肝素类治疗DVT时的药学监护

选择LMWH或UFH作为急性DVT初始抗凝药物,华法林作为长期抗凝药物。推荐在应用LMWH或UFH治疗第1天即开始联合应用华法林,并于INR≥2.0持续24h以上时停用LMWH或UFH。

若应用UFH治疗,推荐持续静脉给药并根据APTT监测结果调节剂量,直至APTT延长至正常值的1.5~2.5倍。当每天大剂量UFH治疗而APTT不达标时,推荐通过监测抗FXa的水平指导用药剂量调整。肝素可引起血小板减少症,常于应用肝素5d后出现。在使用的第3~10天复查血小板计数,如血小板计数较应用前下降超过30%,或应用肝素5d后血小板计数进行性下降至$(8\sim10)\times10^9/L$以下,应高度怀疑HIT,此时可行相关抗体的实验室检测来确诊。HIT诊断一旦成立,应立即停用肝素,改为非肝素抗凝剂治疗。

LMWH与UFH相比,对FXa抑制作用更强,生物利用度更高,半衰期更长,发生HIT概率更低。两者均可采用皮下注射方式,按体重给药,多数患者无须监测。在某些情况下(如严重肾功能不全或妊娠时),需测定血浆抗FXa水平以调整剂量。常见LMWH基本采用皮下注射方式给药,剂量如下:依诺肝素1mg/kg(bid);那屈肝素0.01mL/kg(bid);达肝素100IU/kg(bid),或200IU/kg(qd)。

(二)华法林治疗DVT时的药学监护

接受华法林治疗者,INR应维持在2.0~3.0。食物对华法林的抗凝作用影响较大。患者在服药期间尽量保持饮食习惯稳定,尽量避免大量摄入对抗凝作用影响较大的食物。对于饮食结构波动较大的患者,建议增加INR监测频率。通常建议华法林初始剂量为2.5~5.0mg/d;每隔2~3d测定INR,根据INR稳定情况,每周监测1次。对于INR持续稳定者,最多可将监测频率减少至每12周1次。对于应用华法林治疗、前期INR已经稳定者,若偶尔一次INR测定超出治疗范围0.5以内(包括增高或降低),建议继续维持目前剂量,并在1~2周内复查。INR在4.5~10.0,若无出血征象,不建议常规应用维生素K_1。若INR>10,无出血征象,建议应用维生素K_1。如果出现大出血,建议应用凝血酶原复合物或新鲜冰冻血浆,并联合应用5~10mg维生素K_1,而非单独应用凝血因子。

(三)DOAC治疗DVT时的药学监护

DOAC可以固定剂量给药,无须频繁的实验室监测,且不用频繁调整剂量。15mg或20mg利伐沙班,与食物同服。10mg利伐沙班和其他DOAC,均可与食物同服。当患者需要鼻饲时,粉碎后给药并不会改变阿哌沙班、利伐沙班和艾多沙班生物利用度,而达比加群酯鼻饲给药的生物利用度大幅增加,但增加出血风险。

第三节 静脉血栓栓塞症的预防

■一、围手术期静脉血栓栓塞症预防

围手术期VTE,包括DVT和PTE,是手术后常见的严重并发症。它不仅增加患者的病死率和医疗成本,还可能导致长期并发症,如肺动脉高压和慢性静脉功能不全。因此,有效的VTE预防措施对于提高患者安全和改善手术结果至关重要。围手术期VTE的风险因素包括手术类型、手术时间、患者年龄、病史(如既往血栓事件)、生活方式因素(如吸烟和肥胖)等。因此,在术前进行综合风险评估是实施VTE预防的第一步。根据风险评估的结果,可以采取不同的预防措施,包括使用弹力袜、间歇性气动压迫装置和抗凝药物等。这些措施有助于减少血栓形成的风险,特别是在患者术后活动受限时期。此外,患者教育同样重要,需告知患者血栓的征兆和症状,以及术后的活动指导。术后还应持续动态评估患者的VTE风险,进而调整预防措施。通过上述综合策略,可以显著降低围手术期VTE的发生率,提高患者的整体治疗效果和生活质量。

(一)普通外科患者的VTE发生率

VTE是外科手术常见并发症。如无预防措施,普通外科手术患者DVT发生率为10%~40%。大型手术患者当同时具有多种VTE风险因素时(年龄>40岁、VTE病史、肿瘤等),致死性PTE发生率高达5%。在亚洲人群中,普通外科未进行抗凝预防的手术患者DVT发生率为13%,症状性PTE发生率为1%。日本相关调查显示,腹部大手术患者若仅使用弹力袜或弹力绷带预防,静脉造影检出的VTE发生率为24.3%。我国最近一项单中心对照研究数据表明,普通外科手术后未使用预防措施的患者的DVT发生率为6.1%,PTE为1.4%。VTE发生率与手术复杂程度及时间长短相关,脾切除术、肝脏手术和胰腺手术患者的VTE发生率较高,乳腺手术和阑尾/胆囊切除术患者的VTE发生率相对较低。肿瘤患者围手术期的VTE风险还与肿瘤类型、辅助放化疗、静脉置管等因素相关。有证据显示,如采取合适的预防措施,DVT相对风险可降低50%~60%,PTE相对风险可降低近2/3。

(二)普通外科患者发生VTE的危险因素

任何引起静脉损伤、静脉血流停滞及血液高凝状态的因素都是VTE的危险因素。危险因素主要分为患者个体相关因素和手术操作因素。①患者个体相关因素:高龄、VTE病史、恶性肿瘤及其治疗史(使用激素、放化疗)、妊娠或产后、肥胖、脓毒症、炎症性肠病、肾病综合征、遗传性或获得性易栓症、瘫痪、制动、中心静脉置管、促红细胞生成药物、口服避孕药等。②手术操作相关因素：手术时间、手术类型、麻醉方式等。对于腹盆腔开放性手术、恶性肿瘤手术患者，VTE发生风险较高。全身麻醉患者发生VTE的风险比椎管内和硬膜外麻醉患者的高。

(三)普通外科患者VTE预防评估与方法

临床医师应对普通外科手术患者进行VTE风险和出血风险评估，并根据评估结果考虑是否需要以及如何进行VTE预防。

1. VTE风险评估工具

推荐使用Caprini评分对普通外科患者进行VTE风险评估（表3-11）。评估流程为：①计算患者的风险评分；②判断患者的风险分级（表3-12）。

表3-11　普通外科患者VTE风险评估（Caprini评分）

风险因素	评分
年龄41~60岁	1分
下肢肿胀	1分
静脉曲张	1分
BMI>25kg/m^2	1分
计划小手术	1分
脓毒症（<1个月）	1分
急性心肌梗死	1分
充血性心力衰竭（<1个月）	1分
卧床	1分
炎症性肠病病史	1分
大手术史（<1个月）	1分
肺功能异常（如慢性阻塞性肺气肿）	1分
严重肺部疾病（包括肺炎）（<1个月）	1分
口服避孕药或激素替代疗法	1分
妊娠或产后状态（<1个月）	1分
不明原因死胎、反复流产（≥3次）、因脓毒症或胎儿生长停滞而早产	1分
其他风险因素	1分
年龄61~74岁	2分
关节镜手术	2分
中心静脉置管	2分
大手术（>45min）	2分
恶性肿瘤	2分

续表

风险因素	评分
腹腔镜手术(>45min)	2分
限制性卧床(>72h)	2分
石膏固定(<1个月)	2分
年龄≥75岁	3分
DVT/PTE病史	3分
V因子Leiden突变	3分
血栓家族史	3分
凝血酶原20210A突变	3分
狼疮样抗凝物质	3分
高半胱氨酸血症	3分
肝素引起的血小板减少症(避免使用UFH或LMWH)	3分
抗心磷脂抗体升高	3分
其他先天性或获得性易栓症	3分
脑卒中(<1个月)	5分
多处创伤(<1个月)	5分
择期下肢主要关节成形术	5分
髋部、盆腔或下肢骨折(<1个月)	5分
急性脊髓损伤(瘫痪)(<1个月)	5分

表3-12 普通外科手术患者VTE风险分级

VTE风险分级	普通外科手术	无预防措施时,预计VTE基线风险
非常低危	Caprini 0	<0.5%
低危	Caprini 1~2	<1.5%
中危	Caprini 3~4	<3.0%
高危	Caprini ≥5	6.0%

2. VTE预防策略

建议患者术后早期下床活动;建议对低危及以上风险的普通外科患者进行VTE预防(表3-13)。动态评估患者的VTE风险及出血风险,选择1种机械和(或)1种药物预防措施,并及时调整预防策略。一般手术患者推荐预防7~14d或直至出院;对腹盆腔恶性肿瘤等VTE高危患者,推荐使用LMWH预防4周。对于VTE高风险但无大出血风险的患者,若不能耐受LMWH或UFH,可考虑使用磺达肝癸钠或阿司匹林预防。对于已确诊下肢DVT的普通外科患者,不推荐下腔静脉滤器置入作为围手术期PTE常规预防措施。

表3-13 普通外科手术患者VTE预防措施推荐

VTE风险分级	出血风险	预防措施
极低风险(Caprini 0)	—	早期活动,无须使用机械或药物抗凝措施
低风险(Caprini 1~2)	—	机械预防措施,建议使用IPC
中等风险(Caprini 3~4)	不伴高出血风险	LMWH、UFH或使用IPC
	伴高出血风险	使用IPC
高风险(Caprini≥5)	不伴高出血风险	LMWH、UFH,建议同时使用机械预防措施,如弹力袜或IPC
	伴高出血风险	使用IPC,直到出血风险消失后才可启用药物预防
高风险(Caprini≥5)但对LMWH、UFH禁忌的患者	不伴高出血风险	磺达肝癸钠、小剂量阿司匹林,建议同时使用机械预防措施,如IPC
高风险(Caprini≥5)的腹盆腔肿瘤手术患者	不伴高出血风险	延长LMWH预防时间(4周)

3. VTE预防方法

(1)机械预防:①弹力袜,用于下肢DVT的初级预防,脚踝水平的压力建议在18~23mmHg。过膝弹力袜优于膝下弹力袜。②间歇充气加压装置(IPC),建议每天使用时间至少保证18h。

(2)药物预防:①UFH,5000IU皮下注射,bid。可在术前2h开始给药。②LM-WH,皮下注射,qd。不同的LMWH用于普通外科预防VTE的剂量有所不同,建议参照药品说明书给药。考虑出血风险,目前推荐LMWH术前12h给药。以依诺肝素为例,对于VTE中等风险的普通外科患者,可从术前12h开始给予2000IU或4000IU皮下注射,qd。对于VTE高危患者,特别是合并恶性肿瘤的患者,建议术前12h开始给药,4000IU皮下注射,qd。对于肥胖症患者,可能需要更大剂量的LM-WH。③磺达肝癸钠,2.5mg皮下注射,qd。术后6~8h开始给药。与LMWH相比,磺达肝癸钠虽可进一步降低DVT风险,但同时增加出血风险,因此,不建议作为普通外科手术患者VTE预防的一线用药。④目前尚无NOAC适用于普通外科患者的证据。

(3)普通外科不同类型手术患者的VTE预防建议:①对于肝脏外科手术,除伴有出血性疾病或明显正在出血的患者外,应在充分评估出血风险的基础上,考虑应用VTE药物预防措施。②对于甲状腺切除术,不建议常规使用抗凝药物预防。

(四)预防禁忌证

1.机械预防禁忌证

(1)弹力袜:①腿部局部情况异常(如皮炎、坏疽、近期接受皮肤移植手术);②下肢血管患严重动脉硬化或其他缺血性血管疾病;③腿部严重畸形;④患肢存在大的开放或引流伤口;⑤心力衰竭;⑥安装心脏起搏器;⑦肺水肿;⑧腿部严重水肿。

(2)间歇充气加压装置(IPC):下肢深静脉血栓、血栓(性)静脉炎或PTE,其他禁忌证同弹力袜。

2.药物预防禁忌证

(1)肝素类药物:活动性出血、活动性消化性溃疡、凝血功能障碍、恶性高血压、细菌性心内膜炎、严重肝肾功能损害、既往有HIT及对肝素过敏者。

(2)磺达肝癸钠:对磺达肝癸钠过敏,肌酐清除率<20mL/min,除可用于有血小板减少症病史的患者外,其余禁忌证同肝素。

(五)肝素类药物使用注意事项

密切观察出血并发症和严重出血危险,一旦发生,除立即停用外,可静脉注射鱼精蛋白纠正凝血障碍,处理原则参考表3-14。可根据患者凝血指标调整剂量。

表3-14　鱼精蛋白对抗肝素类药物导致的出血处理原则

抗凝药物	处理原则
UFH	UFH皮下注射4h内,鱼精蛋白1mg/100IU皮下注射;4～6h内,鱼精蛋白0.5mg/100IU皮下注射;6h以上无须特殊处理
LMWH	LMWH皮下注射8h内,鱼精蛋白1mg/100IU皮下注射;8～12h内,鱼精蛋白0.5mg/100IU皮下注射;12h以上无须特殊处理

UFH用药期间对年龄>75岁、肾功能不全、进展期肿瘤等出血风险较高的人群应监测APTT以调整剂量。使用LMWH时,对于严重肾功能不全患者建议选择UFH预防。对肌酐清除率<30mL/min的患者,建议减量。每隔2～3d监测血小板计数,警惕HIT,如血小板计数下降50%以上,并除外其他因素引起的血小板下降,应立即停用肝素类药物。

(六)围手术期抗栓管理

对于长期服用抗血栓药物并需要行普通外科手术的患者,药物导致的凝血功能障碍会影响围手术期的安全,应该对其实施多学科评估,并根据评估结果决定围手术期是否应该暂停抗血栓药物,以及暂停药物期间是否需要进行桥接抗栓治疗。

1.接受抗凝药物治疗患者围手术期药物管理

(1)基本原则:按照血栓栓塞发生风险将患者分为高危、中危、低危。高危是指年血栓栓塞风险>10%,中危是指年血栓栓塞风险为5%~10%,低危是指年血栓栓塞风险<5%。心脏瓣膜置换术后、房颤、VTE病史患者血栓风险分层及桥接抗凝治疗推荐见表3-15。

表3-15 心脏瓣膜置换术后、房颤、VTE病史患者血栓风险分层及桥接抗凝治疗推荐

疾病/操作名称	风险分层	危险因素	中断VKA后是否桥接抗凝
心脏瓣膜置换术后	高危	二尖瓣置换术;笼球瓣或斜碟形主动脉瓣置换术;6个月内脑卒中或短暂性脑缺血发作	推荐
	中危	双叶状主动脉瓣膜置换和下列因素中的1个或多个:房颤、既往有脑卒中或短暂性脑缺血发作、高血压、糖尿病、充血性心力衰竭、年龄>75岁	推荐
	低危	双叶状主动脉瓣置换,且无房颤和其他脑卒中危险因素	无须桥接
房颤	高危	$CHADS_2$评分5分或6分;3个月内脑卒中或短暂性脑缺血发作;风湿性心脏瓣膜病	推荐
	中危	$CHADS_2$评分3分或4分	无须桥接
	低危	$CHADS_2$评分≤2分	无须桥接
VTE病史	高危	3个月内VTE病史;严重的血栓形成倾向(蛋白S、蛋白C、抗凝血酶缺乏;抗磷脂抗体等)	推荐
	中危	既往3~12个月内VTE病史;不严重的血栓形成倾向(V因子Leiden杂合突变、凝血酶原基因突变);VTE复发;肿瘤治疗6个月或姑息性治疗	推荐
	低危	既往VTE病史>12个月,且无其他危险因素	无须桥接

注:$CHADS_2$评分:充血性心力衰竭1分,高血压1分,年龄>75岁1分,糖尿病1分,脑卒中或短暂性脑缺血发作2分。

(2)根据手术类型评估出血风险,决定是否需要术前停用抗凝药物:接受低出血风险手术的患者,可以继续抗凝治疗。对于非低出血风险的手术患者,术前应暂停抗凝药物;对于正在服用华法林的患者,需根据患者发生血栓栓塞的风险,决定停药后是否要行桥接抗凝。常见的手术及操作出血风险见表3-16。

表3-16　常见的手术及操作出血风险

手术及操作	风险分级
内镜检查(无外科操作)	低风险
皮肤浅表手术	低风险
脓肿切开引流、皮肤活检	低风险
经内镜取组织活检	中等风险
前列腺和膀胱活检	中等风险
脊髓或硬膜外麻醉	高风险
腹部外科手术	高风险
肝脏活检	高风险

（3）桥接抗凝方案

①治疗剂量：依诺肝素 1mg/kg，bid，皮下注射，或每天总用量 1.5mg/kg；达肝素 100IU/kg，bid，皮下注射，或每天总用量 200IU/kg；UFH 静脉用量保持 APTT 1.5～2.0倍于标准 APTT。

②低剂量（预防剂量）：依诺肝素 30mg，bid，皮下注射或每天总用量 40mg；达肝素每天用量 5000IU，皮下注射；UFH 5000～7500IU，bid，皮下注射。

③中间剂量（介于治疗和预防剂量之间）：依诺肝素 40mg，bid，皮下注射。

（4）长期口服 VKA 患者围手术期用药建议：①行普通外科手术前进行血栓与出血风险评估。②对于低出血风险手术，可不中断 VKA 治疗，保持 INR 在治疗范围内。③对于高出血风险手术，需在中断 VKA 治疗后，进一步评估其血栓形成的风险。对于低危患者，一般无须桥接抗凝，如果手术增加血栓形成风险，则应使用桥接抗凝；对于中危患者，建议给予低剂量或中间剂量的 LMWH 或 UFH 桥接；对于高危患者，建议采用治疗剂量的 LMWH 或 UFH 桥接抗凝。④术前5d停用华法林，术前1d监测 INR，若 INR＞1.5 而患者须及早手术，则口服小剂量维生素 K_1（1～2mg）使 INR 尽快恢复正常。⑤桥接抗凝时间：一般在停用华法林后第2天启用 UFH 或 LMWH 治疗，术前4～6h停用 UFH，术前20～24h停用 LMWH。术后根据不同出血风险选择24～72h开始使用 UFH 或 LMWH。对于出血风险高的大手术，UFH 或 LMWH 在术后48～72h恢复。⑥术后患者血流动力学稳定，应12～24h恢复华法林治疗（常用剂量，一般在手术当晚或第2天），当 INR 达到2.0或以上时，停用肝素类药物。

（5）服用 NOAC 患者的药物调整：①由于此类药物半衰期较短，生物活性具有明确的"开关"效应，因此，大多不需要肝素进行桥接治疗。②正在服用 NOAC 的患者如果接受择期手术，应根据手术本身创伤的大小及出血的风险和后果决定何时停药，何时恢复服用。具体推荐：一般出血风险类手术可在停药48h后进行。高出血风险手术需停药72h后进行。除考虑手术出血风险,肾功能减退的患者可能需要术前停药更长时间。对于主要经肾脏排泄的NOAC,术前停药时间还需考虑患者肾功能情况。大多数外科手术和操作,应在手术后1~2d(有些患者须延迟到术后3~5d)出血风险下降后再开始服用NOAC。对于大多数手术类型,如术后48~72h直接使用完整剂量的利伐沙班,可能会使出血风险增加,建议开始减量至10~15mg,qd(血栓风险高者,使用15mg),72h内恢复至完整剂量20mg。

2.接受抗血小板治疗患者围手术期药物管理

(1)围手术期心血管风险评估:建议对手术患者进行心血管风险评估。对于已知或具有高风险心脏疾病患者,行高风险手术时应由多学科专家团队进行术前评估。不同类型手术术后30d内发生不良心血管事件(心源性猝死或心肌梗死)的风险见表3-17。

表3-17 不同类型手术术后30d内发生不良心血管事件的风险

风险分级	手术类型
低风险(<1%)	体表手术、甲状腺/乳腺手术、无症状颈动脉狭窄手术(内膜切除术或支架成形术)
中等风险(1%~5%)	腹腔手术、症状性颈动脉狭窄手术(内膜切除术或支架成形术)、外周动脉成形术、腔内血管瘤修补术、头颈部手术
高风险(>5%)	主动脉及大血管手术、开放式下肢血运重建术、截肢术、取栓术、十二指肠/胰腺手术、肝切除术、胆道手术、消化道穿孔修补术、肝移植

(2)服用抗血小板单药患者药物管理策略:①行出血风险低的小手术,可以不停用抗血小板药物。②对于服用阿司匹林单药的患者,如心血管事件低风险,可术前7~10d停用,术后24h恢复;如心血管事件中至高风险,可不停药,但需注意出血风险。如术中血流动力学很难控制,术前可考虑暂时停用阿司匹林治疗。③对于服用ADP-P2Y12受体拮抗剂单药的患者,如不伴严重心血管缺血风险,可考虑停用替格瑞洛或氯吡格雷5d后手术,或停用普拉格雷7d后手术。

(3)服用双联抗血小板药物的冠脉支架植入患者药物管理策略:①推迟外科手术至金属裸支架植入后至少6周,药物洗脱支架植入后至少6个月,围手术期可继续服用阿司匹林;术前5d停用氯吡格雷或替格瑞洛,或术前7d停用普拉格雷,术后24h恢复使用。②裸支架植入术后6周内或药物洗脱支架植入术后6个月内需要外科手术时,推荐在术前继续双联抗血小板药物治疗。若发生严重出血,可输注单采血小板或其他止血药物。目前,尚无证据表明长期服用抗血小板药物患者,围手术期需用肝素桥接治疗。有研究提出,围手术期可使用短效GP Ⅱ b/Ⅲ a抑制剂进行桥接,但证据尚不充分。

(七)长期服用抗凝药物或抗血小板药物患者行急诊手术的建议

(1)外科医师术前应仔细询问病史和查体,以了解患者血小板和凝血功能,如刷牙是否出血,皮下有无瘀斑,术前抽血后压迫是否较易止血等。

(2)术前应常规检查凝血功能,一般INR<1.5,大部分手术均可安全进行,而无须特殊处理。

(3)对于术前口服华法林等药物的患者,若需急诊手术,而INR明显延长,可以给予输注新鲜冰冻血浆(5~8mL/kg)或凝血酶原复合物。

(4)术前口服氯吡格雷等药物的患者,若需急诊手术或发生大量出血,可以给予输注单采血小板或其他止血药物(如抗纤溶药物、重组凝血因子)。

(5)对于联合服用阿司匹林和氯吡格雷等抗血小板药物的患者,可测定血小板动态功能(血栓弹力图)和静态功能(血小板聚集)。但检测结果仅供临床参考,不作为手术依据。对于特殊患者,在抗血小板治疗不可长期停药的情况下,建议围手术期使用GP Ⅱ b/Ⅲ a抑制剂(如替罗非班)桥接;或特定时间点输注血小板,短暂逆转阿司匹林和氯吡格雷作用。

(八)特殊人群的桥接治疗

(1)肾功能不全:对使用LMWH治疗剂量进行桥接抗凝的患者,如严重肾功能不全(肌酐清除率<30mL/min),使用LMWH剂量应比标准剂量低。例如,依诺肝素应减量至1mg/kg,qd,考虑同时检测抗FⅩa活性。

(2)低体重:建议评估低体重患者的肌酐清除率,并调整用药剂量。

(3)年龄≥75岁:如果采取治疗剂量的桥接,依诺肝素可减量至0.75mg/kg,bid。

(4)围手术期麻醉和术后留置硬膜外导管的处理:若患者术前已经接受了抗血栓药物,采取硬膜外麻醉必须慎重。需格外关注置管或拔管与抗凝药物用药时间间隔(表3-18)。

表3-18　硬膜外麻醉置管或拔管与抗凝药物的用药时间间隔　　　　单位:h

药物	末次给药与硬膜外穿刺时间间隔	硬膜外穿刺后首次给药时间间隔	硬膜外导管拔除与再次给药时间间隔	末次给药与硬膜外导管拔除时间间隔
肝素	6	4~6	4~6	6
治疗剂量的LMWH	24	4~6	4~6	24
预防剂量的LMWH	12	4~6	4~6	12

■ 二、内科住院患者静脉血栓栓塞症预防

(一)内科住院患者发生VTE的危险因素

(1)患者因素：卧床＞72h、既往VTE病史、高龄、脱水、肥胖(BMI＞30kg/m²)、遗传性或获得性易栓症、妊娠及分娩等。

(2)外科因素：手术、创伤、烧烫伤、各种有创操作等。

(3)内科因素：恶性肿瘤、危重疾病、脑卒中、肾病综合征、骨髓增生性疾病、阵发性睡眠性血红蛋白尿症、静脉曲张、炎症性肠病等。

(4)治疗相关因素：肿瘤化疗或放疗、中心静脉置管、个体治疗、雌激素或孕激素替代治疗、促红细胞生成素、机械通气、足部静脉输液等。

(二)VTE风险评估

建议在每例患者入院时进行VTE风险评估，特别是VTE高风险科室的住院患者。对非手术患者建议采用Padua评分来评估VTE风险(表3-19)。

表3-19　内科住院患者VTE风险评估(Padua评分)

危险因素	评分
活动性恶性肿瘤,患者先前有局部或远端转移和(或)6个月内接受过化疗及放疗	3分
既往静脉血栓栓塞症病史	3分
制动,患者由于身体原因或遵医嘱需卧床休息至少3d	3分
有血栓形成倾向,抗凝血酶缺乏症、蛋白C或蛋白S缺乏、V因子Leiden杂合突变、凝血酶原G20210A突变、抗磷脂抗体综合征	3分
近期(≤1个月)创伤或外科手术	2分
年龄≥70岁	1分
心脏和(或)呼吸衰竭	1分
急性心肌梗死和(或)缺血性脑卒中	1分
急性感染和(或)风湿性疾病	1分
肥胖(BMI＞30kg/m²)	1分
正在进行激素治疗	1分

注：低危0～3分,高危≥4分。

(三)出血风险评估

鉴于抗凝预防本身潜在的出血并发症,应对所有需要预防的住院患者进行出血风险和其他可能影响预防的因素评估。评估内容应包括以下几方面(表3-20)。

（1）患者因素：年龄≥85岁；凝血功能障碍；血小板计数<50×10⁹/L等。

（2）基础疾病：活动性出血，如未控制的消化性溃疡、出血性疾病或出血等；既往颅内出血病史或其他大出血病史；未控制的高血压，收缩压>180mmHg或舒张压>110mmHg；可能导致严重出血的颅内疾病，如急性脑卒中（3个月内）、严重颅脑或急性脊髓损伤；糖尿病；恶性肿瘤；严重的肾功能衰竭或肝功能衰竭等。

（3）合并用药：正在使用抗凝药物、抗血小板药物或溶栓药物等。

（4）侵入性操作：接受手术、腰椎穿刺和硬膜外麻醉之前4h和之后12h等。

表3-20　内科住院患者出血危险因素

具有以下1项即为出血高危	具有以下3项及以上为出血高危
活动性消化性溃疡	年龄≥85岁
入院前3个月内有出血事件	肝功能不全（INR>1.5）
血小板计数<50×10⁹/L	严重肾功能不全[GFR<30mL/(min·1.73m²)]
	入住重症监护室或心脏病监护室
	中心静脉置管
	风湿性疾病
	恶性肿瘤
	男性

（四）内科住院患者VTE的预防方法

1. VTE预防前的全面评估和风险控制

（1）对患者进行全面评估：包括凝血功能、血常规、肝功能、肾功能等情况，需要特别关注肥胖、低体重、高龄、肝功能不全、肾功能不全的患者，以及创伤、烧伤、烫伤及长期卧床的患者。

（2）控制患者的基础疾病：包括控制活动性出血（如消化性溃疡）、出血性疾病或出血性素质等；有颅内出血病史或其他大出血病史的患者需要稳定1个月；控制高血压，收缩压<130mmHg或舒张压<90mmHg；关注可能导致严重出血的颅内疾病，如急性脑卒中等；关注严重颅脑或急性脊髓损伤等。

（3）明确患者合并用药情况：对于同时使用抗凝药物、抗血小板药物、溶栓药物等可能增加出血风险的患者，应酌情减量，或尽早启动桥接治疗。

（4）关注需要接受侵入性操作的患者：对于需要接受手术、腰椎穿刺、硬膜外麻醉的患者，应注意在操作前及时停用抗凝药物。

2. VTE预防的具体措施

（1）基本预防：对患者加强健康教育，制动时尽早开始下肢主动或被动活动；尽早下床活动;避免脱水;保证有效循环血量;有创操作动作轻柔精细,尽量微创。

(2)药物预防:对出血风险低的VTE高危患者,可根据患者VTE风险分级、病因、体重、肾功能状况选择药物,包括LMWH、磺达肝癸钠、UFH、华法林和NOAC(如利伐沙班、阿哌沙班、艾多沙班、达比加群酯等)。需针对患者情况确定药物剂量、预防开始时间和持续时间;对长期接受药物预防的患者,应动态评估预防的收益和潜在的出血风险,并征求患者和(或)家属的意见。

(3)机械预防:对活动性出血或有大出血风险以及一旦出血后果特别严重的VTE高危患者,可给予机械预防,包括间歇充气加压装置(IPC)、逐级加压弹力袜(GCS)和足底静脉泵等。早期开始对大腿和小腿及踝关节的机械加压对于预防DVT具有重要意义。

(4)腔静脉滤器:对髂股静脉、下腔静脉存在血栓,且发生PTE风险较高的患者,如果面临急诊手术,可考虑置入可回收腔静脉滤器。

(5)特殊问题:对因其他疾病(如急性冠脉综合征、房颤或其他血栓栓塞性疾病等)已充分抗凝治疗的患者,应结合患者合并疾病的治疗情况进行权衡,尽量避免抗血栓药物的联合应用,以降低VTE预防的出血风险。择期手术的女性患者应在术前4周停用含雌激素类药物。采取各种预防措施前,应参考药物及医疗器械生产企业提供的产品说明书。

(6)需要根据不同的VTE风险程度和患者具体情况确定相应的预防疗程:一般患者推荐药物预防7～10d。对于血栓风险极高危的患者,如活动期恶性肿瘤,可延长预防至28～35d。

3. VTE预防策略

推荐VTE高危患者采用机械预防和(或)药物联合预防;对于出血高危或已发生出血患者,建议应用GCS、IPC或足底静脉泵进行机械预防;患肢无法或不宜应用机械预防措施者,可在对侧肢体实施预防(表3-21)。

推荐VTE高危患者皮下注射LMWH、UFH或磺达肝癸钠进行预防:①UFH 5000IU/次,bid;②依诺肝素40mg,qd;达肝素5000IU,qd;③磺达肝癸钠2.5mg,qd(表3-22)。

表3-21 内科住院患者VTE预防策略

临床情况	预防策略
血栓风险增加的内科住院患者(Padua评分≥4分)	LMWH、UFH或磺达肝癸钠
低血栓风险的内科住院患者(Padua评分<4分)	药物预防或机械预防
高出血风险的内科住院患者	不建议药物预防

续表

临床情况	预防策略
血栓风险增加的同时存在高出血风险的内科住院患者	机械预防
重症患者	LMWH、UFH
活动性出血或高出血风险的重症患者	机械预防

表3-22　内科住院患者VTE预防抗凝药物选择方案

抗凝药物	预防方案
UFH	5000IU,ih,bid
LMWH	依诺肝素40mg,ih,qd
	那曲肝素2850IU,ih,qd
	达肝素5000IU,ih,qd
磺达肝癸钠	2.5mg,ih,qd

(五)恶性肿瘤相关VTE的预防

恶性肿瘤是静脉血栓栓塞症的高危因素之一。恶性肿瘤导致的病理性高凝状态和血栓风险贯穿病程始终,严重程度与肿瘤类型、治疗药物及合并症等多种因素相关。非手术恶性肿瘤血栓预防策略的制定需综合考虑血栓形成危险度、出血风险及其他临床情况。

1.肿瘤患者发生VTE的危险因素

导致肿瘤患者发生VTE的危险因素很多,大致可分为以下3类:患者因素、肿瘤因素和治疗因素(表3-23)。

表3-23　肿瘤相关VTE的危险因素

分类	危险因素
患者因素	高龄、卧床、肥胖、VTE病史、凝血异常、白细胞和(或)血小板计数升高、并发症(感染、心力衰竭等)
肿瘤因素	肿瘤部位:脑、胰腺、肾、胃、肺、膀胱、血液、淋巴、卵巢。肿瘤分期:晚期肿瘤、活动性肿瘤
治疗因素	住院、手术、化疗或激素治疗、抗血管生成治疗、促红细胞生成素、输血、中心静脉置管

2.肿瘤患者VTE的风险评估

对恶性肿瘤患者,可根据临床情况采用Caprini评分进行VTE风险评估;对接受化疗的门诊恶性肿瘤患者,推荐使用Khorana评分进行VTE风险评估。Khorana评分综合最重要的临床危险因素和生物标志物,将肿瘤患者的VTE风险分为高、中、低三个等级(表3-24)。

表3-24 肿瘤相关VTE的Khorana评分

患者特点		危险因素
肿瘤部位	极高风险（胃、胰腺）	2分
	高风险（肺、淋巴瘤、妇科肿瘤、膀胱、睾丸）	1分
化疗前血小板计数≥300×10⁹/L		1分
血红蛋白<100g/L，或使用促红细胞生成素		1分
化疗前白细胞计数>11×10⁹/L		1分
BMI≥35kg/m²		1分

注：高风险≥3分，中风险1~2分，低风险0分。

3.肿瘤患者VTE的预防

肿瘤患者抗凝预防前须进行全面的病史和体格检查，高风险患者可进行基本预防、机械预防或药物预防（表3-25）。有药物预防禁忌的患者可以进行机械预防，常用的有间歇充气加压装置和逐级加压弹力袜。

（1）对VTE低风险患者，不建议常规进行药物预防；对VTE中、高风险的活动性恶性肿瘤患者（或临床疑似恶性肿瘤患者），如无抗凝禁忌，推荐进行药物预防。

（2）对VTE低风险的恶性肿瘤患者，不建议常规应用LMWH或UFH预防；对评分为中、高风险的恶性肿瘤患者，如无抗凝禁忌，建议应用LMWH或UFH。

（3）对于多发性骨髓瘤患者，推荐使用"沙利度胺和来那度胺治疗多发性骨髓瘤患者相关VTE风险模型"进行VTE风险评估和指导预防性抗凝用药。

（4）接受抗凝预防的患者，应定期进行VTE风险评估和出血风险评估，调整用药方案。

表3-25 肿瘤患者VTE药物预防策略

药物	标准剂量	肥胖患者（BMI≥40kg/m²）剂量
达肝素	5000IU，ih，bid	7500IU，ih，bid
依诺肝素	40mg，ih，qd	40mg，ih，q12h
磺达肝癸钠	2.5mg，ih，qd	5mg，ih，qd
UFH	5000IU，ih，q8h~q12h	7500IU，ih，q8h
阿司匹林	81~325mg，po，qd（只适用于低风险多发性骨髓瘤患者）	
华法林	INR为2.0~3.0	

■三、妊娠期及产褥期VTE预防

(一)妊娠期及产褥期VTE的发病机制

妊娠期及产褥期VTE的发生、发展与该时期特殊的生理和解剖学变化密切相关,这些变化会增加血栓栓塞的风险,包括雌激素、孕激素水平升高,凝血系统改变(凝血因子Ⅶ、凝血因子Ⅷ、凝血因子X和纤维蛋白原等促凝血因子增加,抗凝血因子蛋白S、蛋白C等减少),血小板功能活化,血液瘀滞,血管损伤,子宫增大压迫下腔静脉和盆腔静脉,妊娠期和产后活动能力下降等。以上改变使机体具备了VTE形成的"三要素"(血液高凝状态、血液瘀滞、血管壁受损),从而增加了血栓栓塞性疾病发生和发展的风险。

(二)妊娠期及产褥期VTE的危险因素

VTE的发生与许多危险因素相关,在妊娠期及产褥期生理性改变的基础上若再合并相关的危险因素,发生VTE的风险会明显增加。根据不同危险因素的特征,可将妊娠期及产褥期ATE的危险因素归纳为以下四大类。

(1)VTE或VTE病史:包括既往有VTE病史、经过治疗后目前仍存在VTE等。

(2)存在与VTE发病相关的合并症:活动性自身免疫性或炎症性疾病、肾病综合征、心力衰竭、1型糖尿病肾病、镰状细胞病、恶性肿瘤等。

(3)暂时性危险因素:妊娠期外科手术、妊娠剧吐、卵巢过度刺激综合征等。

(4)产科及其他危险因素:VTE家族史、高龄、产次、肥胖、截瘫或长时间制动、全身性感染、多胎妊娠、子痫前期、剖宫产术、产程延长、死胎、严重产后出血或大量输血等。

(三)妊娠期及产褥期VTE的预防

1.高危因素的动态评估

高危因素的动态评估是预防妊娠期及产褥期VTE发生的重要手段,推荐在以下四个节点进行评估:首次产前检查、出现新的妊娠合并症或并发症时、住院期间、分娩后(表3-26)。

表3-26　妊娠期及产褥期VTE的危险因素及其相应的预防措施

风险因素		妊娠期预防措施	产褥期预防措施
孕前VTE病史	与大手术无关	多学科会诊制定预防策略;妊娠期全程使用LMWH;临产或择期分娩前24h停用LMWH	评估并排除出血风险后重启LMWH抗凝。重启时机:①阴道分娩后4~6h;②剖宫产术后6~12h;③至少持续用药至产后6周
	与大手术有关	多学科会诊制定预防策略;妊娠28周开始使用LMWH;临产或择期分娩前24h停用LMWH	评估并排除出血风险后,产后6~12h启用LMWH,持续用药至产后6周
妊娠合并症	存在以下任一情况:①活动性自身免疫性或炎症性疾病;②肾病综合征;③心力衰竭;④1型糖尿病肾病;⑤恶性肿瘤;⑥镰状细胞病	多学科会诊制定预防策略;评估VTE发生风险后启用LMWH;用药前需排除出血风险;病情缓解、临产或择期分娩前24h停用LMWH	评估并排除出血风险后,产后24h启用LMWH,持续用药至产后6周
暂时性危险因素	以下任一情况:①卵巢过度刺激综合征;②妊娠期外科手术;③妊娠剧吐	多学科会诊制定预防策略;评估VTE发生风险后启用LMWH;用药前需排除出血风险;仅限治疗期间使用	无
产科及其他危险因素	①VTE家族史;②年龄≥35岁;③评估时BMI>30kg/m²;④产次≥3次;⑤截瘫或者长时间制动;⑥全身性感染;⑦重度子痫前期;⑧多胎妊娠;⑨剖宫产术;⑩严重产后出血或大量输血;⑪总产程时长≥24h	≥3个危险因素者,既不推荐也不反对在孕28周后开始使用LMWH,但强调需要仔细评估,在排除出血风险和充分权衡利弊后,慎重启用LMWH,临产或择期分娩前24h停用LMWH	评估并排除出血风险后,于产后24h启用LMWH;2个危险因素者,住院期间使用;3个危险因素者,使用LMWH至产后7d;≥4个危险因素者,使用LMWH至产后10d

2.健康宣教和物理方法

健康宣教、物理方法是预防妊娠期及产褥期VTE的首选。

(1)健康宣教内容:告知孕产妇合理膳食、规律开展妊娠期运动、避免脱水、避免长时间卧床或制动、鼓励术后早期活动、识别VTE的危险因素和早期症状等。

(2)物理方法:可作为VTE的预防措施和辅助治疗手段。①足背屈。②防血栓逐级加压弹力袜适用于产前或产褥期可以自由活动的孕产妇;或接受药物抗凝的同时穿戴加压弹力袜。③间歇充气加压装置或足底静脉泵适用于长时间卧床制动的孕产妇。建议存在VTE高危因素尤其是剖宫产术的产妇,至少使用间歇充气加压装置或足底静脉泵至产后第二天;对于不适宜穿逐级加压弹力袜的产妇,可以考虑整夜使用。但若合并严重外周动脉疾病或溃疡、近期皮肤移植、外周动脉旁路移植术、充血性心力衰竭引起的重度腿部水肿或肺水肿、对已知材料或产品过敏、严重腿部局部疾病(如坏疽、皮炎、未治疗的感染切口、脆弱的"纸样"皮肤)等,不适宜用上述物理方法。

3.合理应用预防性抗凝药物

对于妊娠期及产褥期有VTE高危因素的孕产妇,合理应用抗凝药物可有效预防血栓栓塞性疾病的发生。预防VTE的药物有UFH、LMWH、华法林、直接Ⅹa因子抑制剂等。华法林是一种维生素K拮抗剂,一般仅限于心脏瓣膜置换术后孕产妇的抗凝治疗。直接Ⅹa因子抑制剂可以通过胎盘,妊娠期禁止使用。UFH和LMWH均不透过胎盘屏障,UFH因半衰期较短,出血风险较高,故一般不用于VTE的预防。LMWH主要通过抗FⅩa作用来抑制血栓形成,在达到有效抗凝作用的同时可以减少UFH所致的出血等不良反应,安全性更高,因此,推荐LMWH作为预防妊娠期及产褥期VTE的首选抗凝药物。

对经评估后达不到预防用药指征者,建议采用非药物方法预防VTE;对经评估后达到预防用药指征者,建议采用非药物方法和抗凝药物联合应用预防VTE;对同时存在出血和VTE高危因素的孕产妇,建议先使用非药物方法预防至出血风险降低后,再评估是否需要联合抗凝药物预防VTE。

(四)妊娠期及产褥期VTE的治疗

临床上可疑或确诊妊娠期及产褥期VTE后,应请相关专科行多学科会诊,共同评估病情、制定诊疗方案,确定继续妊娠还是终止妊娠、终止妊娠的时机以及后续的治疗方案,以保障母儿安全。主要措施包括抗凝治疗、物理治疗、经皮下腔静脉滤器(inferior vena cava filter,IVCF)、溶栓治疗等。

(1)抗凝治疗:由多学科医师根据血栓发生的时间以及高危因素共同制定抗凝药物及其剂量的选择方案。此时,抗凝药物的使用是为了治疗已发生的血栓,剂量会大于预防用药剂量,因此,要在多学科会诊意见的指导下用药,并要严密监测抗凝药物相关的不良反应。

(2)物理治疗:包括足背屈、逐级加压弹力袜、间歇充气加压装置或足底静脉泵等。

（3）经皮下腔静脉滤器：IVCF置入在妊娠期中的应用有限，且相关研究较少，需权衡利弊后慎重决定。

（4）溶栓治疗：目前对于妊娠期的溶栓治疗仅有个案报道，并且可能增加大出血、颅内出血等风险。因此，不推荐对DVT、血流动力学稳定的急性PTE患者使用，仅在血流动力学不稳定的急性PTE患者中可考虑使用。

（五）抗凝药物的启用和停药时机

1.妊娠期抗凝药物的启用

妊娠期抗凝药物的启用取决于危险因素的程度和发生时间。在使用过程中出现以下情况需要停用抗凝药物：①用药期间出现抗凝药物相关的不良反应（不同部位的出血、血小板减少症、肝功能异常、过敏反应等）；②出现临产征兆；③计划分娩，在计划分娩前至少停用LMWH 12～24h。

2.产褥期LMWH的启用

LMWH的启用时机取决于VTE危险因素的多少和种类，启用前需重新评估VTE风险，并排除出血风险。产褥期LMWH的具体实施方法及产后停药时机参照表3-26。

第四章 动脉血栓栓塞性疾病治疗

第一节　冠状动脉性心脏病

冠状动脉性心脏病分为慢性冠脉综合征(CCS)和急性冠脉综合征(ACS)。

CCS亦称为稳定性冠心病,覆盖了ACS之外的所有冠心病阶段,如隐匿型冠心病、稳定型心绞痛及缺血性心肌病等。稳定型心绞痛是CCS的典型表现,其病情在1~3个月内相对稳定,发作频率、诱因及疼痛的性质和位置等均大致相同。

ACS代表冠心病中急性发病的临床类型,包含非ST段抬高型ACS和ST段抬高型ACS,其中非ST段抬高型ACS包括非ST段抬高型心肌梗死(NSTEMI)和不稳定型心绞痛两大类,ST段抬高型ACS主要指ST段抬高型心肌梗死(STEMI)。

一、CCS的抗栓治疗

CCS的长期治疗目标在于改善冠状动脉的血液供应,缓解缺血症状,同时在抗动脉粥样硬化治疗的基础上采用抗血小板治疗以减少血栓形成事件并降低患者死亡率。为有效降低血栓和出血事件的风险,并改善患者的生存质量,应依据CCS患者各自的病情特点来拟定个体化抗血小板治疗方案。

(一)非血运重建的CCS患者

若患者无禁忌证,推荐长期服用阿司匹林75~100mg(qd)治疗;对于不能耐受阿司匹林的患者,建议改用氯吡格雷75mg(qd),或替格瑞洛60~90mg(bid)进行抗栓治疗。对于存在高缺血风险且没有高出血风险的患者,应考虑阿司匹林与第二种抗血栓药物联用,如氯吡格雷75mg(qd)或替格瑞洛60mg(bid),进行长期的二级预防,在治疗期间应严密监测患者有无出血情况。高缺血风险因素包括心肌梗死或脑卒中病史、左心室功能障碍、冠状动脉多支病变、复杂的经皮冠状动脉介入治疗史(如左主干分叉、弥漫性长病变、慢性完全闭塞、仅存冠状动脉)、心电图ST段压低、高龄、糖尿病、贫血及肾功能不全等。若患者的PRECISE-DAPT评分≥25分或符合高出血风险学术研究联盟(Academic Research Consortium for High Bleeding Risk, ARC-HBR)标准,则视为具有高出血风险,这些风险因素包括高龄、女性、肾功能不全、慢性心力衰竭、血小板减少症、抗血小板治疗后抑制过度、贫血、低体重指数以及同时服用口服抗凝药物等。

(二)择期行PCI以血运重建的CCS患者

1. PCI术前

术前应连续服用阿司匹林并联合一种P2Y12受体拮抗剂至少5d。对于术前未规律服用阿司匹林的患者,应一次性给予负荷剂量150~300mg的阿司匹林。若患者术前未规律服用P2Y12受体拮抗剂,应至少在术前2h给予300~600mg氯吡格雷或180mg的替格瑞洛,对于支架内血栓高风险患者(如植入左主干支架、在氯吡格雷治疗期间发生支架内血栓形成、安装多支架的患者),可选择负荷180mg的替格瑞洛。对于出血高风险或高龄患者,抗栓方案需进行个体化调整。对于术前规律服用氯吡格雷的患者,可以考虑再次负荷300mg氯吡格雷。

2.PCI术后

除非有禁忌证,所有患者均应联合服用阿司匹林75~100mg(qd)和一种P2Y12受体拮抗剂[氯吡格雷75mg(qd)或替格瑞洛60~90mg(bid)]。双联抗血小板疗法(dual-antiplatelet-therapy, DAPT)的疗程需根据患者的血栓风险、出血风险及植入支架的类型来确定。对于植入裸金属支架的患者,术后DAPT至少持续1个月;对于植入药物洗脱支架的患者,术后DAPT至少维持6个月;对于植入生物可吸收支架的患者,术后DAPT至少维持12个月。对于出血风险较高的患者,如PRECISE-DAPT评分≥25分或符合ARC-HBR标准的CCS患者,推荐的DAPT疗程为3个月;对于DAPT治疗期间可能存在安全性问题的患者,可缩短至1个月的DAPT疗程。如果CCS患者能够耐受DAPT治疗并且没有出血并发症,且其出血风险较低而血栓风险较高(DAPT评分≥2分),则可考虑将DAPT(氯吡格雷+阿司匹林)的疗程延长至6~30个月。

■二、NSTEMI的抗栓治疗

NSTEMI发生在血管粥样硬化病变的基础上,是冠状动脉内膜下出血、斑块破裂或糜烂后,血小板与纤维蛋白在损伤处聚集形成血栓(可能伴随冠状动脉痉挛或远端小血管栓塞),导致心肌供氧急性或亚急性减少,并伴有血清心肌坏死标志物水平明显升高的一种ACS常见类型。NSTEMI症状表现为胸骨后出现间歇性或持续性的压榨感胸痛,常放射至颈部、下颌或左上肢(双上肢或右上肢较少见)。心电图表现:在两个相邻导联上新出现的水平或下斜型ST段压低≥0.5mm,和(或)T波倒置>1mm且伴随突出的R波或R/S>1。

(一)抗血小板治疗

所有患者应长期口服阿司匹林,初始治疗时应给予150~300mg的负荷量,之后给予75~100mg(qd)的维持剂量。一旦诊断为NSTEMI,除非存在特别高的出血风险等禁忌证,患者应立即在阿司匹林治疗的基础上加用一种P2Y12受体拮抗剂。目前可供选择的药物包括氯吡格雷[负荷剂量300~600mg,维持剂量75mg(qd)]或替格瑞洛[负荷剂量180mg,维持剂量90mg(bid)]。在可选药物中,首选推荐替格瑞洛。建议不要常规使用血小板GPⅡb/Ⅲa受体拮抗剂。然而,对于那些计划接受PCI的NSTEMI者,如患者未服用足够的氯吡格雷或替格瑞洛,在进行PCI时可以考虑使用GPⅡb/Ⅲa受体拮抗剂,如替罗非班。

联合用药的疗程至少应维持12个月。依据患者的缺血风险与出血风险,可以有选择地缩短或延长DAPT的时长。在耐受性良好、未发生出血并发症且无高出血风险的情况下,DAPT可以维持12个月以上。然而,对于那些具有高出血风险的患者(如同时进行口服抗凝药物治疗)、有严重出血并发症的高风险患者(如大型颅内手术后)或有明显出血情况的患者,可以考虑将DAPT的疗程缩短至6个月。

(二)抗凝治疗

临床上常用的抗凝药物包括普通肝素和低分子肝素。其他可用的抗凝药物还包括磺达肝癸钠和比伐芦定,但在临床实践中,普通肝素和低分子肝素是最常见的选择。

1.普通肝素

PCI术中应根据活化凝血时间(ACT)或患者体重来调整普通肝素的静脉推注剂量。对未接受任何抗凝治疗且计划进行PCI的患者,推荐使用70~100IU/kg普通肝素(如果联合应用GPⅡb/Ⅲa受体拮抗剂,则剂量调整为50~70IU/kg)。在初始普通肝素治疗后,可根据ACT监测情况在手术过程中追加普通肝素剂量。

2.低分子肝素

依诺肝素是NSTEMI常用的低分子肝素,其推荐用法用量为1mg/kg,bid,皮下注射。对于已经使用依诺肝素的患者,如果距离计划进行PCI的时间少于8h,通常不需要额外追加剂量;如果超过这个时间,则需要追加0.3mg/kg的依诺肝素剂量,通过静脉注射给药。在PCI过程中,不建议更换其他类型的抗凝药物,也不建议将普通肝素与低分子肝素交叉使用。除非有其他的治疗需要,通常在PCI术后即可停止抗凝治疗。

3.磺达肝癸钠

无论患者是否接受血运重建治疗,都可以使用磺达肝癸钠(2.5mg,qd,皮下注射)。对于已经在接受磺达肝癸钠治疗且计划进行PCI的患者,术中建议通过静脉推注一次性给予85IU/kg的普通肝素。如果同时使用GPⅡb/Ⅲa受体拮抗剂,普通肝素的剂量应调整为60IU/kg。

4.比伐芦定

对于存在肝素诱导的血小板减少症的患者,可以选用比伐芦定。在PCI过程中,比伐芦定可以作为普通肝素和GPⅡb/Ⅲa受体拮抗剂的替代治疗方案。给药方案:首次通过静脉推注0.75mg/kg的比伐芦定,随后以1.75mg/(kg·h)的剂量通过静脉滴注继续给药,并维持到术后3~4h。

■三、STEMI的溶栓与抗栓治疗

STEMI即急性心肌缺血性坏死,是由冠状动脉内不稳定的斑块破裂、溃疡或侵蚀,以及内皮细胞受损导致血栓形成,使冠状动脉急性、持续性完全闭塞,血供急剧减少或完全停止而引发心肌细胞缺血、损伤及坏死的临床综合征。

STEMI急性期首选直接经皮冠状动脉介入术(primary percutaneous coronary intervention, PPCI)。如果STEMI患者在首次医疗接触后(first medical contact, FMC)2h内无法接受PPCI以开通梗死相关血管,应在FMC后30min内开始溶栓治疗。一旦诊断为STEMI,应在FMC的10min开始肝素治疗,要求立即使用普通肝素进行静脉注射,初始剂量为4000IU(50~70IU/kg),继续以12IU/(kg·h)的剂量静脉滴注。在溶栓治疗过程中及之后,需要监测APTT(50~70s)或ACT(维持在对照值的1.5~2.0倍)。肝素治疗通常需要维持大约48h。溶栓治疗应在有效的抗凝治疗基础上进行。

(一)STEMI的抗栓治疗

1.围术期抗血小板治疗

①STEMI患者在没有禁忌证的情况下,应立即嚼服阿司匹林肠溶片150～300mg。之后,应每天口服75～100mg(qd),作为长期维持治疗。②在进行PCI的情况下,除非存在禁忌证,所有患者应在术前(或最迟在PCI时)负荷180mg的替格瑞洛,然后以90mg(bid)维持。如无法获得替格瑞洛或有禁忌证,可选择氯吡格雷600mg的负荷剂量(75岁以上患者减少至300mg),随后以75mg(qd)维持。对于围术期再发急性缺血事件的患者,则应将氯吡格雷更换为替格瑞洛[180mg的负荷剂量,90mg(bid)的维持剂量]。③在有效的DAPT及抗凝治疗支持下,一般不推荐STEMI患者在造影前常规应用GPⅡb/Ⅲa受体拮抗剂(如替罗非班、依替巴肽)。然而,在PPCI期间,如果冠状动脉内血栓负荷重,可以通过注射替罗非班来减少慢血流或无复流现象。

2.围术期抗凝治疗

对所有行PCI治疗的STEMI患者,术中应使用肠外抗凝药物。根据患者的缺血和出血风险以及药物的有效性,可以选择普通肝素、比伐芦定或依诺肝素等药物。①通常优先选择普通肝素,以70～100IU/kg的剂量静脉推注,目标是将ACT维持在250～300s。若同时使用GPⅡb/Ⅲa受体拮抗剂,则应将普通肝素的剂量减少至50～70IU/kg,将ACT控制在200～250s。在使用肝素的过程中,需要密切监测是否出现肝素诱导的血小板减少症。②如果选择比伐芦定,初始静脉推注剂量为0.75mg/kg,随后以1.75mg/(kg·h)的剂量静脉滴注,监测ACT目标并使其维持在300～350s。如果术中ACT>350s,应停止比伐芦定或减少剂量,并在5～10min后重测ACT。一旦ACT恢复至安全范围就可以继续使用。如果ACT<225s,则追加0.3mg/kg的剂量,并考虑在PCI后3～4h内继续予以比伐芦定(静脉滴注)。比伐芦定在减少女性PCI患者和经桡动脉途径行PCI的患者的30d不良临床事件风险方面,相对于普通肝素更为有效。对于高出血风险的STEMI患者,比起联合使用普通肝素和GPⅡb/Ⅲa受体拮抗剂,更推荐单独使用比伐芦定。③对于已经接受适当剂量依诺肝素治疗,并需要进行PCI的患者,如果最后一次依诺肝素皮下注射是在8h内,则无须在PCI前追加剂量;如果最后一次依诺肝素皮下注射是在8～12h,则应考虑给予0.3mg/kg的追加剂量(静脉推注)。

(二)STEMI的溶栓治疗

1.溶栓的指征

(1)适应证:急性胸痛发病<12h,预期从FMC至导丝通过梗死相关动脉的时间>120min,且没有溶栓禁忌证;如果发病在12～24h内,并且仍存在进行性缺血性胸痛以及心电图提示相邻2个或2个以上导联的ST段抬高>0.1mV,或者患者血流动力学不稳定而无法进行PPCI,且无溶栓禁忌证,可以考虑进行溶栓治疗。

(2)禁忌证:绝对禁忌证包括有颅内出血病史或未知原因脑卒中病史,近6个月内发生过缺血性脑卒中,存在动静脉畸形、中枢神经系统损伤或肿瘤,近1个月内发生过严重创伤、手术、头部损伤或胃肠道出血,明确或怀疑可能存在主动脉夹层,在过去24h内进行了不可压迫性的穿刺术(如腰椎穿刺、肝脏活检),以及其他已知原因的出血性疾病(月经来潮除外)。相对禁忌证包括6个月内发生过短暂性脑缺血,正在口服抗凝药物,处于妊娠期或产后1周内,存在严重未控制的高血压[即收缩压>180mmHg和(或)舒张压>110mmHg],患有肝脏疾病晚期,患有感染性心内膜炎,长时间或有创性复苏,以及患有活动性消化性溃疡。

2. 溶栓治疗

如果条件允许,院前就开始进行溶栓治疗比入院后进行溶栓治疗效果更好。因此,建议在救护车上就开始进行溶栓治疗。建议首选特异性纤溶酶原激活剂进行溶栓治疗,其中常用的是阿替普酶。由于阿替普酶的半衰期较短,为了防止梗死动脉再次阻塞,在使用阿替普酶时需要联合应用肝素(持续使用24～48h)。其他推荐使用的特异性纤溶酶原激活剂包括瑞替普酶、尿激酶原和替奈普酶等。由于非特异性纤溶酶原激活剂(如尿激酶)的溶栓再通率较低且使用不太方便,因此不推荐在院前进行溶栓治疗时使用。常用溶栓药物的用法用量见表4-1。

表4-1 常用溶栓药物的用法用量

溶栓药物	用法用量
尿激酶	(1)动脉滴注:用生理盐水配制后,以6000U/min通过冠状动脉连续滴注2h。 (2)静脉滴注:将200万～300万U的该药配制后通过静脉滴注,于45～90min内完成滴注
重组人尿激酶原	单次使用50mg,先将20mg该药用10mL生理盐水溶解后,在3min内静脉推注完毕,然后将30mg该药溶于90mL的生理盐水,在30min内完成静脉滴注

溶栓药物	用法用量
阿替普酶	（1）梗死症状发生后6h以内的患者，可采用90min加速给药法进行治疗：①对于体重≥65kg的患者，先静脉推注15mg，然后在30min内持续静脉滴注50mg，接着在60min内静脉滴注35mg，直到达到最大剂量100mg；②对于体重<65kg的患者，先静脉注射15mg，然后在30min内以0.75mg/kg（最大剂量50mg）静脉滴注，接着在60min内按0.5mg/kg（最大剂量35mg）进行静脉滴注。 （2）梗死症状发生后6~12h的患者，可采用3h给药法进行治疗：①对于体重≥65kg的患者，先静脉推注10mg，然后在1h内持续静脉滴注50mg，随后2h予以40mg（静脉滴注），直到达到最大剂量100mg。②对于体重<65kg的患者，先静脉推注10mg，随后3h静脉滴注，最大总剂量为1.5mg/kg
瑞替普酶	采取1000万U+1000万U分两次静脉注射的方法，每次取1000万U溶于10mL无菌注射用水中，缓慢推注2min以上，间隔30min
替奈普酶	取16mg用无菌注射用水3mL稀释后进行静脉推注，注射时间为5~10s

四、CABG患者的抗栓治疗

冠状动脉旁路移植术（CABG）患者围术期及术后二级预防的效果与抗血小板治疗密切相关，合理应用抗血小板药物可以降低围术期心肌梗死发生率，并提高CABG术后移植血管的通畅率。

（一）CABG术前

CABG术前原则上不需要停用阿司匹林。如果患者存在极高的出血风险或无法输血等特殊情况，必须停用阿司匹林，建议在术前5d停用阿司匹林，并在术后出血风险降低后的4~24h内尽快恢复使用。对于CABG术前P2Y12受体拮抗剂的使用，应根据手术类型、患者出血和缺血风险进行个体化处理。针对紧急CABG的患者，不需考虑其基础抗血小板治疗情况。对于择期CABG的患者：①建议术前停用氯吡格雷或替格瑞洛5d；②如果患者存在缺血的高危因素（如近端多支或左主干病变），可以不停用P2Y12受体拮抗剂，但应密切监测是否出现出血的情况；③如患者出血和缺血风险都较高，可以在术前5d停用P2Y12受体拮抗剂，使用静脉GPⅡb/Ⅲa受体拮抗剂进行桥接治疗（不推荐普通肝素或低分子肝素），直至术前4h停药；④在术后认为安全的情况下，应尽快在24h内恢复使用P2Y12受体拮抗剂。

(二)CABG 术后

CCS 患者 CABG 术后，建议给予 DAPT，至少持续 12 个月。如果患者存在高血栓风险与低出血风险，建议延长 DAPT 疗程，推荐长期以最低有效剂量的 DAPT[如阿司匹林 100mg(qd)+替格瑞洛 60mg(bid)]；对于低血栓风险的患者，推荐在 DAPT 治疗 12 个月后，转为长期单抗治疗。ACS 患者 CABG 术后，应该在术后的 24h 内尽快恢复 DAPT 治疗，并至少达到最近 1 次 ACS 事件后持续 12 个月，优先选择阿司匹林 100mg(qd)+替格瑞洛 90mg(bid)。如患者存在较高的缺血性风险，并且根据患者的耐受情况而无出血并发症，DAPT 可持续 12~36 个月。对于出血风险较高的 CABG 患者，术后 DAPT 持续 6 个月后可考虑转为阿司匹林的单抗治疗。对于不耐受阿司匹林或者阿司匹林过敏的患者，可使用 P2Y12 受体拮抗剂进行替代治疗。

第二节　脑卒中

■一、疾病简介

脑卒中又称脑血管意外，是骤然发生的脑血液循环障碍引发的疾病，是一种严重威胁我国国民生命健康的重大慢性非传染性疾病，也是我国成人死亡和致残的主要原因，主要包括缺血性脑卒中和出血性脑卒中。缺血性脑卒中是最常见的一类脑卒中，是由于脑部的血液循环受阻，局部脑组织缺血或缺氧而发生的缺血性坏死或软化。出血性脑卒中分为蛛网膜下腔出血和脑出血两种情况，其比例大约为 20%，发病率低但致死率较高。本节将重点介绍缺血性脑卒中的抗栓治疗。

(一)缺血性脑卒中分类

根据《中国脑血管病临床管理指南》，缺血性脑卒中(IS)根据病因分为以下几类：①大动脉粥样硬化性脑卒中，即脑动脉的硬化斑块形成，血管闭塞引起脑卒中发作；②心源性脑卒中，在房颤患者中比较常见，如由风湿性心脏瓣膜病、冠心病或其他心脏相关疾病引发的房颤，导致心房内形成血栓并脱落，从而引发脑血管栓塞；③小动脉闭塞性脑卒中，也被称为腔隙性脑梗死，主要是指穿支小动脉的末端发生的病变；④其他疾病(如血管相关性疾病、感染性疾病、遗传性疾病、血液相关疾病等)导致的缺血性脑卒中；⑤隐源性脑卒中：存在任意一个以上病因，但很难将其分类到前述的任何一个病因分类中。

(二)缺血性脑卒中的临床症状

典型的症状包括:偏瘫、感觉障碍、失语、共济失调,同时也可能出现头痛、呕吐、昏迷等症状,一般意识清楚;椎-基底动脉系统脑梗死可表现全盲,但光反射存在,严重时可有记忆力损害;大脑中动脉闭塞后,患者会发生不同程度的意识障碍,脑水肿严重时可能发生脑疝,甚至危及生命。

伴随症状:通常会出现与原发疾病相关的症状,如精神上的障碍或感觉上的异常等。

(三)缺血性脑卒中的危险因素及血栓形成机制

1.危险因素

缺血性脑卒中的危险因素主要包括可干预因素和不可干预因素。

不可干预因素主要包括:①年龄55岁以上,每增加10岁,脑卒中的发病率就增加1倍左右;②通常男性比女性容易发生脑卒中;③遗传家族史;④种族群体;⑤季节、温度、气候变化,如骤然降温容易诱发脑卒中。

可干预因素主要包括:①高血压,在高血压的患者群体中,当收缩压每增加10mmHg和舒张压每增加5mmHg时,脑血管事件的风险通常会上升40%~50%;②血脂异常;③糖尿病,在糖尿病患者中,动脉硬化的发生时间较早并且更为普遍,因此糖尿病患者发生缺血性脑卒中的风险将会提高3倍;④房颤;⑤无症状性颈动脉狭窄,如果无症状性颈动脉狭窄的程度超过70%,那么可以考虑颈动脉内膜切除术或血管内支架形成术;⑥短暂性脑缺血发作(transient ischemic attack, TIA),大约1/3的完全性脑卒中患者存在TIA病史;(7)吸烟、饮酒、代谢综合征、高同型半胱氨酸血症、偏头痛、肥胖、超重、缺乏体育锻炼、营养摄入不足等因素也可能导致脑卒中,生活中必须注意这些危险因素,并且积极控制。

2. 血栓形成机制

动脉粥样硬化是脑血栓形成的根本病因。按照部位,动脉粥样硬化可分为主动脉弓粥样硬化和颅内外大动脉粥样硬化。血栓形成机制:①低灌注和动脉粥样硬化病变使管腔变窄并伴随低血压或血压波动,从而导致受影响的血管血流明显减少,病变血管的远端脑组织(位于动脉供血区之间)缺血和缺氧性坏死。②载体动脉出现病变,导致穿支动脉阻塞而形成动脉粥样硬化斑块,或血栓形成并覆盖穿支动脉的开口,从而使穿支动脉闭塞。③血栓形成和动脉粥样硬化病变均可导致血小板的黏附、集结和释放,从而进一步加剧血栓形成。随着动脉粥样硬化病变的进展,血栓反复形成,最终导致管腔栓塞。④动脉-动脉栓塞,在颅内或颅外动脉粥样硬化病变区域,脱落的栓子阻塞了远端的血管。⑤混合机制,患者可能同时存在多种不同的发病机制。例如,对于动脉粥样硬化和颈内动脉严重狭窄的患者,其脑梗死可能是由动脉-动脉栓塞和低灌注引起的。

二、抗血栓药物治疗

抗栓治疗可避免血管内血栓形成,是预防和治疗脑卒中的关键。关于缺血性脑卒中的抗栓治疗,国内外权威机构(如美国心脏协会/美国脑卒中协会、欧洲卒中组织、中国卒中协会等)分别发布了治疗指南,是目前临床制定缺血性脑卒中治疗策略的主要参考依据。对于缺血性脑卒中抗栓和溶栓治疗原则,各指南的意见较为一致,主要目的是阻止血栓的进一步发展并缩小梗死的影响范围。

(一)缺血性脑卒中急性期抗栓治疗

1.静脉溶栓

静脉溶栓疗法被视为恢复脑部血流的主要手段,其中使用的药物有rt-PA、阿替普酶、尿激酶及替奈普酶。在缺血性脑卒中急性期,多采用阿替普酶与尿激酶,这两种药物为我国当前的主导溶栓药物。

(1)溶栓指征

①阿替普酶适应证:有缺血性脑卒中导致的神经功能缺损症状且症状出现时间在4.5h内,年龄不小于18岁(签署知情同意书)。禁忌证:既往有脑出血、活动性脑出血、可疑蛛网膜下腔出血、急性出血倾向(包括血小板计数低于$100×10^9$/L或其他情况),近期有颅内或椎管内手术,近1周内有在不易压迫止血部位的动脉穿刺,近3个月有重大头颅外伤史或脑卒中病史,血糖<2.7mmol/L、血压升高(收缩压≥180mmHg或舒张压≥100mmHg),存在动静脉畸形、动脉瘤,头CT或MRI提示大面积梗死(梗死面积>1/3大脑中动脉供血区),正在使用凝血酶抑制剂或Xa因子抑制剂,已口服抗凝剂且INR>1.7或PT>15s,48h内接受过低分子肝素治疗。相对禁忌证:近3个月内有心肌梗死病史,近3周内有胃肠道或泌尿系统出血,近2周内有大型外科手术或严重外伤(未伤及头颅),癫痫发作后出现神经功能损害(与此次脑卒中发生相关)、轻型非致残性脑卒中及症状迅速改善的脑卒中,妊娠。在此基础上,3.0~4.5h内静脉溶栓相对禁忌证补充如下:严重脑卒中(NIHSS评分>25分)、使用抗凝药物、年龄>80岁、有糖尿病和缺血性脑卒中病史。在考虑上述情况的相对禁忌证时,需要仔细权衡溶栓可能带来的风险与获益。

②尿激酶适应证:有缺血性脑卒中导致的神经功能缺损症状且症状出现时间

不超过6h,脑CT无明显早期脑梗死低密度改变,意识清醒或嗜睡,年龄18~80岁(签署知情同意书)。禁忌证同阿替普酶。

(2)溶栓治疗

①对于IS发病时间在4.5h内的患者,应根据其适应证和禁忌证进行严格筛选,推荐尽快通过静脉途径给予rt-PA溶栓治疗。使用方法:rt-PA 0.9mg/kg(≤90mg),其中10%在最初的1min内静脉推注,其余的则需要持续滴注1h。如果没有条件使用rt-PA,并且IS发病时间不超过6h,根据适应证和禁忌证进行严格筛选后,可考虑通过静脉途径给予尿激酶。使用方法:尿激酶100万~150万U,溶于生理盐水100~200mL,持续静脉滴注30min。患者应收入重症监护病房或者卒中单元接受监护,在用药过程中及用药后的24h内对患者进行严密监护(表4-2)。

表4-2 静脉溶栓的监护及护理

序号	监护及护理
1	定期检查血压及神经功能,静脉溶栓治疗中及结束后2h内,每隔15min应进行一次血压和神经功能的检测评估;接下来每隔30min进行1次检测评估,持续6h之后每小时进行1次,直至治疗后24h
2	如收缩压≥180mmHg或舒张压≥100mmHg,应增加血压监测次数,并给予抗高血压药物
3	如果患者出现严重的头痛、高血压、恶心、呕吐,或者神经症状体征进一步恶化,应立刻停止使用溶栓药物并行脑CT检查
4	在溶栓24h后,给予抗凝药或抗血小板药物之前,应复查颅脑CT/MRI
5	在病情允许的情况下,鼻饲管、导尿管和动脉内测压管等置管应延迟

②除临床试验以外,不推荐使用其他类型的溶栓药物。

③对于需要抗血小板治疗或在特殊情况下仍需要接受抗凝治疗的溶栓患者,建议将治疗推迟到溶栓24h后开始。

④对于那些发病时间不明确或超出静脉溶栓时间窗口的急性IS患者,如果有满足血管内取栓治疗的适应证,那么应当立即开始进行血管内取栓治疗。

2.抗血小板治疗

临床上常用的抗血小板药物包括阿司匹林和氯吡格雷,其他可用的抗血小板药物还包括吲哚布芬、替格瑞洛、阿昔单抗、替罗非班、依替非巴肽等。但在临床实践中,阿司匹林和氯吡格雷常作为缺血性脑卒中的首选抗血小板药物,一般不推荐阿昔单抗治疗急性IS,而替罗非班和依替非巴肽的治疗效果还没有被完全确认,需要进一步的科学研究来加以证实。

(1)对于急性IS患者,建议在发病后24~48h内服用阿司匹林;对于溶栓治疗患者,建议在溶栓治疗结束24h后开始使用阿司匹林等抗血小板药物。

(2)无论是阿司匹林50~325mg/d还是氯吡格雷75mg/d的单一药物治疗,都可以被视为首选的抗血小板药物疗法,而西洛他唑可替代前两者用于治疗高出血风险的急性IS患者。

(3)对于那些无法耐受阿司匹林或面临较高出血风险的IS患者,吲哚布芬(100mg,bid)是一种可行的替代治疗方案。

(4)目前的临床研究并未证明替格瑞洛在治疗轻型脑卒中方面比阿司匹林更有效,因此通常不建议在轻型脑卒中的急性阶段使用替格瑞洛来替代阿司匹林。

3.抗凝治疗

尽管急性期IS的抗凝疗法已经被使用了很多年,但是一直饱受争议,利弊并存。研究显示,通过使用抗凝治疗,可以有效减少IS的再发生概率,并降低肺血栓栓塞症与深静脉血栓形成的风险,然而,这种治疗方法可能导致症状性颅内出血的风险也大大增加,从而抵消了其他益处。抗凝治疗所用药物包括普通肝素、低分子肝素、口服抗凝剂和凝血酶抑制剂等。以下为目前较为公认的抗凝原则:①对于溶栓后需抗凝治疗的患者,建议在溶栓治疗结束24h后进行;②对于绝大部分急性IS患者,不建议盲目地进行早期抗凝治疗;③关于凝血酶抑制剂对急性IS的治疗效果,有待于进一步验证,建议仅在临床研究环境中或根据实际情况进行个体化应用。

4.降纤治疗

高纤维蛋白原血症是急性IS发生的危险因素,对于合并有高纤维蛋白原血症的患者,降纤治疗的有效性仍需要大样本量的研究来进一步证实。

(二)缺血性脑卒中二级预防抗栓治疗

IS主要分为心源性和非心源性两大类,具有很高的复发风险。我国脑卒中后一年复发率高达17.1%,因此,脑卒中后应尽快启动二级预防措施,而有效的二级预防则是降低复发和死亡风险的关键途径。抗血栓药物治疗:对于伴有房颤的心源性脑卒中和短暂性脑缺血发作,首选华法林或NOAC进行抗凝治疗;对于非心源性脑卒中,选择阿司匹林、氯吡格雷、吲哚布芬和双嘧达莫单药或者联合进行抗血小板治疗;人工心脏瓣膜置换术后使用华法林抗凝。在进行抗栓治疗时,患者必须严格遵照医嘱执行,并定期进行凝血功能和血常规检查。此外,在选择治疗药物时,应综合考虑患者的风险、费用、耐受度以及其他的临床特点进行个性化选择。

1.伴房颤的 IS

预防心源性脑卒中的发生,最主要途径是抗凝治疗。在 IS 急性阶段之后,是否长期使用抗凝剂进行二级预防,通常需要兼顾安全性的同时,基于患者是否存在房颤。另外,NOAC 可作为华法林的替代药物,目前国内已批准上市的有利伐沙班、依多沙班、阿派沙班、达比加群酯等,在选择用药时应考虑患者的个体化因素。

(1)对于伴有房颤(含阵发性、持续性、永久性)的 IS 或 TIA 患者,建议采用适当剂量的华法林或 NOAC 抗凝,以预防血栓栓塞事件的再次发生,并确保华法林的目标剂量使 INR 维持在 2.0~3.0 的范围内。若患者不能接受口服抗凝药物治疗,建议抗血小板治疗、阿司匹林单药治疗,或与氯吡格雷联合使用。

(2)对于伴有房颤的 IS 或 TIA 患者,应根据缺血的严重程度和出血转化的风险来选择合适的抗凝治疗时机。对脑梗死出血转化高风险的患者,可以推迟到发病14d 后启动抗凝治疗;对于出血风险相对较低的患者,推荐在出现神经功能症状不超过 14d 的情况下,进行抗凝治疗以预防脑卒中的复发。对于出血风险相对较低的患者,应适当延长抗凝治疗时间。

(3)对于伴有房颤的 IS 或 TIA 患者,如有终生抗凝治疗禁忌证但可耐受抗凝45d 者可考虑行左心耳封堵术。在口服抗凝药物治疗出血风险高的患者中,左心耳血栓闭合可降低长期出血风险,治疗效果与华法林相当。

(4)肾功能衰竭血液透析患者出血和血栓事件的风险增加,对于伴有房颤的 IS 或 TIA 患者,使用华法林和阿派沙班可降低出血事件发生率。

2.其他心源性 IS

(1)合并瓣膜性心脏病

对于植入了人工心脏生物瓣膜的 IS 或 TIA 患者,若无其他抗凝指征且不伴房颤,建议进行华法林 3~6 个月抗凝治疗后长期使用阿司匹林抗血小板治疗;对于既往有 IS 或 TIA 病史的心脏瓣膜置换术患者,若出血风险相对较低,建议在使用华法林进行抗凝治疗的基础上加用阿司匹林。

对于存在风湿性二尖瓣病变但无房颤及其他危险因素(如颈动脉狭窄)的 IS 或TIA 患者,推荐口服华法林进行抗凝治疗(INR 维持在 2.0~3.0),不推荐常规联用抗血小板治疗;在接受足量华法林治疗的过程中,如果仍然出现 IS 或 TIA 的情况,建议加用阿司匹林进行抗血小板治疗。

对于不伴有非风湿性二尖瓣性房颤或其他瓣膜病变(如局部主动脉弓、二尖瓣环钙化、二尖瓣脱垂等)的 IS 或 TIA 患者,建议抗血小板治疗。

（2）合并急性心肌梗死和左心室血栓

对于伴有急性心肌梗死伴左心室射血分数降低（<50%）的 IS 或 TIA 患者,若无左心室血栓证据,可考虑至少 3 个月的口服抗凝药物治疗以降低心源性 IS 的发生率;对于影像学检查显示左室附壁出现血栓的 IS 或 TIA 患者,推荐华法林抗凝治疗,持续时间不少于 3 个月。

3.非心源性 IS

非心源性 IS 或 TIA 是指由小动脉闭塞、动脉粥样硬化及其他不明原因引起的IS 和 TIA,一般给予抗血小板治疗以预防脑卒中发生,而非抗凝治疗。同时,也不推荐常规长时间应用阿司匹林联合氯吡格雷或三联抗血小板治疗。另外,若患者存在主动脉弓动脉粥样硬化斑块,应使用抗血小板和他汀类药物进行治疗。

（1）对于非心源性 IS 或 TIA 患者,建议口服抗血小板药物,首选阿司匹林（50～325mg/d）或氯吡格雷（75mg/d）以预防脑卒中的再次发生和其他心血管相关事件。阿司匹林 25mg+缓释型双嘧达莫 200mg（bid）或西洛他唑 100mg（bid）,均可作为阿司匹林和氯吡格雷的替代治疗药物。

（2）对于发病时间≤24h 且存在脑卒中高复发风险（ABCD2 评分≥4 分）的急性非心源性 TIA 或轻型 IS（NIHSS 评分≤3 分）,建议尽快接受阿司匹林和氯吡格雷的联合治疗（首剂给予阿司匹林 75～300mg 和氯吡格雷 300mg 负荷剂量）,持续 21d,此后改为单药继续抗血小板治疗;有条件的医疗机构应进行 *CYP2C19* 基因快速检测,明确是否为 CYP2C19 功能缺失等位基因携带者,若是,推荐给予替格瑞洛+阿司匹林联合治疗 21d,后改为单药替格瑞洛 90mg（bid）抗血小板治疗。

（3）对于发病时间≤30d 且伴有症状性颅内动脉严重狭窄（狭窄率 70%～99%）的 IS 或 TIA 患者,推荐尽快给予阿司匹林和氯吡格雷进行 90d 的联合治疗,此后建议单用阿司匹林或氯吡格雷作为长期二级预防的一线用药。对伴有症状性颅动脉狭窄（狭窄率 50%～99%）或合并有两个以上危险因素的 TIA 或非急性 IS 患者,推荐给予西洛他唑,联合氯吡格雷或阿司匹林进行个体化治疗。

第三节 外周动脉疾病的抗栓治疗

■一、下肢动脉硬化闭塞症

下肢动脉硬化闭塞症（ASO）是由于动脉硬化造成的下肢供血动脉内膜增厚、管腔狭窄或闭塞,病变肢体血液供应不足,引起下肢间歇性跛行、皮温降低、疼痛,甚至发生溃疡或坏死等临床表现的慢性进展性疾病,为全身性动脉硬化血管病变在下肢动脉的表现。下肢ASO是外周动脉疾病(PAD)的代表性疾病。

下肢ASO的主要病因是动脉粥样硬化。在我国下肢ASO的发病率呈逐年上升趋势,据流行病学统计结果,我国患者数可能高达4530万,70岁以上人群的发病率为15%～20%。男性发病率略高于女性。下肢ASO的发病与年龄、高血压、吸烟、糖尿病、高血脂等密切相关。下肢ASO的预后较差,其中间歇性跛行患者5年病死率约为30%,而静息痛、溃疡和坏疽的下肢缺血患者5年病死率达70%,主要死亡原因是冠心病和脑血管疾病。

下肢ASO的主要临床症状是下肢凉、麻木、无力、间歇性跛行、静息痛、肢体缺血性溃疡、坏疽等。国内外临床分期常用的方法有Fontaine法和Rutherford法(表4-3)。

表4-3　Fontaine法和Rutherford法关于下肢ASO的严重程度分期

Fontaine法		Rutherford法		
期别	临床表现	级别	类别	临床表现
Ⅰ期	无症状	0	0	无症状
Ⅱa期	轻度间歇性跛行	Ⅰ	1	轻度间歇性跛行
Ⅱb期	中—重度间歇性跛行	Ⅰ	2	中度间歇性跛行
Ⅲ期	静息痛	Ⅰ	3	重度间歇性跛行
Ⅳ期	组织溃疡、坏疽	Ⅱ	4	静息痛
		Ⅲ	5	轻微组织缺损
		Ⅳ	6	组织溃疡、坏疽

下肢ASO的治疗包括药物治疗,腔内、开放等血管重建技术。其中抗栓治疗是下肢ASO的治疗基础,是预防主要心血管不良事件(major adverse cardiovascular events, MACE)和主要肢体不良事件(major adverse limb events, MALE)的治疗基石。抗血小板药物具有抑制血小板活化、黏附、聚集和释放功能,从而产生预防血栓形成、保护血管内皮细胞、扩张血管和改善血液循环的作用。抗血小板药物主要有阿司匹林、氯吡格雷、西洛他唑等。抗栓治疗是下肢ASO治疗的重要组成部分,病变程度分级不同,治疗策略也不尽相同。

(一)《中国血栓性疾病防治指南》(2018版)

非手术患者的抗栓治疗:①对于间歇性跛行患者,推荐口服阿司匹林75～325mg(qd)或口服氯吡格雷75mg(qd)抗血小板治疗,不推荐口服华法林。②对于低出血风险且高心脑血管风险的有症状PAD患者,建议阿司匹林和氯吡格雷联合应用,不推荐阿司匹林联合华法林。③对于无充血性心力衰竭的间歇性跛行患者,建议服用西洛他唑100mg(bid)3个月以改善无痛行走距离。④对于间歇性跛行患者,推荐口服沙格雷酯100mg(tid)以增加患肢灌注压,改善患者无痛行走距离。⑤对于重症下肢缺血的患者,建议静脉应用前列腺素E1来减轻缺血性疼痛,有助于溃疡的愈合,但仅对部分患者有效。

外科干预后的抗栓治疗:外科手术开通后血管的通畅性是维持治疗效果的重要方面。①对于所有接受腔内治疗的患者,推荐抗血小板治疗并终身服用阿司匹林75~100mg(qd)或氯吡格雷75mg(qd)。②股腘动脉病变腔内治疗术后,推荐阿司匹林100mg(qd)联合氯吡格雷75mg(qd),或阿司匹林100mg(qd)联合沙格雷酯100mg(tid)。③腹股沟水平以下的血管旁路术后,不推荐抗凝联合抗血小板治疗;对于采用自体静脉桥血管者,推荐给予抗凝治疗;对于采用人工血管者,推荐给予抗血小板治疗。④膝下动脉人工血管旁路术后,推荐给予阿司匹林联合氯吡格雷治疗。⑤阿司匹林可以改善旁路血管的远期通畅率,其在预防心脑血管意外事件方面具有明确作用,推荐术前即服用阿司匹林75~150mg(qd)。⑥对于已行血管重建的重症下肢缺血患者,阿司匹林联合氯吡格雷能够延长患者生存期。

(二)《下肢动脉硬化闭塞症诊治指南》

该指南对不同程度的下肢ASO患者给出了不同的抗栓治疗方法。

针对心血管危险因素的抗栓治疗,推荐阿司匹林75~150mg(qd)或氯吡格雷75mg(qd),不推荐使用维生素K抑制剂(华法林),因其不减少心血管事件的发生,且可能增加大出血风险。

间歇性跛行的抗栓治疗:①推荐西洛他唑或前列腺素类药物或沙格雷酯。②针对血运重建患者,推荐阿司匹林抗血小板治疗,以减少心血管事件的发生,提高通畅率。腹股沟韧带以下动脉裸支架植入术后,推荐进行至少1个月的双联抗血小板治疗。腹股沟韧带以下动脉旁路术后,推荐采用阿司匹林单药或双联抗血小板治疗。也有研究显示,腹股沟以下自体静脉旁路术后使用华法林抗凝治疗的通畅率优于阿司匹林,人造血管旁路术后采用阿司匹林的通畅率更高,华法林抗凝治疗的出血风险增大。因此,应根据患者自身情况制定个体化抗栓方案。对于采用人工移植物行膝下动脉旁路的患者,推荐采用双联抗血小板治疗。

（三）欧洲血管外科学会（ESVS）《血管疾病抗血栓治疗临床实践指南》（2023版）

（1）对于无症状下肢ASO患者，不建议服用阿司匹林进行疾病预防。

（2）对于有症状的下肢ASO患者，建议使用单药抗血小板（single antiplatelet therapy，SAPT）进行二级心血管预防，推荐氯吡格雷75mg（qd）作为首选药物，因其比阿司匹林能减少MACE，且安全性相当。氯吡格雷或替格瑞洛的安全性相当，但在降低MACE上氯吡格雷优于替格瑞洛。指南没有对西洛他唑提供明确的使用建议。

不建议使用双重抗血小板治疗和足剂量抗凝治疗。对于有症状性下肢ASO患者，如出血风险不高，缺血风险较高，推荐阿司匹林75～100mg（qd）＋利伐沙班2.5mg（bid），以降低MACE和MALE的风险（图4-1）。出血高风险（满足1项即可）：临床医生认定的高出血风险人群；1个月内发生脑卒中；出血、腔隙性脑梗死、伴有凝血功能障碍的肝脏疾病病史。缺血高风险（满足1项即可）：超过1个部位的有症状性动脉疾病；慢性肾脏疾病、需要透析支持的肾功能衰竭；糖尿病；心力衰竭；慢性肢体缺血；慢性下肢动脉疾病的急性表现；既往下肢截肢；既往下肢血运重建。

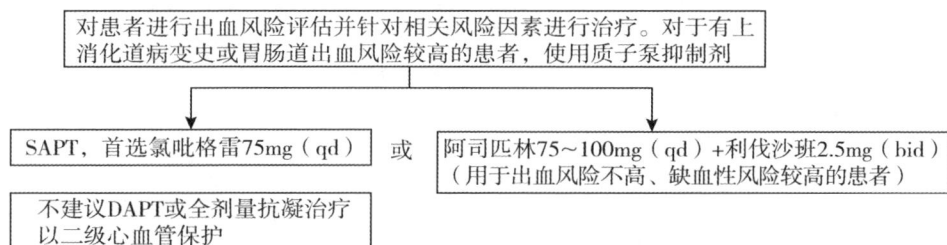

对患者进行出血风险评估并针对相关风险因素进行治疗。对于有上消化道病变史或胃肠道出血风险较高的患者，使用质子泵抑制剂

SAPT，首选氯吡格雷75mg（qd）　或　阿司匹林75～100mg（qd）＋利伐沙班2.5mg（bid）（用于出血风险不高、缺血性风险较高的患者）

不建议DAPT或全剂量抗凝治疗以二级心血管保护

图4-1　有症状性下肢ASO患者的抗栓治疗策略

（3）围手术期抗栓治疗：①为降低围手术期急性肢体事件的风险，建议接受腔内治疗的下肢ASO患者术中单次静脉或动脉内注射UFH 50～100IU/kg或低分子肝素0.5mg/kg，也可考虑将比伐芦定0.75mg/kg作为肝素的替代品。对于接受开放手术的患者，单次静脉或动脉内注射UFH 50～100IU/kg。②腔内治疗术后，接受腔内治疗且出血风险不高的下肢ASO患者可以考虑接受短期（最短1个月，最长6个月）DAPT［阿司匹林75mg（qd）＋氯吡格雷75mg（qd）］，或者考虑服用阿司匹林75～100mg（qd）＋利伐沙班2.5mg（bid），以降低MACE和MALE的风险。如果因为特殊原因需在阿司匹林75～100mg（qd）＋利伐沙班2.5mg（bid）的基础上添加氯吡格雷75mg（qd），建议氯吡格雷添加时间不超过30d，因为出血风险可能超过获益

（图4-2）。

对患者进行出血风险评估并针对相关风险因素进行治疗。对于有上消化道病变史或胃肠道出血风险较高的患者，使用质子泵抑制剂

术中使用UFH（50~100IU/kg）或LMWH（0.5mg/kg）

或

术中使用比伐芦定（0.75mg/kg），尤其是在有肝素使用禁忌的情况下

术后DAPT[阿司匹林75mg（qd）+氯吡格雷75 mg（qd）]不超过6个月

或

术后阿司匹林75~100mg（qd）+利伐沙班2.5mg（bid），在特殊情况下，在阿司匹林+利伐沙班基础上添加氯吡格雷，时间不得超过30d

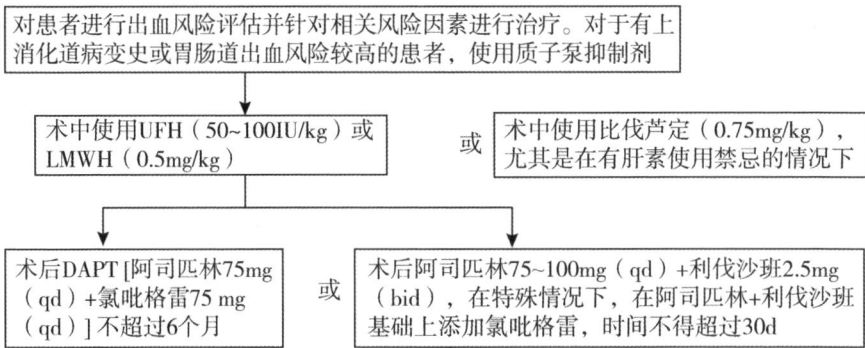

图4-2　下肢ASO患者围手术期的抗血栓策略

（4）旁路手术后出血风险不高的下肢ASO患者行腹股沟以下动脉内膜切除术、使用自体静脉或人工血管行旁路手术治疗，推荐阿司匹林75~100mg（qd）+利伐沙班2.5mg（bid），以降低MACE和MALE的风险。如果因为特殊原因需在阿司匹林75~100mg（qd）+利伐沙班2.5mg（bid）的基础上添加氯吡格雷75mg（qd），建议添加不超过30d，因为出血风险可能超过获益。对于出血风险不高的下肢ASO患者，行腹股沟下自体静脉旁路手术，可考虑使用华法林以改善移植物通畅性，INR范围为2.0~3.0，目标值为2.5；行腹股沟下人工血管旁路移植术，可使用SAPT以改善移植物通畅性。对于出血高危的下肢ASO患者，使用自体静脉或人工血管行腹股沟下旁路手术，推荐SAPT，以改善移植物通畅性（图4-3）。

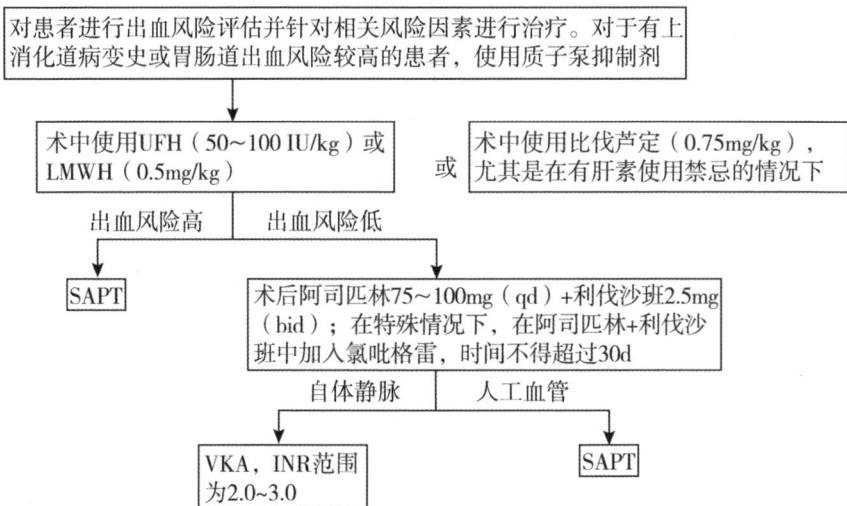

对患者进行出血风险评估并针对相关风险因素进行治疗。对于有上消化道病变史或胃肠道出血风险较高的患者，使用质子泵抑制剂

术中使用UFH（50~100 IU/kg）或LMWH（0.5mg/kg）

或

术中使用比伐芦定（0.75mg/kg），尤其是在有肝素使用禁忌的情况下

出血风险高　出血风险低

SAPT

术后阿司匹林75~100mg（qd）+利伐沙班2.5mg（bid）；在特殊情况下，在阿司匹林+利伐沙班中加入氯吡格雷，时间不得超过30d

自体静脉　人工血管

VKA，INR范围为2.0~3.0

SAPT

图4-3　下肢ASO患者下肢旁路术后的抗血栓策略

(四)ESC《主动脉和外周动脉疾病的抗血栓治疗共识》(2021版)

ESC《主动脉和外周动脉疾病的抗血栓治疗共识》指出:①对于无症状的下肢动脉疾病、冠状动脉疾病或其他部位PAD的患者,不建议使用阿司匹林。②对于有症状的慢性下肢动脉疾病患者,应在小剂量阿司匹林的基础上加用利伐沙班2.5mg(bid)。若使用SAPT,优先推荐氯吡格雷。不推荐长期DAPT治疗。③对于旁路移植患者的抗血栓策略,目前缺乏强有力证据。DAPT与单独使用阿司匹林相比无优势。对于低出血风险的患者,可使用华法林来改善移植物通畅性。④血管内手术后通常使用DAPT 1～3个月。对于接受血运重建(手术或血管内)的下肢动脉疾病患者,若无高出血风险,建议小剂量阿司匹林+利伐沙班2.5mg(bid),从而不增加出血风险。

通过对比不同指南发现,在下肢ASO抗栓治疗上,总体原则一致,但具体内容稍有差异(表4-4)。《中国血栓性疾病防治指南》和《下肢动脉硬化闭塞症诊治指南》是结合中国下肢动脉硬化闭塞症的临床诊治特点制定的,更符合国人特征。最新国内系统评价研究证实,西洛他唑是目前治疗间歇性跛行最有效的药物,与指南推荐相符。亦有研究证实,口服阿司匹林+利伐沙班能够有效提升下肢ASO患者支架植入术后的通畅率,并且不增加出血风险,安全性较好,与ESVS《血管疾病抗血栓治疗临床实践指南》和ESC《主动脉和外周动脉疾病的抗血栓治疗共识》推荐相符。《血管疾病抗血栓治疗临床实践指南》和《主动脉和外周动脉疾病的抗血栓治疗共识》结合了国际最新研究结果,能提供最新的循证依据以指导临床。

表4-4 不同指南下肢ASO患者抗血栓策略或替代策略

指南	慢性疾病常规治疗策略		血运重建后	
	无症状	有症状	手术	血管内手术(非溶栓)
《中国血栓性疾病防治指南》	N	A 或 C; A+C; 西洛他唑; 沙格雷酯; 前列腺素E1	华法林; A 或 C; A+C	A 或 C; A+C 或 A+沙格雷酯
《下肢动脉硬化闭塞症诊治指南》	N	A 或 C; 西洛他唑; 沙格雷酯; 前列腺素E1	A; A+C; 华法林	A+C; A

续表

指南	慢性疾病常规治疗策略		血运重建后	
	无症状	有症状	手术	血管内手术（非溶栓）
《血管疾病抗血栓治疗临床实践指南》	N	C 或 A； A+R；	A+R 或 A+R+C； 华法林； A 或 C；	A+C； A+R 或 A+R+C
《主动脉和外周动脉疾病的抗血栓治疗共识》	N	A+R； C 或 A	A+R； C 或 A	A+R 或 A+C 或 A+R+C； C 或 A

备注：A表示阿司匹林；C表示氯吡格雷；N表示无抗栓治疗；R表示小剂量利伐沙班2.5mg（bid）。

■二、急性肢体动脉缺血

急性肢体动脉缺血是指急性动脉栓塞和急性血栓形成，导致管腔突然狭窄或闭塞所引起的肢体循环障碍。急性动脉栓塞的栓子主要是心源性的，如房颤、心肌梗死等。急性血栓形成无明确的栓子来源，可继发于原有动脉疾病或其他易栓疾病。急性肢体动脉缺血最常见的是急性下肢缺血（acute limb ischemia，ALI）。下肢ASO的起病过程一般较缓慢，但当其合并急性血栓形成或动脉栓塞时，肢体动脉灌注突然迅速减少，可出现ALI。ALI既可发生在已有ASO临床表现的患者，也可发生在既往无典型症状的患者。

ALI的发病率约为1.5/10万。ALI患者的并发症发病率很高，尽管行早期血运重建术，但30d死亡率和截肢率均在10%～15%。急性肢体缺血的典型表现为"5P"症状，即疼痛（pain）、苍白（pallor）、无脉（pulselessness）、麻痹（paralysis）和感觉异常（paresthesia），也有学者将冰冷（poikilothermia）作为第6个"P"。症状的严重程度常常取决于血管闭塞的位置和侧支代偿的情况。

急性肢体缺血的治疗方法主要有抗凝治疗，外科手术复通血流，介入手术复通血流，外科与介入复合手术复通血流，以及清创、截肢等。其中关于ALI的抗栓治疗，国内外相关指南归纳如下。

《中国血栓性疾病防治指南》指出，如无抗凝禁忌，推荐尽早抗凝治疗。对于急性肢体动脉缺血血管复通后的维持治疗，推荐根据不同的病因，采用相应的抗凝或抗血小板治疗。对于继发于慢性动脉硬化闭塞症的急性肢体动脉缺血，在血管复通后推荐采用抗血小板维持治疗。对于高凝状态引起的急性肢体动脉缺血，在血管复通后,建议采用抗凝维持治疗。

《下肢动脉硬化闭塞症诊治指南》提出,对所有 ALI 患者要立即开始抗凝治疗,通常用普通肝素或低分子肝素。对于威胁肢体存活的 ALI 患者,需行血运重建。

《血管疾病抗血栓治疗临床实践指南》建议,对慢性 ASO 发生 ALI 患者,应立即静脉注射普通肝素或低分子肝素;对行血运重建术的 ALI 患者,应立即静脉注射普通肝素,以降低血栓进展的风险。

ESVS《急性肢体缺血的管理临床实践指南》(2020 版)指出,对于等待血运重建的急性肢体缺血患者,建议使用普通肝素。对于接受开放手术治疗的急性肢体缺血患者,在血管重建期间和之后可以考虑使用前列环素类药物。对于急性肢体缺血溶栓患者,建议使用 rt-PA 或尿激酶。对于因急性肢体缺血而进行溶栓治疗的患者,不推荐持续全身肝素化治疗。

不同指南都指出,对于急性肢体缺血,一旦确立诊断,应立即使用普通肝素或低分子肝素抗凝治疗,在积极抗凝的同时,需要根据病因、临床分期以及影像学提示的病变部分和范围采取不同的治疗策略。

第四节　动脉血栓栓塞性疾病的一级预防

■一、概念

心血管病一级预防,指疾病尚未发生或疾病处于亚临床阶段时采取预防措施,控制或减少心血管病危险因素,预防心血管事件,减少群体发病率。在致残致死的心血管病中,75% 以上的是动脉粥样硬化性疾病。实践证明,一级预防措施可有效延缓或避免心血管事件发生,从而降低心血管病的发病率和死亡率。研究显示,西方国家心血管病的死亡率下降,其中 40%～70% 归因于危险因素控制。动脉粥样硬化与血栓形成是相互作用的关系,血栓既是动脉粥样硬化的始动环节,又是动脉粥样硬化斑块破裂后血管腔闭塞的主要参与者。

动脉血栓栓塞性疾病主要包括冠状动脉粥样硬化性心脏病(慢性心肌缺血综合征和急性冠脉综合征)、缺血性脑卒中及周围动脉血栓栓塞性疾病。本节主要讨论在上述疾病范畴内,基于心血管病一级预防的抗栓治疗原则。

■二、一级预防中的非药物治疗

对于一级预防首先推荐健康生活方式,包括饮食、身体活动、控制体重、戒烟和限制饮酒等。①合理膳食包括新鲜蔬菜、全谷物、粗杂粮等纤维摄入,减少饱和脂肪,减少盐类(包括食盐、酱油及酱制品),控制胆固醇、碳水化合物摄入,避免摄入反式脂肪等措施,有利于逆转或减轻肥胖、高胆固醇血症、糖尿病、高血压,以及心血管病预防。根据中国营养学会建议的"中国居民平衡膳食"模式,摄入的食物需多样化,涵盖全谷物和杂豆类50～150g,薯类50～100g,蔬菜300～500g,水果200～350g,鱼、禽、蛋、瘦肉120～200g(其中蛋类40～50g,相当于1个鸡蛋),奶类300g,用来增加纤维素、维生素、钾等摄入量。②规律的身体活动是维持和改善心血管健康的基石。有氧运动包括快走、慢跑、游泳、骑自行车、跳广场舞等。老年人可选择瑜伽、太极拳、广场舞等形式活动,能明显增加心肺适应性。③控制体重:将BMI控制在24kg/m²以下;腰围<90cm(男性)或85cm(女性)。据调查,戒烟5年后心血管病风险可恢复至正常水平。戒烟是预防心血管病及其他慢性病的重要措施。④限制饮酒:《中国居民膳食指南》建议每天酒精摄入量男性不超过25g,女性不超过15g。

■三、特殊人群的一级预防

2型糖尿病患者:生活方式改变是关键。控制不佳,可考虑二甲双胍作为一线治疗以改善血糖并降低心血管病风险。患者若存在其他心血管病风险因素,可考虑钠-葡萄糖协同转运蛋白2(sodium-glucose cotransporter,SGLT-2)抑制剂或胰高血糖素样肽-1(glucagon-like peptide-1,GLP-1)受体激动剂以改善血糖并降低心血管病风险。

高胆固醇血症患者:高LDL-C(>190mg/dL)患者、40～75岁糖尿病患者及经评估后风险足够高的ASCVD患者,考虑他汀类药物作为一级预防用药。

高血压患者:对于所有血压升高或高血压的成人,建议采取非药物干预措施。对于需要药物治疗的患者,最佳血压目标应控制在收缩压/舒张压<130/80mmHg,基本血压目标应控制在收缩压/舒张压<140/90mmHg。

■四、一级预防中的抗血栓药物治疗

动脉粥样硬化性血栓事件的预防是整个心血管病一级预防中不可或缺的部分。

1.治疗原则

血小板的激活是动脉粥样硬化性血栓事件的最终共同环节,因此用于一级预防的药物主要是抗血小板药。阿司匹林作为抗血小板药,在一级预防的地位多次获得认可。

早期实施抗栓治疗对于动脉血栓栓塞性疾病的一级预防具有重要意义。参照《中国心血管病一级预防指南》《2019阿司匹林在心血管疾病一级预防中的应用中国专家共识》《口服抗栓药物相关消化道损伤防治专家共识》《心血管疾病一级预防中国专家共识》《2019 ACC/AHA心血管疾病一级预防指南》，在动脉血栓栓塞性疾病一级预防治疗中，需结合患者的疾病情况、心血管危险因素及出血风险等，判断患者服用阿司匹林治疗的效益风险比。一级预防的治疗原则：服用阿司匹林的获益大于风险。

2.治疗方案

根据《2019阿司匹林在心血管疾病一级预防中的应用中国专家共识》，只有在获益明显超过风险时，使用阿司匹林进行一级预防才有意义。对于ASVCD风险较高但出血风险不高的40~70岁成人，可考虑将小剂量阿司匹林作为ASCVD一级预防的主要措施之一。

对于所有拟使用阿司匹林的患者，用药前必须采取4项措施。

(1)仔细权衡获益-出血风险比，筛查和排除出血高危人群，并在使用过程中定期或动态地评估获益-出血风险比，发现问题及时处理。

(2)应用阿司匹林前，建议行^{13}C或^{14}C呼气试验筛查幽门螺杆菌(Hp)，如果Hp阳性，应予根除，检测前需停用抗菌药物及铋剂至少4周，停用质子泵抑制剂(PPI)至少7d。应用阿司匹林后，需要随访观察消化道不适症状和出血征象，注意有无黑便或不明原因贫血，每1~3个月定期检查便隐血及血常规，尤其在用药最初12个月内。

应用CRUSADE出血风险预测模型评估患者出血危险，根据评分可分为很低危(<20分)、低危(21~30分)、中危(31~40分)、高危(41~50分)、很高危(>50分)。

按照相关专科规范，采取降低消化道出血风险的防范措施，提前治疗消化道活动性病变(包括根除Hp)，必要时预防性应用PPI或H2受体拮抗剂。

(3)坚持健康生活方式(戒烟、慎酒、科学膳食及运动)并积极控制血压、血糖和血脂水平。高血压患者须控制收缩压/舒张压<140/90mmHg，才可考虑使用阿司匹林。

(4)在处方开具阿司匹林之前先进行医患沟通，患者同意后开始应用。

下列ASCVD高危人群可以考虑服用小剂量阿司匹林(75~100mg/d)进行一级预防：40~70岁成人，初始风险评估时ASCVD的10年预期风险≥10%，且经积极治疗干预后仍然有≥3个主要危险因素控制不佳或难以改变(如早发心血管病家族史),可以考虑服用阿司匹林来降低缺血性心血管病风险。主要危险因素包括:①高血压;②糖尿病;③血脂异常,总胆固醇(TC)≥6.2mmol/L,或LDL-C≥4.1mmol/L,或高密度脂蛋白胆固醇(HDL-C)<1.0mmol/L;④吸烟;⑤早发心血管病家族史(一级亲属发病年龄<50岁);⑥肥胖,BMI≥28kg/m²;⑦冠状动脉钙化评分≥100分或非阻塞性冠状动脉狭窄(<50%)。

3.阿司匹林推荐剂量

阿司匹林在ASCVD防治中主要用于抗血小板治疗,可明显减少急性血栓形成事件的发生率。该药对动脉粥样硬化和冠心病的一级预防也有一定疗效,不同治疗情况的冠心病患者剂量不同:①慢性稳定型心绞痛患者,每天75~150mg,长期应用。②非ST段抬高急性冠脉综合征患者,即刻75~300mg口服,以后长期治疗,每天75~150mg。③对于ST段抬高心肌梗死患者,无论是否接受溶栓治疗,初诊时给予阿司匹林75~150mg嚼服(除非有禁忌或已经服用),以后长期治疗,每天75~150mg。④对于冠脉旁路移植术患者,建议术前不必停阿司匹林,且术后24h内开始只服阿司匹林75~150mg/d,长期应用。⑤因阿司匹林生物利用度及抗血小板作用可能延迟,PCI术前至少2h给予阿司匹林75~300mg。若应用小剂量阿司匹林(75~150mg),至少应于术前24h服药。⑥对于外周血管疾病,无论慢性肢体缺血患者是否接受介入治疗,颈动脉狭窄患者是否接受颈动脉内膜切除术,都建议长期口服阿司匹林75~150mg/d。⑦阿司匹林一级预防的获益取决于患者的冠心病危险程度。对于每年冠脉事件风险大于1.5%的患者,阿司匹林用于一级预防是安全和值得的;对于有中等冠脉事件风险的患者(以年龄的心脏危险因素为标准,10年心脏事件风险>10%),建议使用阿司匹林75~150mg/d,优于维生素K拮抗剂或不接受抗栓治疗。对于服用阿司匹林后出血或有出血危险因素的患者,推荐使用小剂量阿司匹林(100mg/d)。不能耐受或禁忌使用阿司匹林的患者,可考虑长期使用氯吡格雷75mg/d来替代阿司匹林。

4.服用阿司匹林的注意事项

对于肠溶剂型,空腹服用有利于药物吸收、提高生物利用度。非肠溶剂型则需在饭后服用,以降低不良反应、提高耐受性。服用阿司匹林期间饮食需要注意:有类似阿司匹林作用的抗凝食物有黑木耳、山楂、番茄、红葡萄、橘子、生姜等,合用时要警惕出血现象;茶叶内的茶碱成分不仅能升高体温,还会抵消阿司匹林的作用,所以服用阿司匹林前后一段时间最好不要喝茶。

单次服用小剂量阿司匹林已足以抑制体内现存血小板的活性,同时体内每天有10%～15%的血小板再生,这部分血小板是有活性的,故需每天服用阿司匹林以保证新生血小板功能受到抑制。若连续两次忘记服用阿司匹林,体内具有活性的血小板将达到30%左右,已足够促成血栓事件的发生。偶尔忘记服用一次阿司匹林不会影响其疗效,尽量在下一次服药时间服用常规剂量阿司匹林即可,不需要在下一次服药时间加倍服用;但连续两次或两次以上漏服阿司匹林,则将影响其对血栓栓塞性疾病的防治效果。牙龈或痔小出血应当在不停止积极治疗情况下进行适宜的局部处理。如果局部处理使出血得到了完全控制,则不需要停用阿司匹林。严重痔出血者应停用阿司匹林并中和或逆转其抗栓作用。

　　避免同时服用影响阿司匹林疗效的药物,如非类固醇抗炎药,尤其是布洛芬。布洛芬可通过占据阿司匹林作用位点来抑制阿司匹林的功效。

第五章　心腔内血栓治疗

第一节　房颤的抗栓治疗

心房颤动(简称房颤)是最主要的心律失常之一,其发病率与年龄的增长呈正相关关系,呈现越发年轻化趋势。房颤发作时心房会丧失节律性收缩,表现为一种以无序心房电活动为特征的快速室上性心律失常,主要影响心输出量,使得血流缓慢,血液淤积,进而引起全身性栓塞(systemic embolism,SE)疾病。预防血栓栓塞是房颤最重要的治疗措施,目前临床常用的口服抗凝药物主要为华法林和NOAC,应用抗凝药物能够明显降低血栓栓塞事件的发生率,同时改善患者预后。

■一、房颤的诊断

1.定义

房颤是临床上最常见的心律失常之一,是一种快速的室上性心律失常,是指不协调的心房激动并导致心房无效收缩,心房激动频率可达325~600次/min。房颤使心房失去有效的收缩与舒张,伴有快速或缓慢心室率,导致心脏泵血功能下降,心房内附壁血栓形成。血栓脱落可致脑卒中及体循环栓塞,可危及生命,并严重影响患者的生命质量。

2.分类

目前,根据《中国血栓性疾病防治指南》,按是否伴有瓣膜性疾病,房颤可分为瓣膜性房颤和非瓣膜性房颤,两种房颤的抗凝策略也有不同。

根据房颤发作的持续时间,转复并长期维持窦性心律的难易程度和治疗策略的选择,房颤可分为阵发性房颤、持续性房颤、持久性房颤和永久性房颤,具体定义见表5-1。

表5-1　房颤的分类及定义

类型	定义
阵发性房颤	房颤持续时间<7d
持续性房颤	房颤持续7d及以上
持久性房颤	房颤持续时间≥1年
永久性房颤	转复并维持窦性心律可能性小,房颤持续10～20年以上,心电图显示近于直线的极细小f波;或心脏磁共振成像显示左心房纤维化面积占左心房面积的30%以上

3.诊断

根据症状特点、体格检查、心电图等可明确房颤的诊断。

(1)症状:主要是心悸、活动耐力下降和胸部不适,程度轻重不一。少数患者有胸闷、头晕及尿量增多(心房利尿钠肽分泌增加所致)等症状。个体差异很大,约1/4患者自述无症状。因症状不特异,房颤发作时,可不同程度地影响患者活动能力,并可使原有疾病(如心绞痛、心力衰竭等)的症状加重。

(2)体征:房颤最重要的体征是心音强弱不等,心律绝对不齐。检查时可见脉搏短绌(单位时间内脉率少于心率)。

(3)心电图:房颤的确诊必须要有心电图证据。房颤心电图特点:单联心电图(≥30s)或12导联心电图(≥10s)P波消失,代之以振幅、频率不等的颤动波(f波),RR间期绝对不规则。

■二、瓣膜性房颤的抗栓治疗

《心房颤动:目前的认识和治疗建议(2021)》将机械瓣置换术后或中—重度二尖瓣狭窄合并的房颤定义为瓣膜性房颤。因此,瓣膜病合并的房颤不等于瓣膜性房颤,除了机械瓣置换术后或中—重度二尖瓣狭窄合并的房颤,其他的都称为非瓣膜性房颤。瓣膜性房颤栓塞事件的发生风险高,血栓形成的机制有所不同。其中,重度二尖瓣狭窄导致房颤患者的血栓形成机制包括左心房显著增大、心房内血液流变学改变、血流静止、内皮损害、炎症反应、左心耳血流静止等;机械瓣作为异物激活血小板以及内源性和外源性凝血系统等。瓣膜性房颤患者发生血栓栓塞的风险高达5%～62%,在口服抗凝药物选择上只能使用华法林。

服用华法林的患者应定期监测INR并调整剂量,以维持INR在治疗目标(2.0～3.0)之内,此时出血和血栓栓塞的风险均最低。华法林抗凝治疗除有效治疗窗窄外,还存在起效较慢、半衰期长等特点,且易受其他多种因素的影响(包括遗传、药物和食物等)。应加强患者教育和随访以及INR的监测,尤其是在饮食结构、合并用药有较大变化时应增加监测频率,根据INR及时调整华法林剂量,从而提高治疗目标范围内的时间百分比(time with in therapeutic range,TTR),改善华法林的治疗效果。

■三、非瓣膜性房颤的抗栓治疗

对于大多数存在血栓风险的房颤患者,通常推荐长期使用口服抗凝药来降低栓塞风险。但该治疗会增加出血风险,故推荐用药时需要权衡利弊,与患者共同决策。

相关指南指出,对于非瓣膜性房颤患者,如果无禁忌证,需要评估脑卒中风险,脑卒中风险高的患者需要使用抗凝药。目前,国际上推荐采用CHA2DS2-VASc评分表对患者进行脑卒中风险评估(表5-2):①对于男性≥2分、女性≥3分的患者,均建议使用口服抗凝药物;②对于男性=1分、女性=2分的患者,应平衡预期脑卒中风险降低程度、出血风险和患者意愿,考虑口服抗凝药物治疗;③对于男性=0分、女性≤1分的患者,脑卒中风险低,不需常规口服抗凝药物。目前,国内批准可用于预防非瓣膜性房颤患者发生脑卒中的抗凝药为华法林和NOAC,NOAC包括直接凝血酶抑制剂达比加群酯、直接Xa因子抑制剂利伐沙班及艾多沙班等。

表5-2　CHA2DS2-VASc评分表

危险因素	分数
充血性心力衰竭	1
高血压	1
年龄≥75岁	2
年龄65~74岁	1
脑卒中	2
血管疾病	1
糖尿病	1
性别(女性)	1

1.华法林的使用

华法林是较早在房颤患者中使用的抗凝药物,且临床有效性和安全性都有较多的临床证据,可使房颤患者的脑卒中风险降低64%。非瓣膜性房颤患者服用华法林期间需要关注的点与瓣膜性房颤患者类似,需要定期监测INR和评估TTR。

在饮食结构、合并用药有较大变化时,应增加 INR 监测频率,根据 INR 及时调整华法林剂量,从而提高 TTR,改善华法林的治疗效果。

2. NOAC 的使用

在非瓣膜性房颤患者中,相比华法林,NOAC 有较多的临床优势。一系列与华法林对照研究的结果显示,NOAC 预防脑卒中(包括缺血性和出血性)的疗效均不劣于华法林。在安全性方面,所有 NOAC 大型临床试验的结果均显示,与华法林比较,NOAC 的颅内出血和出血性脑卒中风险较低。在几个 NOAC 与华法林随机对照的大型临床试验中,出血以外的其他不良事件发生率,沙班类 NOAC 与华法林相似。另外,NOAC 使用方便(无须常规检测 INR),不易与饮食发生相互作用,药物相互作用少。NOAC 和华法林的比较详见表5-3。

表5-3 NOAC 和华法林的比较

事件	达比加群 110mg(bid)	达比加群 150mg(bid)	利伐沙班 20mg(qd)	阿哌沙班 5mg(qd)	艾多沙班 60mg(qd)	艾多沙班 330mg(qd)
脑卒中/体循环栓塞	不劣于	减少	不劣于	减少	不劣于	不劣于
大出血	减少	相似	相似	减少	减少	减少
消化道出血	相似	增加	增加	相似	增加	减少
颅内出血	减少	减少	减少	减少	减少	减少

■四、非瓣膜性房颤特殊情况下的抗栓治疗

针对合并冠心病或者接受经皮冠状动脉介入治疗以及肝肾功能不全等临床情况特殊的房颤人群,制定抗凝策略时需要综合考虑、科学决策,综合评估出血风险。出血风险评估通常用 HAS-BLED 评分表(表5-4)。对于评分≥3分的高风险出血患者,需要医患讨论后共同决策是否需要抗凝方案。

表5-4 HAS-BLED 评分表

临床特点	分数	说明
未控制的高血压(H)	1	收缩压>160mmHg
肝肾功能异常(各1分)(A)	1或2	肝功能异常定义为肝硬化或胆红素>2倍正常上限,AST/ALT/ALP>3倍正常上限;肾功能异常定义为透析或肾移植,或血清肌酐>200μmol/L
脑卒中(S)	1	包括缺血性脑卒中和出血性脑卒中
出血(B)	1	出血史或出血倾向(既往大出血、贫血或严重血小板减少)
INR 易波动(L)	1	INR 不稳定/过高,或 TTR<60%

临床特点	分数	说明
老年(E)	1	年龄＞65岁
药物或过量饮酒(D)（各1分）	1或2	药物指合并应用抗血小板药物或非甾体抗炎药,过量饮酒是指乙醇摄入量＞112g/周

注:AST,天冬氨酸转氨酶(aspartate transaminase);ALT,丙氨酸转氨酶(alanine transaminase);ALP,碱性磷酸酶(alkaline phosphatase)。

1.合并冠心病

冠心病患者通常需要使用抗血小板药物。20%～30%的房颤患者合并冠心病,包括急性冠脉综合征和慢性冠脉综合征。联合应用口服抗凝药与抗血小板药物,特别是三联抗栓治疗会显著增加出血风险。因此,对于房颤合并冠心病患者,需仔细评估栓塞及出血风险,选择合理的抗栓策略。对于口服抗凝药的选择,首选NOAC,与抗血小板药物联用时应考虑使用较低剂量NOAC(如利伐沙班15mg,qd;或达比加群酯110mg,bid),以降低出血风险。在需要联合抗血小板与抗凝治疗时,尽可能缩短包括口服抗凝药联合双联抗血小板的三联抗栓治疗时程。口服抗凝药联合单一抗血小板药物优选P2Y12受体拮抗剂,首选氯吡格雷,而尽量避免使用强效P2Y12受体拮抗剂。如需使用华法林抗凝联合抗血小板药物治疗,应调整华法林剂量,维持INR目标2.0～2.5及TTR＞70%。

2.肾功能不全

对于慢性肾脏病合并房颤患者,脑卒中、出血和死亡风险均增加,抗凝药物中NOAC比华法林更安全有效。其中,阿哌沙班在所有NOAC中依赖肾脏代谢的程度最小,故其在慢性肾脏病患者中应用较多;达比加群酯的肾脏代谢比例高达80%,不建议用于eGFR＜30mL/min的患者;艾多沙班和利伐沙班相对安全,不推荐用于eGFR＜15mL/min的患者。详见表5-5。

表5-5 肾功能不全患者的NOAC使用

eGFR/[mL/(min·1.73m²)]	达比加群	利伐沙班	阿哌沙班	艾多沙班
≥50				
30～49				
15～29	禁用	慎用		
＜15	禁用	禁用	禁用	禁用

注:灰色表示可以使用。

3.肝功能不全

肝脏是合成凝血因子与代谢口服抗凝药的主要器官,肝功能异常的患者可出现凝血功能障碍,重度肝脏功能异常的患者禁用口服抗凝药。对于肝功能异常的房颤患者,建议采用Child-Pugh分级指导口服抗凝药治疗。对于Child-Pugh C级(10~15分)的房颤患者,无应用口服抗凝药的证据。Child-Pugh B级(7~9分)的房颤患者因服用利伐沙班时药物血浆浓度显著升高,应避免应用利伐沙班,可慎重选择阿哌沙班、达比加群酯和艾多沙班。Child-PughA级(≤6分)的患者可使用标准剂量的口服抗凝药治疗。对于合并肝功能异常的患者,要严密监测肝功能的变化和出血并发症。详见表5-6。

表5-6　肝功能不全患者的NOAC使用

Child-Pugh分级	达比加群酯	利伐沙班	阿哌沙班	艾多沙班
A(5~6分)	可用	可用	可用	可用
B(7~9分)	慎用	禁用	慎用	慎用
C(10~15分)	禁用	禁用	禁用	禁用

第二节　心脏瓣膜病的抗栓治疗

■一、风湿性心脏瓣膜病的抗栓治疗

风湿性心脏瓣膜病是急性风湿热心脏炎后所遗留下来的以瓣膜病变为主的心脏病,表现为二尖瓣、主动脉瓣、三尖瓣中有一个或几个瓣膜狭窄和(或)关闭不全,为器质性心脏病中的常见病,在成人心血管中的发病率很高。患病初期常常无明显症状,后期则表现为心慌气短、乏力、咳嗽、肢体水肿、咳粉红色泡沫样痰,直至心力衰竭而死亡。有的患者则表现为动脉栓塞以及脑梗死。风湿性二尖瓣疾病是心脏瓣膜病中体循环栓塞风险最高的一种,每年栓塞率为1.5%~4.7%。左心房增大、左房血栓形成、主动脉瓣反流、高龄和低心输出量都是栓塞的危险因素。有过一次栓塞史的患者中,有1/3~2/3会再发栓塞。以下为风湿性心脏瓣膜病的抗栓治疗建议。

(1)对于风湿性二尖瓣伴窦性心律合并左心房内径>55mm的患者,建议VKA(如华法林)抗凝治疗,INR目标2.5,范围2.0~3.0。

(2)对于风湿性二尖瓣疾病合并房颤、左房血栓或既往体循环栓塞史的患者,建议VKA抗凝治疗,INR目标2.5,范围2.0~3.0。对于达到上述INR药物剂量后仍

发生体循环栓塞者,推荐加用阿司匹林75~100mg/d。

对于风湿性心脏病二尖瓣狭窄的患者,手术治疗常采用经皮二尖瓣球囊扩张术(percutaneous balloon mitral valvuloplasty,PBMV;也叫经皮二尖瓣球囊成形术),这是风湿性心脏病二尖瓣狭窄的一种有效治疗方案。一般经股静脉途径,将球囊放至粘连的二尖瓣,通过球囊扩张将粘连的瓣叶撕开,以缓解或解除二尖瓣狭窄。左房血栓是PBMV的禁忌证。若经食管超声心动图(transesophageal echocardiography,TEE)发现左房血栓,应推迟PBMV并给予VKA抗凝治疗(INR目标3.0,范围2.5~3.5),凝血酶原时间(PT)及活化部分凝血活酶时间(APTT)控制在正常值的1.5~2.0倍,3.1周±1.4周后心房血栓就会消失,复查TEE证实左房血栓溶解后行PBMV是安全的。

■二、感染性心内膜炎抗栓治疗

感染性心内膜炎(infective endocarditis,IE)是由病原微生物经血液途径直接侵袭心脏内膜引起的炎症性疾病,常伴赘生物的形成。赘生物由大小不等、形状不一的血小板和纤维素团块组成,内含病原微生物及炎症细胞。赘生物脱落后形成的栓子,经肺循环或体循环到达肺、脑、心脏、肾脏和脾脏等,引起相应器官的缺血或梗死。

栓塞事件是IE常见且危及生命的并发症,发生率为13%~49%。IE的抗栓策略归纳如下。

(1)自体瓣膜心内膜炎(native valve endocarditis,NVE):①不推荐NVE常规抗凝治疗,除非有明确抗凝指征;②不推荐NVE常规抗血小板治疗,除非有明确抗血小板指征。

(2)人工瓣膜心内膜炎(prosthetic valve endocarditis,PVE):服用VKA者,应在最初出现感染迹象时即停用VKA,直至明确不需要侵入性操作。当患者病情稳定、无明显中枢神经系统症状、无其他抗凝禁忌时,建议重新启动VKA治疗。

(3)血栓性心内膜炎和全身性栓塞或肺血栓栓塞症患者:静脉注射足量普通肝素或皮下注射低分子肝素。

(4)播散性恶性肿瘤或全身性衰弱状态伴有无菌性赘生物者:使用全剂量普通肝素。

■三、生物瓣膜置换术后抗栓治疗

生物瓣膜即由生物组织材料制成的人工心脏瓣膜,可分为异种、同种异体、自体生物瓣膜。最常使用的生物瓣膜是异种生物瓣膜,包括猪主动脉瓣制作的猪心瓣膜、牛心包(包裹牛心脏的致密组织)制作的牛心包瓣膜等。同种异体生物瓣膜就是其他人体内的心脏瓣膜,而自体生物瓣膜则是患者自身的心脏瓣膜,其中异体生物瓣膜应用较为广泛。以下为生物瓣膜置换术的抗栓治疗建议。

(1)生物瓣膜置换围手术期抗栓治疗(术后0~5d):使用UFH或LMWH桥接治疗的证据尚缺乏,目前暂无建议。

(2)主动脉瓣生物瓣膜置换术后早期抗栓治疗(3个月内):建议华法林抗凝3个月,INR范围1.5~2.5。

(3)经导管主动脉瓣置换术(transcatheter aortic valve replacement,TAVR;也称经导管主动脉瓣植入术):①对于无抗凝指征的TAVR术后患者,建议使用单药抗血小板(SAPT)而非双联抗血小板(DAPT)治疗,首选阿司匹林。②对于高栓塞风险患者,建议予阿司匹林75~100mg/d+氯吡格雷75mg/d双联抗血小板3~6个月。③对于有抗凝指征(主要为房颤,其次是机械瓣膜假体植入、深静脉血栓形成、肺血栓栓塞症、左心室血栓、肺动脉高压或凝血障碍等症状)的患者,建议终生口服抗凝药物:首选VKA或单独使用NOAC。④对于合并急性冠脉综合征或近期行经皮冠状动脉介入治疗而需要抗血小板治疗的TAVR术后患者,应充分评估其血栓及出血风险。其中,对于低出血风险的患者,推荐予口服抗凝药联合抗血小板治疗(优先推荐氯吡格雷75mg/d)6个月(CCS患者)或12个月(ACS患者)。而对于出血风险较高的患者,建议缩短抗血小板治疗时间至1~3个月(CCS患者)或3~6个月(ACS患者)。

(4)二尖瓣生物瓣膜置换术后早期抗栓治疗(3个月内):建议华法林抗凝3个月,INR范围1.5~2.5。

(5)生物瓣膜置换术后长期抗栓治疗:①对于生物瓣膜置换术患者,建议抗凝3个月后长期服用阿司匹林75~100mg/d。而对于存在血栓高危因素(如房颤、脑卒中病史、高凝状态、心功能降低、左心房增大等)的患者,建议长期服用华法林或NOAC治疗。②对于植入生物瓣膜的缺血性脑卒中或短暂性脑缺血发作患者,如没有房颤及其他抗凝指征,瓣膜置换术后推荐予华法林3~6个月,然后长期使用阿司匹林抗血小板治疗。

■四、机械瓣置换术后抗栓策略

心脏瓣膜病是目前我国最为常见的心脏疾病之一,治疗方法主要包括人工瓣膜置换术及瓣膜成形修复术。相对于生物瓣膜而言,人工机械瓣膜再次手术的风险较小且使用时间更长,受益患者的年龄范围更广,但是术后患者需要终身服用抗凝药并可能出现血栓栓塞及出血并发症。因此,机械瓣置换术后规范抗凝治疗显得尤为重要。

1.围手术期抗栓治疗

《2020 ACC/AHA心脏瓣膜病患者管理指南》推荐使用低剂量UFH或低剂量LMWH,直至华法林INR达到目标值。《中国血栓性疾病防治指南》指出,华法林抗凝3~5d后INR才能达标,因此建议术后UFH/LMWH桥接抗凝时,同时服用华法林,INR达标后停用UFH/LMWH。

2.主动脉瓣机械瓣置换术后长期抗栓治疗

《2020 ACC/AHA心脏瓣膜病患者管理指南》推荐,主动脉瓣机械瓣置换术后理想的抗凝强度为INR 2.5;对合并有栓塞高危因素者(房颤、既往栓塞病史、左心功能低下、高凝状态等),建议INR 3.0。美国胸科医师学会(American College of Chest Physicians,ACCP)推荐的INR目标范围为2.0~3.0。国人对华法林的耐受性相对于西方人来说更加敏感,机械瓣置换术后出血并发症的发生率(0.7%~10.4%)明显高于欧美人群(1.4%~2.4%),而栓塞的发生率(0.30%~1.48%)低于欧美人群(2.0%~3.8%)。因此,国内较多的研究机构及学者认为,低强度的华法林抗凝(INR 1.5~2.0)更适合中国人群。一项针对亚洲人的临床回顾性队列研究显示,主动脉瓣置换术后患者INR维持在1.5~2.0与2.0~2.5相比,血栓事件并未显著增加,这与《中国血栓性疾病防治指南》推荐的INR目标值2.0接近。因此,考虑到国人对华法林耐受性较敏感,建议其主动脉瓣置换术后INR维持在1.5~2.5。

3.二尖瓣机械瓣置换术后长期抗栓治疗

建议二尖瓣机械瓣置换术后患者长期口服VKA抗凝治疗。《2020 ACC/AHA心脏瓣膜病患者管理指南》推荐INR目标3.0;《中国血栓性疾病防治指南》推荐INR目标2.0,范围1.5~2.5。国内对INR指导抗凝治疗的标准在不断探究中,早期数据表明,与高强度抗凝治疗相比,在二尖瓣置换术后采用低强度抗凝治疗(INR<2.0)与患者血栓栓塞率和出血率的增加无关。低强度的抗凝治疗(INR 1.4~2.0)可在有效预防血栓形成的同时明显减少出血事件的发生。一项针对亚洲人的临床回顾

性队列研究显示,接受二尖瓣置换术后的患者在使用INR指导华法林使用时,INR 2.0~2.5的血栓不良事件发生率并不显著高于INR 2.5~3.0。

4.主动脉瓣联合二尖瓣置换术后长期抗栓治疗

《中国血栓性疾病防治指南》建议主动脉瓣联合二尖瓣置换术后患者长期口服VKA抗凝,INR目标2.0,范围1.5~2.5。《心脏瓣膜外科抗凝治疗中国专家共识》建议INR范围1.8~2.5。

5.机械瓣置换术后其他抗凝建议

《2021 ESC/EACTS瓣膜性心脏病管理指南》中对于机械瓣置换术后的抗凝强度推荐是根据患者的栓塞风险决定的,推荐INR 2.0~4.0;一旦出现栓塞事件,则建议联合阿司匹林(75~100mg)治疗;对于机械瓣置换术后合并冠状动脉粥样硬化性疾病且低出血风险患者,建议联合阿司匹林(75~100mg)治疗;若需植入冠状动脉支架,推荐三联(华法林+阿司匹林75~100mg+氯吡格雷75mg)治疗1个月,若存在较高的冠状动脉缺血风险,则建议延长三联治疗至6个月;若患者存在高出血风险,则建议华法林+氯吡格雷75mg治疗1个月。《心脏瓣膜外科抗凝治疗中国专家共识》推荐,对于机械瓣置换术后合并其他血栓高危风险者(如房颤、既往栓塞病史、左心功能低下、高凝状态等),则建议华法林终身抗凝,INR 2.0~3.0;对于瓣膜置换术后仍有血栓形成、华法林抵抗,或服用大剂量华法林(10mg/d)仍无法达到目标INR范围者,建议在服用华法林基础上加用阿司匹林100mg/d。

■五、心脏瓣膜修复后抗栓治疗

随着目前退行性二尖瓣病变的占比越来越高,二尖瓣成形术也越加普及。对二尖瓣成形术后的栓塞事件及危险因素分析发现,血栓事件主要发生在术后6周内,且其发生概率高达3.5%,缺乏抗凝治疗是其主要的危险因素。《心脏瓣膜外科抗凝治疗中国专家共识》推荐,二尖瓣成形术后均给予华法林抗凝(INR 2.5)治疗3个月,但是关于瓣膜成形修复术后的抗凝策略一直备受争议。为此,对于二尖瓣成形术后的抗凝策略的选择仍需进一步的临床研究。

《中国血栓性疾病防治指南》指出,针对二尖瓣成形术后的抗栓治疗,推荐术后华法林抗凝3个月,INR目标2.0,范围1.5~2.5。针对主动脉瓣修复术后的抗栓治疗,建议术后口服阿司匹林50~100mg/d治疗3个月。但针对患者更为复杂的生理状态,则需要更加复杂的诊疗策略。若患者二尖瓣成形术后出现窦性心律,建议给予华法林抗凝治疗3~6个月,INR控制为1.5~2.5;或给予阿司匹林100mg/d治疗3~6个月。若患者二尖瓣成形术后出现房颤心律,则建议参考房颤的抗凝标准及要求,长期抗凝。若患者为三尖瓣成形术合并左心瓣膜术后,可直接参考左心瓣膜术后的标准执行。

■六、人工瓣膜血栓抗栓治疗

人工瓣膜血栓是一种人工心脏瓣膜置换术后出现的严重致死性并发症。抗栓治疗是人工瓣膜植入后预防瓣膜血栓形成及栓塞的重要手段。通俗来讲,人工瓣膜可分为机械瓣膜和生物瓣膜。众多研究表明,进入循环系统的所有异物都会形成血栓,需要临时或终身的抗栓治疗来预防血栓形成。对于不同病变部位和特征的瓣膜血栓形成,可选择瓣膜手术或溶栓治疗。与溶栓治疗相比,瓣膜手术是一种侵入性更高的手术,但成功率高,对避免瓣膜血栓形成的潜在灾难性并发症而言是必需的。溶栓治疗的风险包括出血并发症、栓塞和复发性血栓形成。《2021 ESC/EACTS 瓣膜性心脏病管理指南》建议对伴有严重症状的左心瓣膜血栓形成进行手术,并指出对于较大或移动的左心瓣膜血栓形成进行手术是合理的。溶栓治疗适用于右心瓣膜血栓形成和不符合这些标准的左心瓣膜血栓形成。对于不同生理状态,其所使用的治疗手段也有一定区别。

针对不同部位血栓及血栓斑块的大小,《心脏瓣膜外科抗凝治疗中国专家共识》推荐的治疗手段也有区别。

(1)针对右侧人工瓣膜血栓,若无明显禁忌,专家指南建议首选溶栓治疗,但其推荐指南证据级别较低。

(2)针对左侧人工瓣膜血栓,必须权衡再次手术的风险和溶栓带来的栓塞及出血风险。①若左侧人工瓣膜血栓≤0.8cm²且NYHA分级Ⅰ—Ⅱ级,建议溶栓治疗;②若左侧人工瓣膜血栓,NYHA分级Ⅲ—Ⅳ级,建议急诊手术治疗;③若左侧人工瓣膜血栓>0.8cm²,建议急诊手术治疗;④若左侧人工瓣膜血栓>0.8cm²,但有手术禁忌,建议采用溶栓治疗。值得注意的是,对于左侧瓣膜血栓,溶栓和手术治疗在病死率上无明显差异,溶栓治疗的栓塞事件发生率比手术治疗高约20倍,而在瓣膜血栓远期复发方面手术治疗明显优于溶栓治疗。对于左侧人工瓣膜血栓,目前的治疗多倾向于外科手术。

人工心脏瓣膜的血栓栓塞并发症可能由抗栓治疗不充分而引起,甚至尽管接受了恰当的治疗也有可能发生。血栓栓塞事件发生后,应全面评估抗栓治疗的充分性,以及血栓栓塞的潜在病因。在平衡抗栓治疗复发性血栓栓塞事件和出血并发症风险后,《2021 ESC/EACTS 瓣膜性心脏病管理指南》建议,在发生血栓栓塞并发症后加大抗血栓治疗的强度。如果采用了华法林抗凝治疗,但仍发生了血栓栓塞事件,则可增加INR目标。如果既往未使用华法林,则启动华法林治疗。如果之前未使用阿司匹林,则考虑加用低剂量阿司匹林(75~100mg/d)。

血栓栓塞性疾病是一个全身性疾病,涉及多个器官系统,错综复杂。因此,制定一个综合性的血栓栓塞性疾病防治策略,对于提高临床医师的防治意识和水平、规范诊疗行为具有重要意义。

第六章 其他血栓治疗

第一节 抗栓治疗的围手术期管理

对于长期服用抗血栓药物并需要进行外科手术的患者,药物导致的凝血功能障碍会影响围手术期的安全。围手术期如继续服用抗血栓药物可增加手术出血风险,而停用则可致血栓栓塞事件的风险增加。如何平衡两种风险至关重要,有时需多学科协作评估,并根据评估结果决定围手术期是否应该暂停抗血栓药物,以及暂停药物期间是否需要进行桥接抗栓治疗。

■ 一、VKA治疗患者的围手术期管理

VKA治疗患者围手术期管理的基本原则:首先按照手术及操作类型评估出血风险,决定是否需要术前停用VKA,然后根据患者发生血栓栓塞的风险,决定停药后是否行桥接抗凝。

1. 手术或操作的出血风险评估

术前须进行出血风险评估。围手术期出血风险主要受手术或有创操作的类型影响。通常来说,任何长时间(超过45min)的手术操作以及在重要部位(如中枢神经系统和心脏)、血运丰富的器官(如肝脏、脾脏)或大血管、纤溶活跃部位(如泌尿系统)等进行的手术或有创操作应视为有高危出血风险。此外,患者自身因素也可对出血风险产生影响,其相关风险可尝试采用出血相关评分量表(如HAS-BLED评分表)进行量化评估。国内外对于不同类型手术或有创操作出血风险分级并不完全一致,详见表6-1~表6-3。

表6-1 《2021欧洲心律学会非维生素拮抗剂口服抗凝药物在房颤患者中的应用实践指南》择期外科手术的出血风险分级

风险分级	手术操作类别
极低风险(即很少出血且临床影响较小)	拔牙(1~3颗牙齿)、牙周手术、种植体植入、龈下刮治/清洁；白内障或青光眼手术；无活检或切除的内镜检查；浅表手术(如脓肿切口、小的皮肤切除、皮肤活检等)；起搏器或ICD植入(复杂程序除外)；电生理研究或导管消融(复杂手术除外)；常规择期冠状动脉/外周动脉介入治疗(复杂手术除外)；肌内注射(如接种疫苗)
低风险(即很少出血或有非严重临床影响)	复杂的牙科手术；简单活检的内镜检查；小型骨科手术(足部、手、关节镜检查等)
高风险[即频繁出血和(或)有重要临床影响]	心脏手术；外周动脉血运重建手术(如主动脉瘤修复、血管搭桥)；复杂侵入性心脏介入治疗,包括导线拔除、(心外膜)室速消融、慢性完全闭塞PCI等；神经外科手术；脊髓或硬膜外麻醉；腰椎诊断性穿刺；复杂内镜检查(如多发/大息肉切除、ERCP伴括约肌切开术等)；腹部手术(包括肝脏活检)；胸外科手术；大型泌尿外科手术/活检(包括肾脏)；体外冲击波碎石术；大型骨科手术

注:ICD,植入型心律转复除颤器(implantable cardioverter defibrillator);ERCP,内镜逆行胰胆管造影术(endoscopic retrograde cholangiopancreatography)。

表6-2 《抗栓治疗病人接受非心脏手术围手术期管理上海专家共识》(2021版)常见手术及操作出血风险分级

出血风险类别	手术操作类别
高	神经外科(颅内或脊柱)操作,泌尿道手术
中	大型肿瘤手术,大型血管外科手术(腹主动脉瘤修复、外周动脉旁路手术),矫形外科重建手术,肾脏或肝脏切除,大型胸腔内手术,(结肠镜检查下的)肠息肉切除,大型骨科手术,头颈外科手术,大型腹腔内手术
低	支气管镜检查和(或)活检,腹腔镜胆囊切除术或疝修补术,关节镜检查,消化道内镜活检,组织(前列腺、膀胱、甲状腺、淋巴结)活检
极低	简单皮肤手术(切除基底细胞癌和鳞状细胞癌、光化性角化病、恶性变或癌前病变的色素痣),白内障切除术,关节穿刺术,关节或软组织注射,不伴活检的胃肠道内镜检查,电休克疗法,中心静脉置管和移除

表6-3 《抗血栓药物围手术期管理多学科专家共识》外科手术出血风险分级

外科手术	出血风险	
	高危	低危
内镜操作	除外出血风险低危的内镜操作,包括内镜+实体肿物针吸活检,狭窄扩张(食管、结直肠),内镜下氩等离子凝固治疗,息肉切除术,经皮胃镜胃造口术,曲张血管硬化,痔核硬化,贲门失弛缓扩张术,黏膜切除术/黏膜下切除术,胰腺囊肿超声细针穿刺活检,壶腹切开术	食管、胃、十二指肠镜或结肠镜检查(不做活检),超声内镜无活检,内镜逆行胰胆管造影术,内镜下支架植入术,乳头肌扩张(无括约肌切开)
胸外科手术	除外出血风险低危的胸外科手术,包括肺叶切除术,一侧全肺切除术,胸膜全肺切除术,淋巴结清扫术,食管手术,胸膜剥脱术	单纯肺楔形切除术,单纯肺大疱切除术,胸膜活检(无胸膜出血、渗血),纵隔肿物切除术,胸壁肿物切除术
泌尿外科手术	肾上腺相关手术,肾脏相关手术,输尿管相关手术(非结石类手术),经皮肾镜碎石术,膀胱切除/部分切除术,前列腺根治性切除术,经尿道膀胱肿瘤电切术,经尿道前列腺切除术,睾丸切除/部分切除术,阴茎切除/部分切除术,经尿道闭孔无张力尿道中段悬吊术,腹膜后肿瘤切除术,回肠膀胱术	膀胱内镜检查,双猪尾管(DJ管)置入/置换/取出术,输尿管镜检查术,经尿道膀胱镜/输尿管镜碎石术,骶神经刺激电极植入/调节/取出术,前列腺粒子植入术,前列腺-尿道金属支架植入术,膀胱镜内切开术,尿道扩张术,尿道肿物切除术
骨科手术	股骨颈骨折手术,髋关节置换术,膝关节置换术,骨盆、长骨骨折切开复位内固定术,重大脊柱手术,人工肩关节置换术,骨肿瘤手术,二次翻修手术	手外科手术,足外科手术,小型脊柱外科手术,肩、手、膝、足部关节镜检查及手术
普通外科手术	甲状腺相关手术,胃相关手术(除外穿孔修补术),减肥手术,脾切除术,胰腺相关手术,胆囊手术,胆道相关手术,十二指肠相关手术(除外穿孔修补术),小肠相关手术,结肠相关手术,直肠相关手术,肝脏手术	乳腺手术,疝气手术,消化道穿孔修补术,造口还纳术,造口术,阑尾手术,皮肤肿物切除术

2.接受口服抗凝药物治疗患者的血栓栓塞风险评估

按照患者预估年血栓栓塞(脑卒中、周围动脉栓塞或VTE)发生风险,可将患者分为高、中、低危3个层级。高危指年血栓栓塞风险＞10%,中危指年血栓栓塞风险5%～10%,低危指年血栓栓塞风险＜5%。

机械心脏瓣膜置换术后、房颤及VTE这3类使用口服抗凝药物患者的血栓栓塞风险评估如表6-4所示。

表6-4　服用口服抗凝药物患者血栓栓塞风险评估

抗凝治疗适应证	血栓栓塞风险		
	高风险	中风险	低风险
机械心脏瓣膜(MHV)	任何二尖瓣MHV;笼球瓣或斜碟形主动脉瓣MHV;MHV合并近期(6个月)脑卒中或短暂性脑缺血发作	双叶式主动脉瓣MHV合并其中一个危险因素:房颤、既往有脑卒中或短暂性脑缺血发作、高血压、糖尿病、充血性心力衰竭、年龄>75岁	无前述危险因素的双叶式主动脉瓣MHV
房颤	CHA_2DS_2-VASc评分≥6分;3个月内新发脑卒中/TIA;中重度二尖瓣狭窄生物瓣膜置换3个月内	CHA_2DS_2-VASc评分4～5分;既往脑卒中/TIA病史>3个月	CHA_2DS_2-VASc评分2～3分;既往无脑卒中或TIA
VTE	3个月内VTE病史;严重的血栓形成倾向(蛋白S、蛋白C、抗凝血酶缺乏;抗磷脂抗体综合征等)	既往有3～12个月的VTE病史;VTE复发;活动期癌症(治疗6个月内或姑息性治疗);不严重的血栓形成倾向(Ⅴ因子Leiden突变、凝血酶原基因突变)	既往VTE病史>12个月,且无其他危险因素

注:CHA_2DS_2-VASc评分,充血性心力衰竭1分,高血压1分,年龄>75岁2分,糖尿病1分,脑卒中或TIA或栓塞史2分,血管性疾病(周围动脉疾病或者心肌梗死病人)1分,年龄65～74岁1分,女性1分。

3. 术前长期口服维生素K拮抗剂患者的停药及桥接策略

对于长期服用维生素K拮抗剂(VKA)治疗患者,围手术期管理的基本原则是:首先按照手术及操作类型评估出血风险,决定是否需要术前停用VKA,然后根据患者发生血栓栓塞的风险,决定停药后是否行桥接抗凝。

对于拟行低出血风险手术操作的患者,可不停用VKA,保持INR在治疗范围内。而对于高出血风险手术操作的患者,则需要停用VKA;如患者同时为血栓栓塞低危人群,可仅短期停用VKA而不桥接治疗。对于同时存在高出血风险和高血栓栓塞风险的患者,则需要在停用VKA的基础上考虑桥接治疗,桥接药物通常为LMWH或UFH。

(1)VKA的术前停药策略:华法林是VKA中最常用的一种。对于服用华法林的患者,需术前5d停用华法林,术前1d监测INR。若患者INR>1.5且需及早手术,则口服小剂量维生素K(1～2mg)以使INR尽快恢复正常。

(2)停用VKA后的桥接策略:一般在停用华法林后第2天启用LMWH或UFH治疗,术前24h停用LMWH,术前4～6h停用UFH。后根据不同出血风险选择术后

24～72h恢复使用LMWH或UFH,对于出血风险高的大手术,LMWH或UFH在术后48～72h恢复。

（3）VKA的术后恢复用药策略:患者术后若血流动力学稳定,应在术后12～24h恢复华法林治疗(常用剂量,一般在手术当晚或第2天)。当INR≥2时,停用肝素类药物。

■ 二、抗血小板药物治疗患者的围手术期管理

对于长期使用抗血小板药物治疗的患者,围手术期的处理原则基本与长期使用抗凝药物的患者相同,应充分衡量停药后的心脑血管疾病风险与继续抗血小板治疗的出血风险。

(一)服用抗血小板药物患者的血栓风险评估

对于服用抗血小板药物的患者,可根据用药目的分为心血管病一级预防和二级预防两大类。《抗栓治疗病人接受非心脏手术围手术期管理上海专家共识》(2021版)建议,以一级预防为目的接受抗血小板治疗的患者,血栓风险低,围手术期无须继续使用抗血小板药物或者进行桥接治疗。以二级预防为目的接受抗血小板治疗的患者主要相关的疾病包括冠心病、缺血性脑卒中和周围动脉疾病(接受或者未接受过经皮冠状动脉介入治疗或经皮冠状动脉旁路手术),这些患者的血栓风险如表6-5所示。

表6-5 服用抗血小板药物患者血栓风险评估

抗血小板治疗适应证	血栓栓塞风险	
	极高风险	高风险
冠心病	6个月之内发生过ACS;6个月之内进行过具有高危特征的PCI;1个月之内进行过无高危特征的PCI;6周之内进行过CABG	6～12个月之内发生过ACS;6～12个月之内进行过具有高危特征的PCI;1～6个月之内进行过无高危特征的PCI
缺血性脑卒中	1个月之内发生过脑卒中或TIA	1～3个月之内发生过脑卒中或TIA
周围动脉疾病	1个月之内进行过颈动脉支架植入术 1个月之内进行过下肢动脉经皮腔内治疗	1个月之内发生过下肢动脉闭塞

注:具备下列其中1项者为高危特征PCI。在充分抗血小板治疗前提下发生过支架内血栓,通畅冠脉为最后仅存的,存在多支血管病变尤其合并糖尿病或慢性肾脏病,植入3个支架及以上,处理3处病变及以上,存在分叉病变并植入双支架,总支架长度≥60mm。

(二)抗血小板药物的围术期用药策略

抗血小板药物的围术期用药管理,应根据患者的心血管事件风险、手术及操作出血风险,决定是否需要停药及桥接,具体策略如表6-6所示。桥接药物可选择GPⅡb/Ⅲa受体拮抗剂替罗非班或血小板P2Y12受体的直接竞争性抑制剂坎格瑞洛。

表6-6 抗血小板药物的围术期用药管理

手术及操作的出血风险	ASCVD患者的缺血性心血管事件风险		
	中低风险	高风险	极高风险
高	停用抗血小板药物	停用阿司匹林和P2Y12受体拮抗剂,需要桥接	尽量延迟,停用抗血小板药物,需要桥接
中	停用抗血小板药物	保留阿司匹林,停用P2Y12受体拮抗剂	尽量延迟,保留阿司匹林,停用P2Y12受体拮抗剂,可桥接
低	停用抗血小板药物	保留阿司匹林,停用P2Y12受体拮抗剂	尽量延迟,保留阿司匹林,停用P2Y12受体拮抗剂,可桥接
极低	可不停用	不停用	不停用

1.抗血小板药物的术前停药策略

使用阿司匹林作为心血管病二级预防的患者,若进行简单牙科手术、皮肤手术或白内障手术,可在手术期间继续使用阿司匹林。对正在使用阿司匹林治疗的患者,若心血管事件风险分级为高危和中危,建议在非心脏手术期间继续使用阿司匹林治疗;若心血管事件风险分级为低危,则建议术前停用阿司匹林。

若术前必须停用抗血小板药物,对于未行PCI的患者,建议术前7~10d停用阿司匹林,术前5d停用氯吡格雷、替格瑞洛,术前7d停用普拉格雷,而无论拟行手术出血风险高或低。对于PCI术后患者,在大部分手术操作围手术期均可保留口服阿司匹林。但对于一些极高出血风险的手术(如神经外科手术),术前可停用阿司匹林,但尽量缩短停药时间,最少可减少为术前4d。

2.停用抗血小板药物后的桥接策略

若使用替罗非班作为桥接药物,桥接方案为术前5d停用氯吡格雷、替格瑞洛,术前7d停用普拉格雷。术前72h至术前4~6h持续输注替罗非班。对于肾功能损害的患者,药物剂量需减量,同时缩短输注时间,可考虑在术前8~12h停止输注。术后恢复用药时推荐使用口服氯吡格雷,并且使用负荷量。

若使用坎格瑞洛作为桥接药物,桥接方案为术前5d停用氯吡格雷、替格瑞洛,术前7d停用普拉格雷。氯吡格雷、替格瑞洛停用2~3d,普拉格雷停药3~4d后开始使用坎格瑞洛进行桥接治疗,术前1～6h停药。血小板功能监测可作为开始输注坎格瑞洛时间的决策参考。术后恢复用药时推荐使用口服氯吡格雷,并且使用负荷量。

3.抗血小板药物的术后恢复用药策略

术后应依据临床出血风险,尽早恢复抗血小板药物。阿司匹林、氯吡格雷、普拉格雷、替格瑞洛服用后可在1h内发挥抗血小板作用,因此术后应该在出血风险最小化后恢复口服药物治疗。对于PCI患者,建议术后24～48h恢复P2Y12受体拮抗剂,并使用负荷量,推荐使用氯吡格雷600mg作为负荷量。

■三、肝素类药物的抗凝或肝素桥接抗凝治疗

(一)肝素类药物的抗凝

UFH及LWMH药动学特征见表6-7。

表6-7　UFH及LWMH药动学特征

药物	作用机制	清除途径	半衰期	肝肾损伤是否影响代谢		是否可以透析
				肝脏	肾脏	
肝素	抑制Xa因子介导的凝血酶活性	肾脏代谢	1～1.5h	否	否	否
依诺肝素		部分肾脏代谢	4.5h	是	是	否
那曲肝素		肾脏代谢	3.5h	是	是	否

肝素类药物的使用分为预防剂量和治疗剂量,如表6-8及表6-9所示。

预防剂量:指使用小剂量的肝素抗凝,其目的是在减少出血并发症的前提下,降低血栓形成的风险。

治疗剂量抗凝:指治疗血栓栓塞性疾病的剂量,也可以指预防血栓形成剂量。治疗剂量的确定取决于患者的体重以及抗Xa因子水平。

表6-8　普通肝素区域阻滞穿刺/置管或拔管操作时剂量(皮下)

类型	剂量	穿刺/置管或拔管前停药时间
低剂量预防	≤15000IU/d	4～6h,或评估凝血功能
高剂量预防	>15000IU/d且≤20000IU/d	12h,并评估凝血功能
治疗剂量	单次剂量>10000IU或>20000IU/d	24h,并评估凝血功能

表6-9 低分子肝素区域阻滞穿刺/置管或拔管操作时剂量(皮下)

LMWH	抗凝预防剂量	区域阻滞穿刺/置管或拔除操作时治疗剂量
依诺肝素	2000IU/d	5mg/(kg·d)
达肝素	2500IU/d	200IU/(kg·d)
那屈肝素	2850IU/d	170IU/(kg·d)

(二)肝素桥接

我们将"肝素桥接"定义为在围术期中断期间使用短效抗凝剂,通常使用的是LMWH,其目的是预防脑卒中和全身性栓塞,尽量减少需要再次手术或其他干预措施(如伤口包扎)的出血风险,避免突发大出血。如果发生大出血,通常需要较长时间中断抗凝,从而导致患者发生血栓栓塞的风险增加。

1.普通肝素的桥接

UFH消除半衰期约为90min,具有剂量依赖性。根据中断时的抗凝水平(如APTT或抗Xa因子水平),在术前4~6h停止输注UFH,以消除残留的抗凝作用。

对于接受治疗剂量UFH桥接抗凝治疗的患者,应在术前4~6h停用,并至少在手术后24h方可再次使用UFH。

2.低分子肝素的桥接

LMWH的消除半衰期为3~5h,这决定了术前的中断时间;峰值作用发生在给药后3~4h,这决定了术后的用药起始时间。

在LMWH桥接中,术前12h或24h给予最后一次LMWH并不会增加出血风险。在术前12h给予最后一次LMWH,90%以上的患者手术时可检测到抗凝作用,34%的患者在手术期间抗Xa因子水平≥0.50IU/mL。《2022 ACCP临床实践指南:抗栓治疗的围术期管理》建议,在术前24h对使用LMWH桥接的患者给予最后一次LMWH,而非在术前10~12h(推荐等级2C);术前最后一次LMWH推荐剂量为每天总剂量的一半。

停用华法林的患者在使用LMWH桥接时需要注意使用剂量,理论上说明书推荐治疗剂量的抗凝效果与华法林相当。因此,当华法林的药理作用未完全消失时,须适当减少LMWH的剂量,以避免两药作用重叠而增加出血风险。临床实践工作中按照经验使用LMWH,桥接治疗建议使用预防剂量,不宜使用治疗剂量。此外,对于严重肾功能不全患者,LMWH应减量或禁用。

根据临床经验,出于对出血风险的考虑,对于手术后恢复抗血小板治疗的患者,在高VTE风险情况下加用低剂量LMWH是合理的。对于接受LMWH桥接以进行择期手术/手术的患者,建议不要以常规测量的抗Xa因子值来评估其抗凝水平。对于大多数患者来说,可以在手术当晚(D0)或手术后第二天(D1)以患者常用的维持剂量恢复华法林。建议高血栓风险人群使用全剂量LMWH[例如,依诺肝素1mg/kg(bid)或1.5mg/kg(qd);达肝素100IU/kg(bid)或200IU/kg(qd)],在术前1d的上午最后一次给药剂量应是每天总剂量的一半。低剂量LMWH[例如,依诺肝素40mg(qd);达肝素5000IU(qd)]可用于术后24～72h内的VTE预防,术后2～3d恢复使用全剂量LMWH。

■ 四、服用NOAC患者的围手术期管理

目前常见的NOAC有两类:直接凝血酶抑制剂,如达比加群酯;Xa因子抑制剂,如利伐沙班、阿哌沙班、艾多沙班。由于此类药物半衰期较短,生物活性具有明确的"开关"效应,因此一般不需要肝素桥接治疗。正在服用NOAC的患者如果接受择期手术,应根据手术本身创伤的大小及出血风险和后果决定何时恢复用药。

1.使用NOAC患者术前停用及术后恢复用药时机

使用NOAC患者术前停用时机应该依据患者使用的药物类型、肌酐清除率、患者因素以及手术的出血风险个体化决定。患者因素包括肾功能、肝功能和合并用药,其中合并用药包括CYP3A4抑制剂和P-糖蛋白抑制剂类药物(增加抗凝药物浓度)、抗血小板药物、抗炎药物、选择性或非选择性5-羟色胺再摄取抑制剂和其他抗血栓药物,这些药物和NOAC合用时会增加出血风险。

对于大多数外科手术和操作,使用NOAC患者术后恢复用药时机应在术后1～2d,有的患者需延迟到术后3～5d,在出血风险下降后再开始服用NOAC。对于大多数手术类型,如术后48～72直接使用20mg/d利伐沙班可能会增加出血风险,建议开始减量至10～15mg/d,72h内恢复至完整剂量20mg(表6-10)。

表6-10　择期手术NOAC停药与恢复时机

NOAC	手术出血风险	术前				术后			
		-4	-3d	-2d	-1d	1d	2d	3d	4d
利伐沙班	高			■	■	■	■	■	
	中/低				■				
阿哌沙班	高			■	■	■	■		
	中/低				■				
依度沙班	高			■	■	■	■		
	中/低				■				

续表

NOAC	手术出血风险	术前					术后			
		-4	-3d	-2d	-1d		1d	2d	3d	4d
达比加群酯	高									
	中/低									

注:深灰色表示需暂停使用NOAC;浅灰色表示可恢复使用NOAC;白色表示按常规继续或无须特殊调整使用NOAC。

2. NOAC穿刺/置管围手术期管理

对于长期接受NOAC治疗的患者而言,在需接受硬膜外或神经阻滞置管的手术时,在围手术期内,NOAC治疗恢复时机需考虑患者使用的药物类型、肌酐清除率以及患者因素。需要留置导管的操作与拔管操作的出血风险一致,因此对于NOAC的停药与恢复时机的评估标准也应保持一致(表6-11)。

表6-11　NOAC区域阻滞穿刺/置管或拔管操作时剂量(皮下)

NOAC	穿刺/置管或拔管前停药时间	术后是否保留置管
达比加群酯	72h(肌酐清除率>80mL/min)	
	96h(肌酐清除率50~79mL/min)	
	120h(肌酐清除率30~49mL/min)	
	不建议操作(肌酐清除率<30mL/min)	
	拔管:34~36h	
利伐沙班	穿刺/置管:72h	推荐保留:恢复首次口服用药前6h拔除置管
	拔管:22~26h	
阿哌沙班	穿刺/置管:72h	
	拔管:26~30h	
艾多沙班	穿刺/置管:72h	
	拔管:20~28h	

第二节　新生儿和儿童的血栓防治

新生儿(≤28d)和儿童(≤18岁)的生理状态、药物敏感性、流行病学和长期的血栓风险都与成人不同,新生儿和儿童促凝、抗凝和纤溶因子水平也与成人存在较大的差异。因此,当存在留置导管等诱发因素时,新生儿和儿童也存在血栓的风险。虽然新生儿和儿童血栓形成较成人少见,但血栓形成可增加新生儿和儿童并发症的发生率和死亡。

根据发生的部位,新生儿和儿童血栓可以分为动脉血栓和静脉血栓;依据病因,可以分为原发性血栓、导管相关性血栓、罕见病导致的血栓、大型手术或感染引起的血栓等。导致新生儿和儿童血栓形成的高危因素主要包括:①中心静脉导管或动脉导管(如留置的中心静脉导管、脐动脉导管等)、导管位置(股动脉导管的风险最大)以及导管留置的时间;②急性缺血性脑卒中;③脑静脉窦血栓;④红细胞增多症;⑤感染;⑥大型手术;⑦其他基础疾病,如代谢障碍、先天性心脏病、先天性肾病综合征;⑧遗传性易栓症。

■一、新生儿和儿童的抗栓策略

应对新生儿和儿童血栓形成进行早期评估,积极预防,并及时救治。例如,尽量避免出现严重的脱水情况,及时补充和保证足够血容量;对于置管的患儿,给予肝素冲管或给予低剂量肝素输注等预防性治疗;避免频繁的静脉穿刺;促进早期活动,对于长期卧床患者,给予定期翻身、使用弹力袜或机械预防装置。对于各种原因造成的新生儿和儿童血栓形成,应积极对因治疗。

新生儿、儿童血栓形成的临床表现各异,体征和症状取决于血栓的部位和大小,多表现为受累部位的肿胀和(或)颜色改变。由于新生儿和儿童的生理状态、药物敏感性、流行病学和长期的血栓风险都与成人不同,因此对于需要进行抗栓治疗的新生儿和儿童,应根据其疾病因素和生理状态进行个体化调整,且在药物治疗前完善相关的监测,包括APTT、PT和INR、血浆纤维蛋白原浓度、全血细胞计数(包括血小板计数)、肾功能检查(血尿素氮和肌酐)等实验室检查和颅脑超声(早产儿发生颅内出血的风险增加,该检查尤为重要)等。若治疗前存在明显血小板减少或凝血异常表现(如PT或APTT延长、纤维蛋白原水平低),则应评估病因,抗栓治疗可能需要推迟至异常得到治疗或缓解后。开始抗栓治疗前,患者应血小板计数>50000/μL、纤维蛋白原浓度>100mg/dL。

1.新生儿和儿童常用抗血栓药物和剂量

新生儿和儿童常用抗血栓药物包括 UFH、LMWH、VKA、NOAC、阿司匹林等。NOAC中最常用的品种为利伐沙班和达比加群酯。对于体重<30kg的患儿,应使用利伐沙班口服混悬液;达比加群酯适合年龄≥8岁且能够吞服胶囊的儿童使用。抗血栓药物剂量一般根据患儿体重计算,或结合凝血功能检测结果滴定(表6-12),本节所推荐的药物剂量均参考此表,个体患儿的治疗必须权衡利弊。

表6-12　常用抗血栓药物的新生儿及儿童剂量

药品名称	剂量	监测	治疗目标值
UFH	负荷量:75IU/kg。 维持量:年龄≤1岁,28 IU/(kg·h);年龄>1岁,20IU/(kg·h)	治疗开始4h及每次调整剂量4h后,监测APTT;稳定后治疗期间每天监测	用鱼精蛋白滴定至肝素活性水平0.2~0.4IU/mL,或抗Xa因子水平0.35~0.70IU/mL或APTT延长至1.5~2.5倍
LMWH	那屈肝素:85 IU/(kg·次),q12h。 依诺肝素:年龄≤2个月,150IU/(kg·次),q12h;年龄>2个月,100IU/(kg·次),q12h。 达肝素:年龄≤2个月,150IU/(kg·次),q12h;年龄>2个月,100IU/(kg·次),q12h	皮下注射4~6h后监测抗Xa因子水平	以抗Xa因子水平0.5~1.0IU/mL(注射4~6h后),或0.5~0.8IU/mL(注射2~6h后)
VKA	根据INR调整剂量	监测INR	INR范围:2.0~3.0。心脏瓣膜置换:与成人INR范围一致
NOAC	利伐沙班(治疗VTE及预防VTE复发):体重2.6~<3kg,0.8mg,tid;体重3~<4kg,0.9mg,tid;体重4~<5kg,1.4mg,tid;体重5~<7kg,1.6mg,tid;体重7~<8kg,1.8mg,tid;体重8~<9kg,2.4mg,tid;体重9~<10kg,2.8mg,tid;体重10~<12kg,3.0mg,tid;体重12~<30kg,5.0mg,bid;体重30~<50kg,15mg,qd;体重≥50kg,20mg,qd。 达比加群酯(治疗VTE及预防VTE复发):体重11~<16kg,75mg,bid;体重16~<26kg,110mg,bid;体重26~<41kg,150mg,bid;体重41~<61kg,185mg,bid;体重61~<81kg,220mg,bid;体重≥81kg,260mg,bid	通常无须监测	—
阿司匹林	儿童:1~5mg/(kg·d)	通常无须监测	—

2.静脉血栓栓塞症的抗栓策略

新生儿和儿童静脉血栓栓塞症的治疗一般使用UFH、LMWH、NOAC(利伐沙班和达比加群酯)华法林,用法用量见表6-13。

表6-13　新生儿和儿童VTE的抗栓策略

临床情况		抗栓治疗推荐
儿童新发VTE(未发现明确可逆性危险因素)		先用UFH或LMWH抗凝至少5d后,继续使用UFH、LMWH、VKA或NOAC,VKA通常与UFH或LMWH重叠使用5d,待治疗第6天或INR达到目标值(2.0~3.0)后,可以停用UFH或LMWH,抗凝6~12个月
儿童VTE	可逆性危险因素已去除	UFH、LMWH、NOAC或华法林抗凝3个月
	可逆性危险因素持续存在但可逆转	UFH、LMWH、NOAC或华法林抗凝3个月以上,直到危险因素去除
血检威胁生命或肢体		可先进行溶栓或取栓,并继以UFH、LMWH、NOAC或华法林抗凝
儿童体重>10kg,下肢静脉血栓,并存在抗凝禁忌		植入下腔静脉滤器,抗凝禁忌去除后以UFH、LMWH、NOAC或华法林抗凝并取出滤器
儿童静脉结构异常伴	VTE首发	UFH、LMWH、NOAC或华法林抗凝6~12个月
	VTE复发	UFH、LMWH、NOAC或华法林长期抗凝(已通过手术治疗的患儿除外)

3.导管置入相关的抗栓策略

对于中央静脉置管(central vascular access device,CVAD)或脐静脉置管的患儿,可直接使用LMWH治疗,或先用UFH,继以LMWH的序贯治疗。总的抗凝时间是6~12周。如果抗凝治疗时导管仍在位,应抗凝至导管移除。具体推荐方案详见表6-14及表6-15。

表6-14　新生儿和儿童CVAD的抗栓策略

临床情况		抗栓治疗推荐
新生儿或儿童	管路通畅	用生理盐水或UFH冲洗导管或间歇性使用UK溶解导管内血栓
	管路堵塞	用阿替普酶或尿激酶溶栓直至通畅
儿童短期或中期CVAD		不建议全身抗凝
儿童CVAD去除前		至少抗凝3~5d
儿童CVAD合并VTE		使用VKA,INR范围1.5~1.9;或使用LMWH,抗Xa因子范围0.1~0.3IU/mL,至少3个月或至移除CVAD
儿童CVAD相关的右心房血栓形成		移除CVAD,根据个人血栓风险因素来决定是否抗凝
儿童右心房血栓较大(长度>2cm)且不稳定		抗凝,适时移除CVAD,并由医生评估是否需接受外科手术或溶栓治疗
儿童通过CVAD进行血液透析		常规使用VKA或LMWH

表6-15 新生儿和儿童其他导管置入策略

临床情况		抗栓治疗推荐
新生儿或儿童	外周动脉导管无血栓	UFH 0.5IU/mL,静脉滴注(ivgtt)速度为1mL/h
	外周动脉导管有血栓	拔除导管,UFH 0.5IU/mL,静脉滴注速度为1mL/h,并可采用溶栓或手术取栓
	心导管检查	UFH 100IU/kg,ivgtt
新生儿脐动脉置管		UFH 0.25~1.00IU/mL,持续输注,总剂量为25~200IU/(kg·d)

4.急性缺血性脑卒中的抗栓策略

新生儿或儿童急性缺血性脑卒中(AIS)的抗栓策略与成人接近,一般心源性AIS使用抗凝药物,其他原因导致的AIS使用抗血小板药物。儿童AIS一般不用终身服用抗栓药,根据不同的情况有不同的疗程(表6-16)。

表6-16 新生儿和儿童AIS的抗栓策略

临床情况		抗栓治疗推荐
新生儿	病因不明的AIS	抗凝治疗或使用阿司匹林
	心源性AIS	使用UFH或LMWH
儿童	AIS	UFH、LMWH或阿司匹林用作初始治疗,直至夹层或栓塞的原因被排除,不推荐溶栓或取栓
	排除心源性因素的AIS	使用阿司匹林至少2年
	服用阿司匹林后仍有AIS复发或短暂性脑缺血发作(TIA)	使用氯吡格雷、LMWH或VKA
	心源性AIS	使用LMWH或VKA至少3个月
	夹层继发的AIS	使用LMWH或VKA至少6周

5.脑静脉窦血栓形成的抗栓策略

对于新生儿或儿童脑静脉窦血栓形成(cerebral venous sinus thrombosis, CSVT),一般采用UFH或LMWH抗凝治疗;对于儿童,除肝素外,还可采用VKA治疗(表6-17)。

表6-17 新生儿和儿童CSVT的抗栓策略

临床情况		抗栓治疗推荐
新生儿	无明显颅内出血的CSVT	初始用UFH或LMWH抗凝,随后用LMWH治疗6~12周
	有颅内出血的CSVT	直接开始抗凝治疗或监测血栓5~7d,如果血栓有进展,则开始抗凝治疗
儿童	无明显颅内出血的CSVT	初始用UFH或LMWH抗凝,随后用LMWH或VKA治疗3个月以上,3个月后仍有CSVT或症状持续,继续治疗3个月
	有颅内出血的CSVT	直接抗凝治疗或监测血栓5~7d,如果血栓有进展,则开始抗凝治疗

6.其他情况的抗栓策略

对于新生儿和儿童其他需要抗栓治疗的疾病,应根据病种选择药物和适当剂量疗程(表6-18)。

表6-18 新生儿和儿童其他情况的抗栓策略

临床情况		抗栓治疗推荐
新生儿	纯合子蛋白C缺乏症	输液 10~20mL/kg 新鲜冰冻血浆或 20~60IU/kg 浓缩蛋白C(q12h),直至临床症状缓解,继以 VKA、LMWH、蛋白C置换长期治疗或肝移植
新生儿和儿童	改良 Blalock-Taussig 分流术	术中用 UFH 抗凝,术后用阿司匹林或者不用药
	急性股动脉血栓形成	初始治疗采用 UFH,继以 LMWH 或 UFH 抗凝 5~7d
	威胁肢体或器官的股动脉血栓形成	若 UFH 治疗无效,在排除溶栓禁忌证后,可以启动溶栓治疗。若存在溶栓禁忌证,可手术介入治疗
儿童	单侧肾静脉血栓形成,不合并肾功能损害	UFH 或 LMWH 抗凝 6~12 周
	伴有肾损害的双侧肾静脉血栓	UFH、LMWH 抗凝,或先溶栓后抗凝
	长期接受肠外营养	VKA 抗凝治疗至不再接受肠外营养
	双向腔肺分流术后	UFH 抗凝治疗
	Fontan 术后	单用阿司匹林或先用 UFH,继以 VKA 的序贯治疗
	血管内支架植入术后	围手术期 UFH 抗凝治疗
	心肌病	VKA 抗凝直至行心脏移植术
	原发性肺动脉高压	VKA 抗凝治疗
	心室辅助装置	置入 8~48h 后 UFH 抗凝治疗,并在 72h 内开始抗血小板治疗,可选用阿司匹林或阿司匹林联合双嘧达莫,待稳定后将 UFH 更换为 LMWH 或 VKA,INR 维持范围 2.5~3.5,直到移植心脏或移除心室辅助装置
	动静脉瘘血液透析	VKA 或 LMWH 抗凝治疗
儿童川崎病	川崎病	阿司匹林 80~100mg/kg(qd),持续 14d,后续用阿司匹林 1~5mg/kg(qd),持续 6~8 周
	川崎病合并中度或大动脉瘤	VKA 合并阿司匹林 1~5mg/kg(qd)抗凝治疗
	川崎病合并巨大动脉瘤或急性冠状动脉血栓形成	溶栓或紧急手术治疗

■二、新生儿动脉血栓栓塞性疾病

新生儿动脉血栓栓塞性疾病是指在新生儿期由各种原因导致的动脉血管阻塞性疾病。这类疾病严重威胁新生儿的生命安全,症状严重时可导致器官功能衰竭甚至死亡。新生儿动脉血栓栓塞性疾病主要包括以下几种。

(1)肺动脉栓塞:是指在新生儿期发生的肺动脉血管阻塞现象,是新生儿最常见的动脉血栓栓塞性疾病,常见于早产儿。症状包括呼吸困难、发绀、吸气性胸痛、心率增快等。严重时可导致肺不张、肺水肿、右心功能不全甚至死亡。

(2)脑动脉栓塞:是指在新生儿期由各种原因导致的脑动脉血管阻塞性疾病。脑动脉栓塞新生儿较少见,但病死率较高。症状包括突然出现的神经系统异常、意识改变、瞳孔不等大、肌张力异常等。脑动脉栓塞可导致脑组织缺血、坏死,影响新生儿智力发育和生活质量。

(3)肠系膜动脉栓塞:是指在新生儿期由各种原因导致的肠系膜动脉血管阻塞性疾病。肠系膜动脉栓塞表现为突然发生的剧烈腹痛、呕吐、腹泻、腹胀等症状。病情严重时可导致肠坏死、腹膜炎、败血症等,威胁新生儿生命。

(4)肾动脉栓塞:是指在新生儿期由各种原因导致的肾动脉血管阻塞性疾病。肾动脉栓塞在新生儿较为罕见,但新生儿一旦发生肾动脉栓塞,病程进展迅速。症状包括突然出现的肾功能不全、高血压、肉眼血尿等。肾动脉栓塞可导致肾脏功能减退,甚至肾衰竭。

(5)下肢动脉栓塞:是指在新生儿期由各种原因导致的下肢动脉血管阻塞性疾病。下肢动脉栓塞表现为下肢疼痛、苍白、厥冷、水肿等症状。病情严重时可导致下肢坏死,影响新生儿行走和生活质量。

新生儿动脉血栓栓塞性疾病的诊断主要依靠临床表现、影像学检查(如超声、CT、MRI等)和实验室检查。治疗措施包括溶栓、抗凝、手术取栓等,具体治疗方案需根据病因、病情和患儿年龄等因素综合考虑。预防新生儿动脉血栓栓塞性疾病的关键在于加强新生儿护理、预防感染和避免医源性损伤。总结起来,新生儿动脉血栓栓塞是一种严重的并发症,对新生儿的生命安全具有很高的威胁。早期诊断和积极治疗非常重要,可减少并发症的发生并提高治疗效果。预防措施也是降低动脉血栓栓塞发生的重要手段,需要加强新生儿护理,避免感染和医源性损伤。同时,对于高危新生儿应密切监测病情并积极治疗。

如新生儿动脉血栓栓塞性疾病没有得到及时发现和有效治疗,则可能导致严重的后果,新生儿动脉缺血性脑卒中就是较多见的一种。胎盘血管的血栓形成通常发生在妊娠结束时,随着出生时胎盘的分离,栓子可能释放进入胎儿循环。此外,胎盘病变可能导致栓子直接进入胎儿循环,或者引起炎症和促血栓形成状态,从而促使胎盘和胎儿的血栓形成。静脉血凝块可通过未闭的卵圆孔直接进入脑动脉血管。先天性心脏病变时可出现右向左分流,从而使栓子能够进入脑循环。栓子可能来源于沿着留置的脐血管导管而形成的血栓。因此,新生儿存在脑血管栓塞的风险。当栓子进入脑动脉的一个或者多个分支时,脑动脉发生梗死,导致脑组织相应供血区域缺血性损伤,即为新生儿动脉缺血性脑卒中。新生儿动脉缺血性脑卒中多发生于出生后28d内,可由临床和影像学特征证实;临床主要表现为新生儿期急性脑病,有时可伴局灶性神经功能障碍。这些异常情况可以由母体、胎盘、胎儿或新生儿疾病引起,也可以由这些因素联合导致。这些机制并不相互排斥,某一患者可能同时存在多种机制而促使脑卒中事件的发生。常见危险因素见表6-19。

表6-19 新生儿动脉缺血性脑卒中危险因素

母体危险因素	新生儿出生前/时危险因素	新生儿出生后危险因素
绒毛膜羊膜炎	感染	先天性心脏病
子痫前期	胎儿心律异常	感染
糖尿病	胎盘或脐带异常	低血糖
血栓栓塞性疾病	宫内发育迟滞	红细胞增多症
自身免疫性疾病	胎-胎输血综合征	易栓症(包括 V 因子 Leiden 突变、凝血酶原 G20210A 突变、蛋白 C 缺乏症、蛋白 S 缺乏症、脂蛋白或亚甲基四氢叶酸还原酶突变、抗磷脂抗体等)
凝血功能障碍	围产期缺氧	体外膜肺氧合治疗
初产妇	5min Apgar 评分<7分	脐血管置管
不孕史		
吸烟		
发热		

新生儿动脉缺血性脑卒中并不罕见,对于任何有不明原因惊厥发作、脑病、嗜睡、肌张力低下、喂养困难、呼吸暂停或局灶性神经功能障碍的新生儿,均应考虑围产期脑卒中的可能。初始评估包括脑成像检查(明确病灶)、神经血管成像和实验室检查(查明可能的基础病因)。大多数急性缺血性脑卒中婴儿会出现惊厥发作,需进行全面的评估以排除惊厥发作的其他病因,包括全身感染。MRI是优选的影像学检查方式,所有疑似围产期脑卒中或惊厥发作的新生儿均应接受MRI检查,评估是否存在颅内出血、缺血性脑卒中、颅脑畸形和缺氧缺血性损伤的证据。新生儿动脉缺血性脑卒中的抗栓策略与成人接近,一般心源性急性缺血性脑卒中使用抗凝药物,其他原因导致的急性缺血性脑卒中使用抗血小板药物。

■三、儿童静脉血栓栓塞性疾病

1.儿童肺栓塞

儿童肺栓塞罕见,但可危及生命。儿童肺栓塞危险因素主要分为原发性因素和继发性因素两大类。原发性因素:遗传性疾病,包括抗凝物质(蛋白S、蛋白C和抗凝血酶Ⅲ等)缺乏、Ⅴ因子突变、抗凝血酶缺乏、抗磷脂抗体综合征等参与凝血和抗凝的基因遗传变异。继发性因素:指后天获得的易导致肺栓塞的各种病理生理的异常,包括长期卧床、感染、中心静脉置管、手术与创伤、恶性肿瘤、发绀型先天性心脏病、肾病综合征、炎症性肠病、易栓症等。其中,中心静脉置管引起的肺栓塞约占大龄儿童及青少年肺栓塞的50%,已经成为住院患儿肺栓塞的最主要危险因素。口服避孕药也是青少年肺栓塞的重要危险因素。另外,多种感染均能引起抗磷脂抗体的增高,尤其是肺炎支原体感染导致的抗磷脂抗体一过性增高,也是肺栓塞的原因之一。

(1)临床表现:儿童肺栓塞的临床表现为非特异性,主要表现为呼吸困难、气促、胸痛、咯血、咳嗽、晕厥、心动过速、缺氧等,其他的临床表现有发热、心悸、心律失常、低血压等。大块或广泛肺栓塞可引起急性肺心病。

(2)治疗:血流动力学稳定者应接受抗凝治疗,以防止血栓进一步延伸,并防止发生晚期并发症,如血栓复发及血栓后综合征等。血流动力学不稳定的患儿需要积极治疗(如溶栓治疗)以快速减少血栓体积,从而改善右心室功能。

儿童常用抗凝药物包括 UFH、LMWH、VKA、NOAC(达比加群酯或利伐沙班,根据患儿体重给予相应剂量),用法用量参考《儿童肺血栓栓塞症诊断与治疗专家共识》,具体见表6-20。

表6-20　儿童肺栓塞抗凝治疗

临床情况	初始抗凝治疗[a]		序贯的抗凝治疗[b]		抗凝治疗疗程
	无/少量出血	有严重出血的危险(如近期大手术后)	婴儿/小年龄儿童	大年龄儿童/青少年	
继发性肺栓塞(危险因素解除)	LMWH	UFH	LMWH(VKA)	VKA、NOAC(LMWH)	3个月
继发性肺栓塞(危险因素持续存在但可逆,如肾病综合征)	LMWH	UFH	LMWH(VKA)	VKA、NOAC(LMWH)	至少3个月直至危险因素去除

续表

临床情况	初始抗凝治疗[a]		序贯的抗凝治疗[b]		抗凝治疗疗程
	无／少量出血	有严重出血的危险（如近期大手术后）	婴儿／小年龄儿童	大年龄儿童／青少年	
反复肺栓塞或肺栓塞伴有持续的危险因素,如抗磷脂抗体综合征	LMWH	UFH	VKA、NOAC（LMWH）	VKA、NOAC	延长治疗或长期治疗

注:[a]初始治疗至少5d（大面积肺栓塞7～10d）;[b]含有药物的支架不作为首选。[c]剂量根据LMWH的类型及患儿的年龄而定,应当调整抗Ｘa因子水平为500～1000IU/L;[d]负荷量75IU/kg,10min静脉输入,维持剂量I28IU/(kg·h),静脉给药（疗程＜1年）或20IU/(kg·h)静脉给药（疗程＞1年）。调整抗Ｘa因子水平为350～700IU/L或相当的APTT范围;[e]负荷量0.2mg/kg,第1天（大面积肺栓塞5d）维持剂量,根据INR 2.0～3.0调整,与UFH/LMWH重叠至少5d。

仅在排除溶栓禁忌证,同时因大血管闭塞而出现器官或肢体损害,或出现血流动力学不稳定的情况下,才使用全身性或置管溶栓治疗。rt-PA在儿科溶栓治疗中已成为首选,代表药为阿替普酶。常规溶栓方案:在6h内使用0.5mg/(kg·h)[0.1～0.6mg/(kg·h)]的rt-PA,总剂量为3mg/kg（最大剂量为100mg）,此后如仍存在持续血流动力学不稳定的情况,可以临时再补充1～2次额外剂量[0.5mg/(kg·次)]的rt-PA。在输注rt-PA过程中,将UFH输注速度下调50%。

对于抗凝治疗、溶栓治疗失败或有禁忌证的患儿,可考虑介入治疗或外科手术取栓。

2.儿童深静脉血栓

(1)导管相关性静脉血栓(CRT)

近年来,儿童静脉血栓栓塞症的发病率呈上升趋势,其主要原因就是中心静脉导管(CVC)的使用。CVC作为一种异物,它的置入会损伤血管内皮,改变血流动力学,使所在的深静脉或邻近的静脉引流区域形成深静脉血栓。CVC相关的深静脉血栓占导管相关性静脉血栓的77.78%,其中下肢深静脉血栓占62%、上肢占27%、颈部占13%。CVC的使用在医学领域里具有里程碑式的意义,既减少患者静脉穿刺频率,减少药物对静脉血管刺激,减轻患者痛苦,提高患者依从性;也保证静脉输注效果,保护外周静脉,提高治疗质量,改善疾病预后。低龄患儿对静脉穿刺配合度差,外周静脉耐受度低,CVC的应用极大地提高了儿科患儿的疗效和生活质量。使用CVC可导致不同形式的血栓形成,包括在导管尖端形成血栓（球阀血栓）、导管周围形成纤维蛋白鞘和导管内形成血栓。

（2）深静脉血栓

上肢静脉血栓常与静脉置管有关。患儿常在中心静脉导管留置期间上肢感觉不适，包括疼痛、肿胀、活动受限等，应及时行超声检查。中心静脉导管相关性上肢静脉血栓附着在导管上，而单纯静脉血栓则附着在血管壁上。

下肢静脉血栓是儿童最常见的深静脉血栓，占62%，多由凝血异常及下腔静脉的狭窄或先天性闭锁引起。主要表现为下肢疼痛、肿胀、皮肤颜色发红及温度升高等。若血栓发生在髂静脉、股静脉等下肢部位中央型静脉，通常起病急骤，表现为全下肢明显肿胀，患侧大腿根部内侧、腹股沟部位疼痛，患肢皮肤温度升高。

（3）脑静脉窦血栓

儿童脑静脉窦血栓形成（CVST）是一种较为罕见的儿童脑血管疾病，发病率与人种有关，国内文献报道发病率为0.4/10万～0.7/10万，发病年龄多集中在青少年，其临床表现缺乏特异性，容易误诊或漏诊，且无明确治疗方案。对于儿童来说，感染仍是CVST的主要病因，包括邻近组织的感染，如脑膜炎、乳突炎、耳部感染、扁桃体炎、鼻窦炎等；非感染性因素包括原发性高凝状态（如抗凝血酶缺乏症、蛋白C缺乏症、蛋白S缺乏症、凝血酶原G20210A突变）、获得性高凝状态（如恶性肿瘤、脑积水、肾病综合征、高胱氨酸尿症）及化疗药物使用（如L-门冬酰胺酶）等。当自身免疫性疾病合并脱水时，儿童CVST的风险增加。

（4）腹部深静脉血栓

门静脉血栓是儿童第二常见的腹部静脉血栓，在新生儿期最常见。新生儿门静脉血栓形成的危险因素包括先天性心脏病、早产、围产期窒息和感染等。门静脉血栓最常见的并发症是肝左叶萎缩和门静脉高压。

肠系膜上静脉血栓形成的危险因素与门静脉血栓相似，未经处理的门静脉血栓可以转移至肠系膜上静脉中，反之亦然。急性肠系膜缺血的典型表现是腹胀和腹痛。

脾静脉血栓是儿童急性胰腺炎的常见并发症，也可继发于恶性肿瘤。

肾静脉血栓在新生儿中最常见，其危险因素包括脱水、肾病综合征及母体因素（如糖尿病和先兆子痫等）。左肾静脉由于其走行较长更易受累。超声是诊断肾静脉血栓的首选方法。肾静脉血栓急性期超声常见肾脏体积增大，皮髓质分界消失；其他超声表现包括肾静脉管腔内血栓声像和肾实质内曲线回声。同侧肾上腺出血是肾静脉血栓形成的常见伴随征象。

May-Thurnter综合征又称左髂总静脉压迫综合征，在儿童和青少年中很少见。静脉流出道阻塞引起的动脉流入不畅是该病的一种罕见但严重的并发症。增强

CT或磁共振静脉成像可有效显示动脉交叉压迫静脉及血栓形成。数字减影血管造影检查不仅可以测量受压管腔的压力梯度，还可用于溶栓、血管成形和支架植入等治疗。

3.儿童深静脉血栓抗凝药物的选择

对于有症状的DVT或PTE患儿，应使用抗凝药物；对于无症状DVT或PTE患儿，是否使用抗凝药物，目前证据不充分。初始抗凝治疗首选LMWH，相比于UFH，LMWH具有更高的生物利用度、更长的半衰期和更可预测的抗凝效果。LMWH在临床使用过程中一般无须实验室监测，对于新生儿及儿童等特殊患者，应考虑监测抗Xa因子水平以调整用量。目前，NOAC在儿童的应用逐渐增多，利伐沙班和达比加群酯已被批准用于儿童血栓急性期治疗和预防治疗，具有固定剂量（依据年龄、体重决定治疗剂量）、无须常规监测的优点。达比加群酯在国外有口服片剂和口服胶囊2种剂型，因这2种剂型的生物利用度不同，因此其剂量不能互换。目前国内仅有口服胶囊剂型，适合≥8岁且能够吞服胶囊的儿童使用。对于大多数婴幼儿（＜2岁）患者，指南建议使用LMWH。LMWH优于NOAC，因为LMWH在该年龄段患者中的使用经验更丰富，且其有效性及安全性十分明确。相比之下，NOAC在此类患者中的有效性及安全性仍不确定，因为2岁以下患者在儿童NOAC试验中的占比不足。对于患儿，LMWH通常优于VKA，因为儿童饮食中维生素K摄入量差异很大，VKA疗效预测难度增加，且华法林仅有片剂，这尤其会增加婴幼儿使用该药的难度。

■ 四、儿童专科常见血栓栓塞疾病

儿童动脉血栓发病率约0.085％，可分为非导管相关性动脉血栓（non-catheter-related arterial thrombosis，NCAT）和导管相关性动脉血栓（catheter-related arterial thrombosis，CAT）。儿童NCAT多由解剖结构异常及疾病引起，儿童CAT多由导管引起的急性损伤或并发症所致。导管相关性血栓包括各种动脉内置管（如脐导管、体内留置管和心脏置管等）引起的血栓。脐导管相关性动脉血栓常累及主动脉，可致患儿肢体水肿、高血压、血尿、坏死性小肠结肠炎、充血性心力衰竭等。心脏置管相关性血栓的首发临床症状多为肢体缺血。非导管相关性动脉血栓多见于先天代谢紊乱（如先天性脂代谢异常）、川崎病、大动脉炎、特定脏器动脉闭塞等。

川崎病又称为皮肤黏膜淋巴结综合征，可累及冠状动脉开口，导致冠状动脉扩张，是儿童冠状动脉血栓最常见病因，也是小儿获得性心脏病的主要病因，常影响5岁以下儿童、大龄儿童，甚至成人。男女发病比例为1.7∶1，东亚地区显著高发，发病率呈不断增高趋势。川崎病血管炎分为3个病理阶段:第1阶段是坏死性血管炎阶段,血管壁平滑肌细胞破坏,易发生血栓;第2阶段为亚急性/慢性血管炎阶段;第3阶段是动脉瘤样改变阶段,血栓多发于动脉瘤内。

1.川崎病急性期的治疗

川崎病急性期治疗的目标是减轻并终止全身炎症反应,预防冠状动脉病变(coronary artery lesions,CAL)发生和发展,并防止冠状动脉血栓形成。急性期治疗应一直持续到全身炎症消退以及冠状动脉内径稳定不再扩张。

明确川崎病诊断后,应尽早开始治疗。初始治疗:①大剂量静脉注射用免疫球蛋白(intravenous immunoglobulin,IVIG)(2g/kg),静脉输注时间通常控制在10~12h,大体重患儿(如体重＞20kg)可采用每天1g/kg的剂量,连用2d;②阿司匹林抗炎,30~50mg/(kg·d),tid,口服。

如果川崎病患儿延迟诊断超过10d甚至更久,只要存在临床症状和(或)炎性指标异常,仍建议给予以上治疗;如果临床症状已消退、炎性指标恢复正常、超声心动图显示无CAL,可不进行上述初始治疗,仅给予后续抗血小板治疗和随访。如患儿退热48~72h后炎性指标(白细胞计数及C反应蛋白)恢复正常,则阿司匹林减量至3~5mg/kg,顿服,可发挥抗血小板聚集作用。对于无CAL或急性期冠状动脉轻度扩张但30d内恢复正常的患儿,阿司匹林持续应用至病程2~3个月。对于合并流行性感冒或水痘感染的川崎病患儿,应用较大剂量阿司匹林有发生Reye综合征的风险,应避免,可单独应用大剂量IVIG;后续抗血小板治疗选择氯吡格雷或双嘧达莫,但双嘧达莫会引起巨大冠状动脉瘤或冠状动脉狭窄患儿窃血风险,故不建议选用。长期口服阿司匹林患儿如果出现流感或水痘症状,或密切接触流感或水痘患者,也需及时停用阿司匹林2周,用氯吡格雷替代;建议长期口服阿司匹林患儿在流感高发季节注射流感疫苗。对于急性期合并严重肝功能损伤的川崎病患儿,不建议应用阿司匹林,但肝功能恢复后可继续给予小剂量阿司匹林。

2.川崎病急性期合并CAL的抗栓治疗

对于川崎病急性期已经发生CAL的患儿,需给予抗栓治疗。川崎病急性及亚急性期患儿血管存在炎症和内皮功能障碍,血小板计数和黏附性增加,凝血因子活化,以及严重扩张部位血流异常等。这些均是血栓形成的高危因素,因此川崎病急性期合并CAL患儿需更积极抗栓治疗,尽可能降低严重心血管事件发生率。抗血栓药物包括抗血小板、抗凝和溶栓药物。

抗血小板药物包括阿司匹林、氯吡格雷和双嘧达莫;抗凝药物包括LMWH及华法林;溶栓药物包括t-PA。药物剂量及用法如下。①阿司匹林:3~5mg/(kg·d), qd,口服。②双嘧达莫:2~5mg/(kg·d),tid,口服。③氯吡格雷:我国尚无儿童用药说明,根据日本及美国川崎病诊疗指南、美国儿童及新生儿药物手册以及我国5年来临床应用经验制定以下剂量供临床参考,年龄<2岁,0.2~1.0mg/(kg·d),qd,口服;年龄≥2岁,1mg/(kg·d),qd,口服。④LMWH:年龄<1岁的治疗剂量为300IU/(kg·d),预防剂量为150IU/(kg·d),bid,皮下注射;年龄≥1岁的治疗剂量为200IU/(kg·d),预防剂量为100IU/(kg·d),bid,皮下注射。⑤华法林:0.05~0.12mg/(kg·d),qd,口服;3~7d起效,按INR 1.5~2.5调整剂量。⑥t-PA:0.5mg/(kg·h),微泵静脉注射,维持6h。

　　冠状动脉轻度扩张或小型冠状动脉瘤(内径≤4mm或Z值2~<5)应用1种抗血小板药物;中型冠状动脉瘤(内径>4~<8mm或Z值5~<10)需要2种抗血小板药物;巨大冠状动脉瘤(任1支冠状动脉内径≥8mm或Z值≥10)或多支复杂CAL,选用1种抗血小板药物(阿司匹林或氯吡格雷)联合LMWH抗凝。如果超声心动图未显示血栓形成,给予预防剂量LMWH;如果提示血栓形成,给予治疗剂量LMWH,直至血栓消失、动脉瘤稳定不再继续扩大,过渡至华法林(口服),并调整剂量使INR维持在1.5~2.5。如果患儿发生急性血栓栓塞而导致心肌梗死,12h内可给予溶栓治疗,超过12h可给予2种抗血小板药物加治疗剂量的LMWH。如果药物治疗后病情无好转或恶化,紧急情况下可给予经皮冠状动脉介入治疗以重建血运。

第三节　妊娠期妇女的血栓防治

　　妊娠期血栓栓塞性疾病的患病率为0.5/1000~2.0/1000,是非妊娠期女性发病风险的4~5倍。妊娠期血栓栓塞性疾病中80%为静脉血栓栓塞症(VTE),而VTE包括深静脉血栓形成(DVT,占75%~80%)和肺血栓栓塞症(PTE,占20%~25%)。在妊娠相关VTE中,DVT占大多数,但PTE往往更受关注,因为它是导致大多数VTE患者死亡的主要原因,并且占发达国家妊娠相关孕产妇死亡原因的10%~15%。

　　妊娠期VTE的发生、发展与孕妇所处的特殊生理和解剖学变化密切相关,如孕妇活动减少、子宫增大并压迫下腔静脉和盆腔静脉,还包括凝血系统改变(包括FⅤ、FⅦ、FⅧ、FⅩ和纤维蛋白原等促凝血因子增加,抗凝血因子蛋白S、蛋白C等减少),血小板功能活化,血液瘀滞,血管损伤等。以上的改变使孕妇机体具备了VTE形成的"三要素"(血液高凝状态、血液瘀滞、血管壁受损),从而增加了血栓栓塞性疾病发生和发展的风险。

VTE的发生与许多危险因素相关。在妊娠期及产褥期生理性改变的基础上,若再合并相关的危险因素,发生VTE的风险会明显增加。根据不同危险因素的特征,可归纳为以下几类。①VTE病史。②血栓形成倾向(易栓症):妊娠期VTE的另一大危险因素。获得性、遗传性易栓症均增加妊娠期VTE的发生风险。③存在与VTE发病相关的合并症:活动性自身免疫性或炎症性疾病、肾病综合征、心力衰竭、1型糖尿病肾病、镰状细胞病、恶性肿瘤等。④暂时性危险因素:妊娠期外科手术、妊娠剧吐、卵巢过度刺激综合征等。⑤产科及其他危险因素:VTE家族史、高龄、产次、肥胖、截瘫或长时间制动、全身性感染、多胎妊娠、子痫前期、剖宫产术、产程延长、死胎、严重产后出血或大量输血等。

一、妊娠期血栓的预防

首先应积极宣教,妊娠期应保持一定的运动量,合理饮食,避免过度肥胖。通过宣教使孕产妇具有自我观察能力,如下肢有无皮肤色泽改变、水肿、浅静脉怒张、肌肉深压痛;测量双下肢相同平面的周径,是否两侧周径差≥2cm;是否具有肺血栓栓塞症的三联征表现(血痰、胸痛、呼吸困难)。其次是运用妊娠期多种VTE风险评估工具,对所有妇女在妊娠早期或妊娠前进行VTE的风险评估,仔细询问每个孕妇的血栓史和家族史。对于经评估达不到预防用药指征者,建议采用非药物方法预防VTE;对于经评估达到预防用药指征者,建议非药物方法和抗凝药物联合应用预防VTE,必要时需由预防性抗凝治疗提升到治疗性抗凝治疗。对于有静脉血栓史、遗传性易栓症或获得性易栓症的孕产妇,尤其是高龄、肥胖、长期卧床者,应在医生的指导下采用预防措施。其中,非药物方法主要包括逐级加压弹力袜、间歇充气加压装置和足底静脉泵,可增加静脉血流或减少腿部静脉血液瘀滞,并且不增加出血的风险,所以其对出血风险高的患者有很大的优势。预防用药首选低分子肝素,其次是普通肝素。

(1)低分子肝素(LMWH):LMWH可安全有效地预防妊娠期VTE,是产前和产后血栓预防的首选药物,肾损害时减量或考虑普通肝素(UFH)。如果抗凝血酶缺乏,考虑增加剂量,不建议常规监测抗Xa因子水平,同时需要考虑基线血小板计数并根据指征定期监测。

(2)普通肝素(UFH):不常规推荐作为妊娠期一线血栓预防治疗药物。UFH诱导出血、血小板减少症(HIT)、骨质疏松的风险高于LMWH。分娩或计划分娩前如考虑从LMWH转换为UFH,需要考虑基线血小板计数并监测HIT。

(3)华法林:有致畸风险,尤其是妊娠期前3个月,可以通过胎盘导致胎儿出血。妊娠期使用华法林前请寻求专科建议。对于植入心脏机械瓣膜的女性,需要个体化评估并结合女性的价值观和偏好。哺乳期间使用华法林是安全的。

(4)磺达肝癸钠:对于既往有HIT病史或血小板计数<$50×10^9$/L的妊娠期女性患者,若必需考虑抗凝用药,可谨慎使用磺达肝癸钠,使用前需要与有经验的团队讨论。

(5)其他直接凝血酶和Xa因子抑制剂:包括利伐沙班、阿哌沙班、达比加群酯,应避免在妊娠期和哺乳期使用。关于妊娠期和哺乳期此类药物的用药信息有限,且不建议与椎管内阻滞联合使用。

(6)阿司匹林:尚无妊娠期使用阿司匹林预防血栓的对照试验,美国医师学会建议在妊娠期不要将阿司匹林作为VTE预防的唯一用药。在一项低剂量阿司匹林预防先兆子痫的大型随机对照试验的荟萃分析中,未报告胎儿和母体不良结局,没有足够的证据建议在产前或产后常规使用阿司匹林进行血栓预防。

妊娠期VTE的预防策略详见表6-21。

表6-21　妊娠期VTE的预防策略

临床情况	抗栓策略
具有血栓形成倾向但无VTE病史	不推荐使用常规的产前预防性抗凝药物,而推荐进行个体化的危险评估
没有VTE病史但有抗凝血酶缺乏	建议进行产前和产后的抗凝药物预防
有暂时危险因素导致的VTE病史	若该危险因素已解除且已没有血栓形成倾向,则推荐产前进行临床监测及产后预防性使用抗凝药物
导致VTE病史的暂时危险因素与妊娠或雌激素相关	建议产前进行临床监测或抗凝药物预防(预防或中等剂量的LMWH/UFH),产后进行抗凝药物预防
有暂时危险因素导致的VTE病史,但没有血栓形成倾向且没有长期服用抗凝药物	建议抗凝药物预防(预防或中等剂量的LMWH/UFH)或对整个妊娠期进行临床监测,产后进行抗凝药物预防
有血栓形成倾向且有VTE病史,但没有接受长期抗凝药物治疗	建议产前抗凝药物预防(预防或中等剂量的LMWH/UFH)或对整个妊娠期进行临床监测,产后进行抗凝药物预防
高危血栓形成倾向且有VTE病史,但没有接受长期抗凝药物治疗	建议产前抗凝药物预防(预防或中等剂量的LMWH/UFH),产后进行抗凝药物预防
多次(≥2次)VTE病史且没有接受长期抗凝药物治疗	建议产前使用治疗剂量的LMWH/UFH,产后再继续进行长期抗凝药物治疗

续表

临床情况	抗栓策略
前次 VTE 后接受长期抗凝药物治疗	推荐整个妊娠期使用 LMWH 或 UFH(中等或治疗剂量),产后再继续长期抗凝药物治疗

注:血栓形成倾向,证实的实验室检查结果异常;高危血栓形成倾向,抗凝血酶缺乏、抗心磷脂抗体持续阳性、凝血酶原 G20210A 突变、V 因子 Leiden 杂合突变。

二、妊娠期血栓的治疗

妊娠期通过相应的检查手段确诊 VTE 后,应尽快启动多学科会诊,采用以抗凝治疗为主的综合救治措施(表6-22~表6-24)。

(1)抗凝治疗:由多学科医师根据血栓发生的时间以及高危因素共同制定抗凝药物及其剂量方案,此时抗凝药物的使用是为了治疗已发生的血栓,剂量会大于预防用药剂量,因此,要在多学科会诊意见的指导下用药,并要严密监测抗凝药物相关的不良反应。

(2)下腔静脉滤器:IVCF 置入在妊娠期的应用有限,且相关研究较少,需权衡利弊后慎重决定。

(3)溶栓治疗:目前,对于妊娠期的溶栓治疗仅有个案报道。妊娠期溶栓治疗可能增加大出血、颅内出血等风险,因此,不推荐对 DVT、血流动力学稳定的急性 PE 患者使用,仅在血流动力学不稳定的急性 PE 患者中可考虑使用。

表6-22　妊娠期 VTE 患者的抗栓治疗

生理阶段	抗栓策略
妊娠期	对于急性 VTE 孕妇,初始治疗推荐 LMWH 或调整剂量的 UFH(静脉注射后持续输液以维持 APTT 在治疗范围,或者采用皮下注射疗法,在注射后 6h 内调整 APTT 至治疗范围)至少 5d;初始治疗后,推荐在整个妊娠期持续皮下注射 LMWH 或 UFH
围产期	对于接受抗凝治疗的妊娠患者,建议分别于引产或者剖宫产术前 24h 停用 UFH 或 LMWH。分娩后,应对出血情况和 VTE 风险进行评估,决定是否需要重启抗凝治疗。如需抗凝,建议顺产 6~12h 或者剖宫产 12~24h 后重新启动抗凝治疗。选择 VKA 进行分娩后的抗凝治疗,需和 LMWH 桥接,直到 INR 达到目标值时停用 LMWH
产后抗栓周期	建议抗凝药物在产后使用至少 6 周(总疗程至少达到 3 个月)

表6-23 妊娠期血栓预防药物剂量推荐

体重/kg	标准预防剂量(通过皮下途径给药)		
	达肝素	依诺肝素	普通肝素
低于50	2500IU/d	20mg/d	考虑减量
50～90	5000IU/d	40mg/d	5000IU,bid
91～130	7500IU/d	60mg/d*	7500IU,bid
131～170	10000IU/d	80mg/d*	

体重/kg	高剂量预防(通过皮下途径给药)		
	达肝素	依诺肝素	普通肝素
低于50	2500IU,bid	40mg/d	5000IU,bid
50～130	5000IU,bid	80mg/d	7500IU,bid
超过130	7500IU,bid	60mg,bid	7500IU,tid

注:*可分次给药。对于存在多种显著风险因素的女性(例如既往DVT、抗磷脂综合征及动脉血栓形成风险增加、同型半胱氨酸血症等)应考虑使用高剂量预防。

表6-24 妊娠期血栓治疗药物剂量推荐

抗凝药物	治疗剂量
达肝素	100IU/kg,bid
依诺肝素	产前:1mg/kg皮下注射,bid。 产后:1.5mg/kg皮下注射,qd
普通肝素	负荷剂量:80IU/(kg·h)静脉注射,之后以12～15IU/(kg·h)持续静脉滴注,维持APTT在正常值的1.5～2.5倍
华法林	以INR 2～3为目标调整口服剂量

■三、妊娠期合并人工心脏瓣膜手术孕妇的抗栓策略

对于机械瓣膜孕妇使用VKA的建议,相关指南在不断变化。可选抗凝药物对于母体和胎儿都有风险。华法林是预防瓣膜血栓的首选抗凝药物,但是它对于胎儿的致畸作用大大限制了它在孕妇中的使用。在最近的一项回顾性研究中,对心脏机械瓣膜孕妇进行了华法林和LMWH的使用比较,结果发现,各组均具有显著不良反应,包括流产、瓣膜血栓形成、产妇死亡和产后出血。患者在持续使用VKA时的瓣膜血栓形成/全身性栓塞的风险最低。如仅在妊娠6～12周使用LWMH/UFH,则瓣膜血栓形成风险增加,而将肝素作为唯一抗凝血药的血栓栓塞风险最高。

目前《2020 ACC/AHA心脏瓣膜病患者管理指南》指出,如果达到治疗性INR所需的华法林日剂量≤5mg(Ⅰa类建议),那么在妊娠早期继续使用华法林抗凝治

疗可能合理。如果华法林日剂量＞5mg,建议在妊娠早期使用LMWH并调整剂量,给药后4～8h血清抗Xa因子水平应达到0.8～1.2IU/mL。然而,van Hagen等对欧洲登记的数据评估时发现,约50%的机械瓣膜血栓的形成发生在妊娠早期从VKA到LMWH的过渡时期。这表明需要在过渡时期使用更高剂量的LMWH。

ACCP循证临床实践指南给出了有心脏机械瓣膜、诊断为急性VTE的孕妇的不同治疗选择。第1种,检测抗Xa因子水平,使用LMWH并调整剂量,以确保使用4h后的峰浓度可以达到1.0～1.2IU/mL;第2种,使用可以调整剂量的UFH,q12h且要密切监测APTT;第3种,妊娠13周前使用UFH/LMWH,此后改为华法林,直到分娩前的围产期再改为UFH/LMWH。增加阿司匹林(75～100mg/d)也可降低血栓形成风险。鉴于机械瓣膜血栓形成的高风险,不支持使用DOAC。

四、剖宫产后VTE的预防

对于没有额外血栓风险的产妇,除了早期下地活动以外,不推荐特殊的血栓预防措施。对于除妊娠及剖宫产外至少还有一个血栓危险因素的产妇,建议产后用预防剂量的LMWH或UFH进行血栓预防或采用机械预防;对于剖宫产后有多个血栓危险因素的产妇,建议药物预防联合逐级加压弹力袜和(或)间歇充气加压装置的使用;对于产后仍存在明确血栓危险因素的产妇,建议出院后延长预防性治疗的时间,直到产后4～6周。

五、哺乳期药物的选择

在乳汁中分泌并能被婴儿的肠道吸收的药物会对母乳喂养的婴儿产生影响。华法林和UFH不在乳汁中分泌。如果母乳喂养的哺乳期妇女正在接受华法林或UFH治疗,推荐继续原有治疗。乳汁中可检测到少量LMWH及达肝素,但其口服吸收率差,因此建议继续原有治疗。

第七章　止血药物的合理使用

止血药又称促凝血药,这些药物通过不同的机制帮助控制或停止出血,用于治疗出血性疾病。止血药普遍具有起效迅速、应用广泛、一定的副作用和风险、需要专业医师或药师指导等特点。其作用原理包括:①抑制纤溶过程,抑制纤溶系统的活性,延缓纤维蛋白溶解,维持凝血的稳定状态。②促进凝血因子活性或补充凝血因子,加速血液凝结过程,从而帮助止血。③降低毛细血管通透性,作用于血管平滑肌,增强小动脉、小静脉和毛细血管收缩力,从而产生止血效果。④增加血小板聚集,加强血栓形成,从而控制出血。按照作用原理,止血药可以分为抗纤维蛋白溶解药、促凝血因子活性药、补充凝血因子药、作用于血管的止血药、促进血小板生成药、其他止血药6类。

止血药的发展历经了从自然材料到化学合成,再到基因工程技术的演变过程。随着科学技术的不断进步和医学研究的不断深入,止血药的种类和效果也不断得到改进和完善,为医学领域的外科手术和伤口处理提供了重要支持。

第一节　抗纤维蛋白溶解药

纤溶酶原通过分子结构中的赖氨酸结合部位,特异性结合纤维蛋白后,在激活物作用下活化为纤溶酶,进而裂解纤维蛋白中精氨酸和赖氨酸肽链,溶解血凝块。抗纤维蛋白溶解药简称抗纤溶药物,与纤溶酶原的赖氨酸结合位点具有高亲和性,可封闭此结合点,使纤溶酶原失去与纤维蛋白结合的能力,纤溶活性降低,从而发挥止血作用。抗纤维蛋白溶解药已逐渐成为围手术期减少失血量、降低输血率的一线药物。

一、氨甲环酸

氨甲环酸又称氨甲基环己酸、抗血纤溶环酸、凝血酸,是一种人工合成的赖氨酸衍生物和同系物。氨甲环酸可用于全身或局部纤溶亢进所致的出血,前者包括白血病、再生不良性贫血、紫癜等,以及术中和术后的异常出血;后者包括肺出血、鼻出血、生殖器出血、肾出血、前列腺手术中和术后的异常出血。

(1)药效学特点:氨甲环酸可与纤溶酶和纤溶酶原上同纤维蛋白结合的赖氨酸结合部位强烈吸附,阻抑纤溶酶、纤溶酶原与纤维蛋白的结合,从而强烈地抑制由纤溶酶所致的纤维蛋白分解。当血清中存在 α_2-巨球蛋白等抗纤溶酶时,本药抗纤溶作用更加明显,止血作用更加显著。此外,在动物试验中,氨甲环酸可抑制激肽等活性肽的生成,从而降低血管渗透性,改善变态反应及炎症性病变。

(2)药动学特点:氨甲环酸口服后吸收较慢且不完全,达峰时间3h,生物利用度为30%~50%;能透过血脑屏障,脑脊液内可达有效血药浓度 $1\mu g/kg$;血清抗纤溶活性可维持7~8h,组织内活性可维持17h。39%的口服剂量以及90%的静脉注射剂量在24h内经肾排出。

二、氨甲苯酸

氨甲苯酸又称止血芳酸,可用于治疗由纤溶亢进引起的出血,以及由链激酶、尿激酶、t-PA过量引起的出血。其药理作用与氨甲环酸相似,但毒性小于氨甲环酸,止血效果比氨基己酸强4~5倍。氨甲苯酸止血疗效好、不良反应少,是纤溶酶抑制剂中最安全的药物,可用于原发性纤维蛋白溶解过度引起的出血,包括急性、慢性、局限性或全身性的高纤溶出血,如癌肿、白血病、妇产科意外、严重肝病出血等。

(1)药效学特点:氨甲苯酸立体构型与赖氨酸(1,5-二氨基己酸)相似,可竞争性阻抑纤溶酶原和纤维蛋白网的吸附,从而防止纤溶酶原的激活,保护纤维蛋白不被纤溶酶降解,实现止血作用。

(2)药动学特点:氨甲苯酸口服后胃肠道吸收率约为69%,服药后3h达血浆峰浓度,主要分布于肾中,其次分布于肝、心、脾、肺、血液中。36%的药物以原型经肾排泄,其余为乙酰化产物形式。

第二节　促凝血因子活性药

促凝血因子活性药能够促进肝脏合成凝血酶原和其他凝血因子，或提高它们的活性，进而加速血液凝固，主要用于手术前后的预防出血和止血。常用的有维生素K、蛇毒血凝酶等。

一、维生素K

维生素K是一组具有促进凝血、防止出血的脂溶性维生素。其主要作用是参与凝血过程，特别是血液中凝血因子的合成。维生素K有维生素K_1、维生素K_2、维生素K_3和维生素K_4四种形式。其中维生素K_1、维生素K_2是天然存在的脂溶性维生素，维生素K_1从绿色植物中提取，维生素K_2由肠道细菌合成。而维生素K_3、维生素K_4是人工合成的水溶性维生素。研究发现，维生素K_2通过升高高密度脂蛋白并降低总胆固醇水平，减轻动脉粥样硬化斑块进展。在临床上，维生素K主要用于以下方面：①由维生素K利用障碍或吸收不良引起的低凝血酶原血症（主要见于梗阻性黄疸、胆瘘、慢性腹泻、胃肠广泛手术后患者）；②早产儿、新生儿出血，香豆素类、水杨酸类药物或其他因素导致凝血酶原过低而引起的出血；③预防长期应用广谱抗菌药后继发的维生素K缺乏症。

（1）药效学特点：维生素K是一种关键的凝血因子合成辅助物质。肝脏合成的4种凝血因子（凝血酶原、$FⅦ$、$FⅨ$及$FⅩ$）与维生素K关系密切。如果缺乏维生素K，则肝脏仅合成无活性的凝血因子前体蛋白，催化凝血作用的能力明显下降，引起凝血功能障碍和出血病症。

（2）药动学特点：维生素K口服后经小肠淋巴管吸收，吸收良好；肌内注射1～2h起效，3～6h止血效果明显，12～14h后凝血酶原时间恢复正常，在肝内代谢，经肾脏和胆汁排出，一般在体内无蓄积。

二、蛇毒血凝酶

蛇毒血凝酶是一种从毒蛇（如巴西矛头蝮蛇、尖吻蝮蛇、白眉蛇等）的毒液中提取的生物活性蛋白酶，具有显著的止血作用。其主要成分包括类凝血酶（如巴曲酶）和磷脂依赖性凝血因子X激活物（$FⅩA$激活物），能够激活$FⅤ$、$FⅦ$和$FⅧ$，促进血小板聚集，加速凝血酶原转化为凝血酶，从而迅速止血。蛇毒血凝酶可用于需减少流血或止血的各种医疗情况，如外科、内科、妇产科、眼科、耳鼻喉科、口腔科等临床科室的出血及出血性疾病；也可用来预防出血，如术前用药可避免或减少手术部位及手术后出血。

（1）药效学特点：蛇毒血凝酶含有类凝血酶和类凝血激酶（这两种酶有相似的酶作用物），在Ca^{2+}存在下，能活化FⅤ、FⅦ和FⅧ，并刺激血小板的凝集；类凝血激酶在血小板因子Ⅲ存在下，可促使凝血酶原变成凝血酶，也可活化FⅤ，并影响FX。动物试验结果显示，蛇毒血凝酶小剂量时表现为促凝作用，大剂量时表现为抗凝作用。

（2）药动学特点：蛇毒血凝酶静脉、肌肉、皮下及腹腔给药均能吸收，给药后5～30min即可产生止血作用，作用可持续48～72h。能与血浆蛋白结合，逐渐成为无活性的复合物，其代谢产物由肾脏缓慢排泄，需3～4d才能全部消除。

第三节　补充凝血因子药

补充凝血因子药是从健康人体或动物血液中提取并经分离提纯、冻干而制成的含有各种凝血因子的制剂，主要用作凝血因子缺乏时的替代或补充疗法。常用的有人凝血因子Ⅷ、凝血酶、人纤维蛋白原等。

■一、凝血酶

凝血酶常用剂型为冻干粉，是白色或类白色的冻干块状物或粉末。它由牛血或猪血中提取的凝血酶原经激活而得，用于创伤、手术、烧伤，以及口腔、耳、鼻、喉、泌尿道和消化道等部位出血的止血。

（1）药效学特点：凝血酶将纤维蛋白原转化为纤维蛋白，激活FⅧ、FⅤ、FⅧ、FⅪ、血小板及纤维蛋白溶解抑制剂，并灭活ADAMTS13。ADAMTS13是与血浆一起分泌到血液中的蛋白酶。凝血酶使ADAMTS13失活，从而在凝血级联反应激活后增强血小板黏附。

（2）药动学特点：凝血酶在人体内的药代动力学研究还很少。

■二、人纤维蛋白原

人纤维蛋白原的原料来自人血，虽然对原料血浆进行了相关病原体的筛查，并在生产工艺中加入了去除和灭活病毒的措施，但理论上仍存在传播某些已知和未知病原体的潜在风险，临床使用时应权衡利弊。本药用于先天性纤维蛋白原减少或缺乏症、获得性纤维蛋白原减少症、严重肝脏损伤、肝硬化、弥散性血管内凝血，以及产后大出血、大手术、外伤或内出血等引起的纤维蛋白原缺乏而造成的凝血障碍。

（1）药效学特点：人纤维蛋白原在体内经凝血酶作用转变为纤维蛋白，在凝血共同途径中发挥止血和凝血功能，并参与体内一系列病理、生理过程，如炎症、组织损伤、修复等。人纤维蛋白原是血凝块形成、扩大和稳固的重要成分和底物。

（2）药动学特点：研究表明，在先天性非纤维蛋白原血症患者中输注人纤维蛋白原，结果提示 C_{max} 为 1.99g/L，半衰期为 76.94h。在人纤维蛋白原给药后 2h 内，血浆纤维蛋白原浓度达到峰值，随后呈单指数衰减，在第 9 天降至输注前水平，且在输注后 1h 最大血凝块的硬度显著提高。

第四节　作用于血管的止血药

作用于血管的止血药直接作用于血管平滑肌，增强小动脉、小静脉和毛细血管收缩力，降低毛细血管通透性，从而产生止血效果，主要用于毛细血管出血。常用的有酚磺乙胺、卡络磺钠等。

一、酚磺乙胺

酚磺乙胺又称止血敏，是一种合成药物，通常通过化学合成的方法制备而成。它是氨基酸赖氨酸的合成类似物，具有抑制纤溶过程的作用，被广泛用于各种手术前后的出血，也可用于血小板功能不良、血管脆性增加而引起的出血，亦可用于呕血、尿血等。酚磺乙胺可以口服或静脉注射给药，具有灵活的用药方式。其成本较低，适用于临床大规模使用，但长期或过量使用可能增加血栓形成的风险。它与氨基己酸注射液、右旋糖酐、碳酸氢钠注射液会发生药物相互作用，从而影响药效。它可用于预防和治疗血小板减少性紫癜，手术前后出血，过敏性紫癜以及其他原因引起的出血（如脑出血、皮肤出血、呕血、尿血等）。

（1）药效学特点：酚磺乙胺不仅能促使血小板循环量、血小板聚集性与黏附性增加，促进凝血活性物质的释放，进而缩短凝血时间，还可增强毛细血管抵抗力，减少毛细血管通透性，达到止血效果。

（2）药动学特点：酚磺乙胺静脉推注后 1h 血药浓度达高峰，作用持续 4～6h，大部分以原型从肾排泄，小部分从胆汁、粪便排出。

■二、卡络磺钠

卡络磺钠是一种蛋白酶抑制剂，具有抑制纤溶和凝血酶的作用。卡络磺钠最初从牛胰腺中提取而来。然而，由于牛源性的问题，包括传染性海绵状脑病（疯牛病）的风险，目前卡络磺钠主要通过基因工程技术在大肠杆菌等微生物中生产。它常用于毛细血管通透性增加而产生的多种出血性疾病，亦可用于外伤和手术出血，在泌尿外科、产科、耳鼻喉科等手术的围手术期均有应用。长期或大剂量使用卡络磺钠可能导致肾功能损害，也会增加血栓形成的风险。由于生产成本较高，加上一些国家的限制，卡络磺钠的使用受到一定的限制。

（1）药效学特点：卡络磺钠分子结构中含四氢吲哚，可降低微血管损伤，增加微血管修复，稳定毛细血管及周围组织，降低毛细血管通透性并增加其弹性。它可促进凝血功能，显著缩短出血时间，增加凝血酶活性和抗纤溶过程，于受损血管处形成微血栓，从而起到止血作用。

（2）药动学特点：卡络磺钠起效快，肌内注射5min起效，静脉注射1min起效，半衰期为2.51h±0.95h，经肝肾代谢，约24h排泄完毕。卡络磺钠毒性低、止血作用持久；由于分子结构中无水杨酸基团，不影响造血系统、凝血系统，无拟交感神经兴奋作用，所以不影响心率和血压。

第五节　促血小板生成药

促血小板生成药包括重组人血小板生成素（recombinant human thrombopoietin, rhTPO）和血小板生成素受体激动剂（thrombopoietin receptor agonist, TPO-RA），其通过特异性结合血小板生成素（thrombopoietin, TPO）受体，调节巨核细胞增殖、分化与成熟，促进血小板生成。促血小板生成药被广泛用于治疗多种原因引起的血小板减少症，可有效降低患者的出血风险、减少血小板输注、避免血液制品输注的不良反应。

■一、重组人血小板生成素

重组人血小板生成素（rhTPO）是利用基因重组技术由中国仓鼠卵巢细胞表达、提纯制成的药物，与内源性血小板生成素具有相似的药理作用——升高血小板。临床上用于：①治疗实体瘤化疗后所致的血小板减少症，适用对象为血小板计数低于$50×10^9$/L的患者；②用于原发免疫性血小板减少症（immune thrombocytopenia,

ITP)的辅助治疗,适用对象为血小板计数低于20×10⁹/L的糖皮质激素治疗无效(包括初始治疗无效或有效后复发而再度治疗无效)的未接受脾切除治疗的患者。

(1)药效学特点:rhTPO刺激巨核细胞生长及分化的内源性细胞因子,对巨核细胞生成的各阶段均有刺激作用,包括前体细胞的增殖和多倍体巨核细胞的发育及成熟,从而升高血小板水平。

(2)药动学特点:正常人单次皮下注射rhTPO药动学研究结果显示,rhTPO在体内的吸收与消除过程基本符合线性动力学特征,消除比较缓慢,体内半衰期较长(41h左右)。多次皮下注射rhTPO药动学研究表明,随给药次数的增加,每个受试者的血药浓度随之升高,每个受试者第1次给药后的AUC和半衰期等药动学参数与末次给药后相比无明显差异,即无时间依赖性的药动学变化。rhTPO血药浓度升高的水平与给药的累积剂量正相关。

■二、血小板生成素受体激动剂

血小板生成素受体激动剂(TPO-RA)与人TPO受体的跨膜结构域相互作用,启动信号级联反应,诱导髓系祖细胞和巨核细胞的增殖和分化。TPO-RA不与内源性TPO分子竞争结合位点,与内源性TPO具有累加效应。TPO-RA具有种属特异性,只与人和黑猩猩的TPO受体跨膜区结合。与rhTPO及罗普司亭不同,TPO-RA对JAK-STAT磷酸化的激活较弱,对PI3K-Akt通路没有刺激作用。

1.艾曲泊帕

艾曲泊帕是全球第一个获批上市的口服TPO-RA,被美国FDA及欧洲药品管理局(European Medicines Agency,EMA)批准治疗慢性原发免疫性血小板减少症、丙型病毒性肝炎合并血小板减少、初诊及难治重型再生障碍性贫血(severe aplastic anemia,SAA)。在我国获批的适应证为年龄≥6岁的慢性ITP和既往经过免疫抑制治疗缓解不充分的成人SAA患者。主要用于治疗对皮质激素、免疫球蛋白或脾切除反应不佳的慢性免疫性(特发性)血小板减少性紫癜患者的血小板减少。

(1)药效学特点:艾曲泊帕为口服生物可利用的、小分子TPO受体激动剂,可与人TPO受体的跨膜结构域相互作用,启动信号级联反应,诱导骨髓祖细胞和巨核细胞的增殖和分化。艾曲泊帕对血小板聚集的效应与TPO不同。艾曲泊帕不会增强腺苷二磷酸诱导的血小板聚集或诱导P-选择素表达,不拮抗ADP或胶原蛋白引起的血小板聚集。

(2)药动学特点:艾曲泊帕口服给药后2～6h达到峰浓度,且与人血浆蛋白结合率很高(99.9%),尤其是白蛋白。其代谢主要通过裂解、氧化,以及与葡糖醛酸、谷胱甘肽或半胱氨酸结合。吸收入体内后它被广泛代谢,主要通过粪便排泄(59%),给药剂量的31%以代谢产物的形式从尿中排出。

2.海曲泊帕

海曲泊帕是我国第一个自主研发的口服TPO-RA,其对艾曲泊帕的分子结构进行了修饰。适用于:①既往对糖皮质激素、免疫球蛋白等治疗反应不佳的慢性原发ITP成人患者,使血小板计数升高并减少或防止出血。②对免疫抑制治疗疗效不佳的SAA成人患者。

(1)药效学特点:海曲泊帕为口服可吸收的、小分子TPO受体激动剂。在体外试验中,海曲泊帕可促进TPO受体依赖性的32D-MPL细胞株的增殖,促进人脐带血 CD_{34}^+ 细胞的增殖和分化。

(2)药动学特点:海曲泊帕口服给药后7~8h达到峰浓度。其口服吸收受食物影响十分显著,给药与进食间隔时间越短,暴露量降低的程度越明显。它与人血浆蛋白结合率较高(>99%),与血细胞无明显的结合。它主要通过肼键裂解、葡萄糖醛酸结合、乙酰化和丙酰化代谢。吸收后它被广泛代谢,主要通过粪便排出(89.05%),其中原型药物约占给药剂量49.20%;其次是从尿中排出(8.62%),检测到的原型药物占给药剂量1.07%。血浆中海曲泊帕的消除半衰期为11.9~40.1h。

3.罗普司亭

罗普司亭属于小分子拟肽类TPO-RA,是利用重组DNA技术制成的Fc肽融合蛋白,含有两个相同的亚单位,每个亚单位分别由一个IgG1 Fc结构区和含有14个氨基酸的短肽(TPO模拟肽)构成,TPO模拟肽与TPO受体具有高亲和力并可使其激活。主要用于对其他治疗(如皮质类固醇、免疫球蛋白)反应不佳的慢性ITP成人(年龄≥18岁)患者。

(1)药效学特点:罗普司亭通过与TPO受体结合,使其活化,从而促进血小板生成,该机制类似于内源性TPO。

(2)药动学特点:皮下注射3~15μg/kg罗普司亭后,ITP患者在给药后7~50h(中位值14h)达到最大血清罗普司亭水平。不同患者的血清浓度不同,与给药剂量不相关,与血小板计数呈负相关。罗普司亭在ITP患者中的消除半衰期为1~34d(中位值为3.5d)。

第六节 其他止血药

■ 一、鱼精蛋白

鱼精蛋白注射液为无色澄明液体,属于抗肝素药,用于因注射肝素过量所引起的出血。本品主要成分为硫酸鱼精蛋白,系自适宜的鱼类新鲜成熟精子中提取的一种碱性蛋白质的硫酸盐。

(1)药效学特点:鱼精蛋白具有强碱性基团,在体内可与强酸性的肝素结合,形成稳定的复合物。这种直接拮抗作用使肝素失去抗凝活性。肝素与抗凝血酶Ⅲ结合,加强其对凝血酶的抑制作用。鱼精蛋白可分解肝素与抗凝血酶Ⅲ的结合,从而消除其抗凝作用。鱼精蛋白还尚具有轻度抗凝血酶原激酶作用,但临床上一般不用于对抗非肝素所致的抗凝作用。

(2)药动学特点:鱼精蛋白稳态分布容积为12.3L;清除率为2.2L/min;半衰期为7.4min。

■ 二、聚桂醇

聚桂醇注射液化学名称为聚氧乙烯月桂醇醚,是临床常用的硬化剂,有液体或泡沫两种使用方式。它是无色的澄明液体,摇动时有少量的泡沫产生,用于内镜下食管曲张静脉出血的急诊止血及曲张静脉的硬化治疗。

(1)药效学特点:聚桂醇是一种硬化剂,在曲张静脉旁注射后能使曲张静脉周围纤维化,压迫曲张静脉,从而达到止血目的;静脉内注射后,可损伤血管内皮、促进血栓形成、阻塞血管,从而起到止血作用。

(2)药动学特点:当以静脉注射泡沫的形式以两个固定的5mL剂量间隔10min给药时,在血浆中快速检测到聚桂醇。聚桂醇平均分布体积为35~82L,达峰时间为15min,平均全身清除率为0.2~0.4L/min,平均终末消除半衰期为102~153min,大多数血浆样品在8h收集期结束时均低于定量限。体重归一化数据显示,男性和女性之间的聚桂醇C_{max}或AUC没有一致的差异。

第八章 血栓栓塞性疾病的疼痛管理

随着人口老龄化以及人们生活方式和生活习惯的改变,血栓栓塞性疾病成了全球面临的重大健康问题。各种急慢性疾病都可能导致血栓栓塞性疾病的发生,如肿瘤高凝状态、产后长期卧床、急性冠脉综合征、动脉缺血发作、缺血性脑卒中等。疼痛和水肿是血栓栓塞性疾病最常见的典型症状。当疼痛发生时,患者可有深度紧张感、沉重感、肿胀感等。疼痛甚至会影响到其他远端肢体部位,引起患者不舒适的紧张、痛苦和焦虑。下肢血栓栓塞性疾病导致的疼痛,还可因患者站立、行走等行为而加重,严重的甚至轻轻地触摸也会加剧疼痛。因此,加强对血栓栓塞性疾病引起的疼痛治疗势在必行。

第一节　血栓相关性疼痛概述

■ 一、疼痛的定义

疼痛是血栓栓塞性疾病最常见的症状之一。疼痛表现几乎贯穿人的一生。据调查,从新生儿到患者临终,约有一半的患者在就诊时的主诉与疼痛有关。而疼痛会给患者造成极大的身心痛苦,影响患者的心理状态及社交能力。目前,国际上已将疼痛列为疾病诊断范畴。疼痛被认为是继血压、脉搏、心率、呼吸之外的第五大生命体征。

国际疼痛研究协会对疼痛的最新定义为:疼痛是一种与组织损伤或潜在组织损伤相关的感觉、情感、认知和社会维度的痛苦体验。疼痛有不同的持续时间、强度、种类(如针刺样、火烧样等)、位置,会在全身各处不同部位出现,如下肢深静脉血栓可引起下肢疼痛、肿胀,肾静脉栓塞主要导致腰部疼痛,缺血性脑卒中可导致头部疼痛等。

■二、疼痛的分类

疼痛作为一种疾病症状,涉及临床各个科室,它随着疾病的发展过程而千变万化,因此关于疼痛的分类尚未形成统一标准,现阶段只能根据疼痛的表现进行分类。血栓相关性疼痛也需要根据其具体的临床表现进行分类。

1.根据疼痛的发生机制分类

疼痛依据其发生机制,可以分为伤害感受性疼痛、病理性疼痛、精神性疼痛等。

(1)伤害感受性疼痛:指完整的伤害性感受器收到伤害刺激信号引起的反应。疼痛的感知与组织损伤有关,它能够提醒机体,起到自我保护的警告作用。通常待损伤修复后,伤害感受性疼痛会自行消退。伤害感受性疼痛有浅表痛和深部痛,发作时可以表现为刺痛、钝痛、锐痛、灼烧痛等。

(2)病理性疼痛:可以分为炎症性疼痛、神经病理性疼痛及功能性疼痛。这种疼痛可能在刺激消除、损伤修复以后,仍然持续存在,临床上许多难治性疼痛属于病理性疼痛。

①炎症性疼痛:伤害刺激作用引起组织损伤,中性粒细胞、巨噬细胞、肥大细胞等免疫细胞被激活,促进大量炎症介质的释放,可引起红、肿、热、痛等症状,即炎症性疼痛。血液瘀滞也有可能刺激血管内炎性介质的释放而引起炎症性疼痛。有些血栓性静脉炎患者的疼痛也可归属为炎症性疼痛范畴,可表现为跳痛或者灼烧痛等。

②神经病理性疼痛:指由神经系统疾病或原发性损害引起的疼痛。神经纤维受到损伤,或者原发疾病异常改变使附近神经纤维受到压迫,就有可能引起神经病理性疼痛。它可以表现为自发性疼痛、痛觉过敏、痛觉超敏等。根据其发病的部位,还可分为外周神经病理性疼痛和中枢神经病理性疼痛。例如,脑卒中患者的神经病理性疼痛可表现为偏瘫性肩痛,使用肉毒素注射剂可有效减轻肩部痉挛状态及痉挛相关性关节活动受限引起的疼痛,也可使用神经调节性止痛药。脑卒中患者还可能存在中枢性慢性神经病理性疼痛。

③功能性疼痛:这种疼痛没有明确的解剖学基础,是神经学病变和外周异常导致神经系统功能紊乱而引起的疼痛。血栓导致的疼痛有些也属于功能性疼痛。混合形式的病理性疼痛(既有炎性疼痛又有神经病理性疼痛),是临床上最难治愈的。

(3)精神性疼痛:这类疼痛在临床上没有任何组织损伤基础,多以自发性疼痛为主,疼痛性质多样,但其主要原因与心理因素有关。血栓栓塞性疾病患者也可能发生精神性疼痛。

2.根据持续时间分类

疼痛根据发作的持续时间,可分为急性疼痛和慢性疼痛。一般而言,疼痛症状持续3个月以内的为急性疼痛,超过3个月的为慢性疼痛。如果急性疼痛在最初始的时候未能得到良好的治疗,可能会导致患者疼痛记忆神经敏化,疼痛传导路径发生病理改变,从而形成慢性疼痛。患者在慢性疼痛的长期折磨下容易焦虑和抑郁。因此,疼痛的治疗需要重视,在初始疼痛时就需要给予患者充分的治疗,防止患者由急性疼痛发展为慢性疼痛。

3.根据疼痛部位分类

根据疼痛部位进行的疼痛分类,是疼痛最常见的一种分类方法。综合病因,国际疼痛研究协会将慢性疼痛综合征进行了细化分类。与血栓栓塞性疾病相关的疼痛主要包括全身性综合征、局限于头颈部的疼痛综合征(头面部的神经痛、脑血管疾病综合征、头面颈部的心理源性疼痛等)、上肢局部疼痛综合征及与其相关联的上下肢疼痛综合征(四肢血管性疾病、四肢血管舒张功能障碍、四肢动脉供血不足、心源性下肢疼痛)、除脊髓及神经根痛外的血管性及其他源性躯干疼痛(血管源性及其他胸痛、心理源性胸痛、血管源性腹痛)、下肢局部区域综合征(腿足部的神经源性局部综合征等)。这种分类标准引入了病因学标准,可以弥补按疼痛部位单一分类的局限性。

4.根据疼痛程度分类

由于疼痛无法通过仪器进行检测,所以根据疼痛程度分类的标准是完全依靠患者主诉进行主观测量的结果。这种根据疼痛程度进行分类的办法,将疼痛程度分为0~10分。0分表示无痛;10分表示非常剧烈的疼痛,患者会满头大汗,甚至因为疼痛而产生自杀倾向。一般1~3分为轻度疼痛,患者不会主动要求服用止痛药物,能够承受该疼痛带来的不适,睡眠不受影响;4~6分为中度疼痛,患者会主动要求服用止痛药物,睡眠会受到影响,无法入睡或睡着后被疼醒;7~10分为重度疼痛,患者疼痛难忍,面色苍白,大汗淋漓,强烈要求使用镇痛药物,完全无法入睡,心理焦虑或抑郁。

■三、疼痛的作用机制

在临床上,对患者疼痛应引起足够的重视,防止患者从急性疼痛衍变为慢性疼痛。《中国急性血栓性疾病抗栓治疗共识》明确指出,缺血可导致剧烈的疼痛,进而引起血管痉挛,可加重远端组织缺血,也可诱发心脑血管意外。适当有效的镇痛治疗是必不可少的,给药方案一般遵循阶梯治疗原则。

疼痛的发生:初级传入神经纤维在各类适当的刺激下产生疼痛信号,通过上行通路向上传递,由中枢解码感知并通过下行通路进行调节。疼痛传导过程分为4个阶段:伤害性感受器的痛觉传感,一级出入纤维、脊髓背角、脊髓-丘脑束等上行束的痛觉传递,皮质和边缘系统的痛觉整合,下行控制和神经介质的痛觉调控。

急性疼痛为伤害感受性疼痛。它是疼痛形成的神经传导基本过程。机体受到物理、化学或炎症刺激后产生急性痛觉信号,并传导至大脑感受器。而慢性疼痛除了伤害感受性疼痛的基本传导过程外,还有其特殊的疼痛发生机制,主要涉及脊髓敏化、受损神经异位电活动、痛觉传导离子通道和受体异常、中枢神经系统重构。

急性疼痛如不及时治疗,机体会产生"疼痛记忆"并发展为慢性疼痛,表现为损伤治愈后疼痛信号依然持续存在。"疼痛记忆"将进一步加重慢性疼痛对患者认知行为和精神心理的损害。

■ 四、疼痛的评估

疼痛有效治疗的前提是对患者进行真实正确的评估。疼痛评估主要通过患者主诉完成。临床医生在对患者进行疼痛评估时一定要相信患者主诉。通过疼痛的测量和评估能确定患者疼痛的部位、疼痛强度、疼痛性质和持续时间,以帮助临床进行鉴别诊断及选择有效的治疗方案。下文简单介绍几种常见的疼痛评估方法,以供临床选择适宜的治疗方案。如需更为详细的疼痛评估方法,可查阅《疼痛评估量表应用的中国专家共识》(2020版)。

(一)适合成人的疼痛评估方法

1.单维度疼痛评估方法

(1)视觉模拟评分法(visual analogue scale, VAS)

视觉模拟评分法通常采用一条100mm的直线,该直线的一端表示"完全无痛",另一端表示"最剧烈的疼痛"(图8-1)。患者被要求在这条线上相应位置做标记(用一个点或一个"×"等),代表他们感受到的疼痛强烈程度。其优点是简单、快速、敏感度高;缺点是特异性偏低,不适合作为神经病理性疼痛的评判标准。

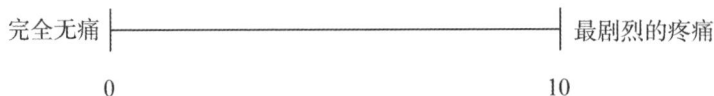

完全无痛 |————————————————————| 最剧烈的疼痛

0　　　　　　　　　　　　　　　　　　10

图8-1　疼痛的视觉模拟评分法

（2）数字分级评分法（numerical rating scale, NRS）

NRS评分准确简明（图8-2）。它用0~10这11个点来描述疼痛的强度：无疼痛（0）、轻度疼痛（1~3）、中度疼痛（4~6）、重度疼痛（7~10）。

慢性疼痛者适合使用NRS，它适用于10岁以上有一定文化程度的患者。

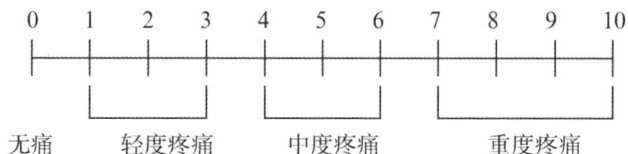

图8-2　疼痛数字分级评分法

（3）语言分级评分法（verbal rating scale, VRS）

VRS由临床医生在问诊时列举烧灼痛、电击样疼痛、锐痛、钝痛及痉挛痛等疼痛关键词，让患者从中选择能形容自身疼痛的词语。通常采用5点评分法，疼痛等级如下：1为轻微的疼痛；2为引起不适感的疼痛；3为比较疼痛/难受；4为严重的疼痛；5为剧烈的疼痛。VRS评估简单快捷，但要求评估对象有一定语言理解能力。

2.多维度疼痛综合评估量表

与单维度疼痛评估方法相比，多维度疼痛综合评估量表考察范围更全面，但使用较繁复。运用多维度疼痛综合评估量表测量疼痛强度时，还会测试疼痛对心理、情绪、睡眠等影响，可全面了解疼痛给患者带来的影响。

（1）简明疼痛量表（brief pain inventory, BPI）是最常用的多维度疼痛评估工具之一。在临床上，普遍使用BPI来评估患者过去24h或1周内的疼痛。评估的主要内容包括疼痛的程度（0—无痛到10—非常疼痛）、疼痛性质（如刀割痛和闪电痛），以及疼痛对日常生活功能的影响（0—无影响到10—非常影响）。

（2）麦吉尔疼痛问卷（McGill pain questionnaire, MPQ）

简版MPQ含有4类20组疼痛描述词，每组词按照程度递增顺序排列，1~10组为感觉类、11~15组为情感类、16组为评价类、17~20组为其他相关类。被测试者在每一组词中选择一个与自己的痛觉程度相同的词（无合适的描述词可以不选），再根据一定的规则确定疼痛程度。

（二）适合儿童的疼痛评估方法

修订版Wong-Baker面部表情疼痛评估法（Wong-Baker faces pain scale revision, FPS-R）见图8-3。

FPS-R要求患者对整体疼痛程度进行从0（无痛）到10（最严重）的评分，FPS-R

更适用于儿童、老人、文化程度较低、表达困难、意识不清及有认知功能障碍的患者。目前公认FPS-R可以用于3岁以上患者的疼痛评估。

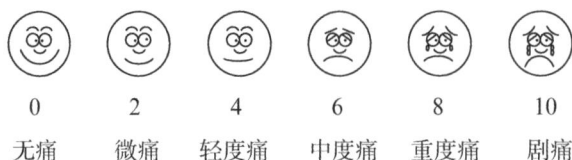

0	2	4	6	8	10
无痛	微痛	轻度痛	中度痛	重度痛	剧痛

图8-3　修订版Wong-Baker面部表情疼痛评估法（FPS-R）

第二节　血栓相关性疼痛的药物治疗

血栓相关性疼痛有伤害感受性疼痛、病理性疼痛及功能性疼痛等多种类型。疼痛治疗时可根据疼痛程度、疼痛性质、疼痛类型及病因等综合施治，常用的治疗药物有非甾体抗炎药、阿片类药物和疼痛辅助治疗药物。本节重点讲解疼痛治疗原则及药物治疗与监护。

■一、疼痛治疗基本原则

疼痛治疗必须遵循规范化原则，血栓相关性疼痛也不例外。必须重视疼痛治疗，不让患者忍受疼痛，要减轻患者疼痛并改善功能，从患者身体状态、精神状态、家庭社会关系等多方面提高患者的生活质量。

疼痛治疗规范化原则：追求最有效的疼痛控制效果，最小的不良反应，最小的疼痛心理负担，全面提高患者的生活质量。疼痛得到有效控制的标准：患者疼痛NRS评分小于3分或达到0分；24h内暴发痛的次数小于3次；疼痛在3d内得到有效控制（现在要求在24h内得到有效控制）。临床疼痛治疗时，要充分考虑患者疼痛类型、疼痛强度、基础健康情况、合并症，以及患者对疼痛的治疗效果期望和生活质量的要求。对不良反应的处理，要采取预防为主，镇痛与不良反应预防要同时考虑。

血栓相关性疼痛的治疗应当遵循世界卫生组织（WHO）指定的三阶梯镇痛原则，即根据患者的疼痛程度，轻度疼痛选择一阶梯药物治疗，中度疼痛选择二阶梯药物治疗，重度疼痛选择三阶梯药物治疗，各阶梯可根据患者疼痛性质加减疼痛辅助治疗药物。非药物治疗在慢性疼痛治疗全过程任何时间点都可以使用，如外科疗法、神经阻滞疗法、神经毁损疗法和神经刺激疗法等。

疼痛治疗过程务必遵循先诊断后治疗原则,合理用药、有效安全为主原则,先简后繁、首选无创给药原则,相辅相成综合治疗原则,节省医疗资源、减轻医疗负担原则,保护患者生理功能、提高生活质量原则。遵循按时给药、按阶梯给药、个体化给药、注意具体细节的原则。联合用药需注意配伍禁忌及药物相互作用,不要盲目联合用药。

■二、疼痛药物治疗及其药学监护

药物治疗是疼痛治疗最常见、最基本的方式,药物治疗以对因治疗为主,最常用到的药物为非甾体抗炎药、阿片类药物、抗抑郁药、抗惊厥药及疼痛辅助治疗药物等。

(一)非甾体抗炎药

区别于糖皮质激素,但具有解热、镇痛、抗炎作用的一类药物被称为非甾体抗炎药(nonsteroidal anti-inflammatory drug, NSAID)。NSAID是临床最常见的一阶梯镇痛药物,代表药物为布洛芬。

前列腺素是体内花生四烯酸的代谢产物,可引起炎症反应、疼痛和发热等病理状态。前列腺素产生的关键酶为环氧合酶(COX),是NSAID药物的共同作用靶点。环氧合酶分COX-1和COX-2两种亚型。COX-1在大多数细胞中存在,尤其是血管内皮、血小板、肾脏中广泛存在。COX-2主要在组织损伤、炎症等情况下由组织因子诱导产生,是引起炎症、疼痛的主要原因。因此,血栓栓塞性疾病引起的炎症相关性疼痛,可采用这类药物进行治疗。布洛芬属于COX-1和COX-2的抑制剂,且抑制作用不可逆,可发挥镇痛和抗炎作用。不同的NSAID对不同亚型COX的抑制作用有差异。如双氯芬酸钠、美洛昔康、尼美舒利对COX-1和COX-2均有相似的抑制作用,而塞来昔布、帕瑞昔布、依托考昔等对COX-2的选择性更强。抑制COX-1的药物可能导致胃黏膜损伤、血小板抑制等不良反应;而COX-2选择性抑制剂引起胃肠道不良反应的发生率更低,且COX-2选择性抑制剂对血小板也无明显影响,耐受性更佳,但仍需注意其心血管不良反应的问题。基于以上原因,目前临床上对塞来昔布、帕瑞昔布、依托考昔等COX-2选择性抑制剂的使用更为广泛。另外,需注意NSAID与抗凝药物(包括肝素、华法林、利伐沙班等)联合使用时会增加出血风险,尤其是消化道出血多见。因此,临床使用此类药物治疗时需加强监护。

1.分类

NSAID分为9大类：①水杨酸类，如阿司匹林、水杨酸钠、柳氮磺吡啶、奥沙拉嗪等；②苯胺类，如对乙酰氨基酚、非那西丁，主要用于解热镇痛；③乙酸类，如吲哚美辛、舒林酸、双氯芬酸、酮咯酸、萘丁美酮等；④丙酸类，如布洛芬、酮洛芬、氟比洛芬、萘普生、洛索洛芬等；⑤灭酸类，如甲芬那酸、氟芬那酸等；⑥烯醇酸类，如吡罗昔康、美洛昔康等；⑦吡唑酮类，如氨基比林、安替比林、保泰松、安乃近等；⑧其他类，如尼美舒利、贝诺酯；⑨COX-2选择性抑制剂，如依托考昔、塞来昔布、帕瑞昔布等。①～⑧类药物都是非选择性COX抑制剂，有明显的胃肠道不良反应。COX-2选择性抑制剂在低剂量下胃肠道反应不明显，但到一定高剂量时，也会引发COX-1抑制剂相关不良反应。

2.适用范围

NSAID具有轻至中度的镇痛作用，临床应用广泛，主要针对NRS评分在1～3分的轻度疼痛，可用于牙痛、头痛、神经痛、肌肉关节痛等，且该类药物长期使用无成瘾性、无兴奋性，是WHO指定的三阶梯药物，在一二阶梯均可应用。但需注意该类药物具有"天花板"效应，即随着镇痛药物的剂量不断增加，当增加到一定程度后，镇痛效果不再增加，但不良反应随之增加的一种现象。因此，这类药物都有各自的日极量限制，如塞来昔布400mg、对乙酰氨基酚2g、布洛芬2.4g等。

3.不良反应

NSAID的不良反应导致其在临床中无法长期应用。常见的不良反应包括：①胃肠道反应，主要表现为上腹部不适、恶心、呕吐等。当用量较大时，可引起胃溃疡和不易察觉的无痛性胃出血。有胃溃疡或者十二指肠溃疡的患者更要慎重选择此类药物。②过敏反应，少数患者用药后会出现荨麻疹、血管神经性水肿，严重时可出现过敏性休克。③凝血功能障碍，以阿司匹林为代表，可抑制COX，使血栓素A2生成减少，抑制血小板聚集，导致凝血功能异常。若近期拟行择期手术的患者，需提前告知医生正在服用的药物，停用阿司匹林5～7d，并检查凝血功能。④水杨酸类药物剂量过大时可出现"水杨酸反应"，表现为恶心、呕吐、眩晕、耳鸣、视觉和听觉异常，严重时可出现过度呼吸、酸碱失衡，甚至精神错乱。⑤肾功能损害，NSAID的肾毒性是由前列腺素生成受抑制，肾血流调节异常引起的。因此，有肾脏基础疾病、年龄超过65岁、前列腺素依赖状态（低血容量、充血性心力衰竭、高血压和糖尿病）的患者慎用。⑥Reye综合征，发热或病毒感染的儿童患者使用阿司匹林，可能导致癫痫、昏迷甚至死亡。

4.药学监护

使用NSAID缓解急慢性疼痛时,需先评估患者病情,判断有无使用禁忌证,若患者存在明显禁忌证时,需更换其他镇痛药物(如阿片类或抗抑郁药),或疼痛介入治疗等。选择NSAID药物时,还应当评估患者是否有心血管系统和胃肠道反应发生的危险因素。①当患者胃肠道风险和心血管风险较高时,可考虑使用非选择性NSAID+胃肠黏膜保护剂;②当患者单纯有胃肠道风险时,可选择COX-2抑制剂;③当患者单纯有心血管系统风险时,可使用非选择性NSAID,避免使用选择性COX-2抑制剂;④当患者不存在胃肠道或心血管系统风险时,可使用非选择性NSAID或选择性的COX-2抑制剂。

(1)与抗凝药物的相互作用:心脏瓣膜置换术或冠状动脉支架术后常规使用华法林或抗血小板聚集药物(如氯吡格雷等)防治血栓,应当禁用阿司匹林。塞来昔布与华法林相互作用可导致凝血酶原时间延长,引起出血风险。此外,川芎、当归、丹参、灯盏花、仙鹤草、益母草、赤芍、红花、三七等均有不同程度的抗血小板作用,服用此类中草药的患者应当慎重使用阿司匹林。小剂量服用阿司匹林预防心脑血管疾病的患者,在应用NSAID时应避免持续服用布洛芬,否则会降低阿司匹林的心血管保护作用。其他非选择性NSAID与阿司匹林之间也可能有类似作用。

(2)与抗菌药物的相互作用:NSAID及其代谢产物可加强喹诺酮类抗菌药物的神经兴奋阈值降低作用,从而诱发惊厥、癫痫、急性脑血管疾病等,因此,有惊厥史、癫痫史、急性脑血管病史的患者,不建议喹诺酮类药物与NSAID联用。

(3)与降压药物的相互作用:NSAID可抑制前列腺素生成,降低降压药的降压效果及利尿剂的利尿作用,故高血压患者使用NSAID镇痛时需要监测血压。NSAID还能增加以下药物的肾损害风险:氨基糖苷类、两性霉素B、环孢素、他克莫司、双膦酸盐等。保钾利尿药等升血钾作用也可被NSAID增强,用药期间需要加强临床监测。

(4)与其他药物的相互作用:NSAID可抑制氨甲蝶呤、地高辛、氨基糖苷类药物、锂盐等药物的消除,增加其血药浓度,导致不良反应发生率增加。心功能不全患者使用洋地黄治疗时应避免合用NSAID,防止洋地黄中毒。

(二)阿片类药物

阿片是指罂粟科植物未成熟果实中所含浆汁干燥物的总称,它含有20余种生物碱,吗啡是其主要活性成分。阿片类药物在临床主要用于第二、三阶梯疼痛程度的治疗。

1.分类

阿片类药物根据作用于受体的效用可分为四大类,即完全激动剂,如μ受体激动剂、κ受体激动剂、δ受体激动剂,常见的有吗啡、可待因、二氢吗啡、芬太尼、美沙酮、羟考酮、哌替啶等;部分激动剂,如丁丙诺啡、地佐辛、布托啡诺等;部分受体激动-拮抗混合剂,如纳布啡、纳洛啡;完全受体拮抗剂,如纳洛酮。纳洛酮可逆转阿片类药物的过量中毒,纳洛酮受体阻断强度从强到弱依次为μ受体、κ受体、δ受体。另外,根据阿片类药物的药效强度还可分为弱阿片类药物和强阿片类药物,前者包括可待因、双氢可待因、曲马多等,后者包括吗啡、芬太尼、羟考酮、哌替啶、丁丙诺菲等。

2.适用范围

阿片类药物主要用于中重度疼痛治疗,临床应用广泛。这类药物主要通过与中枢神经系统内外的阿片类受体相结合而发挥镇痛作用。阿片类药物在各类慢性疼痛治疗中有不可替代的地位,在神经病理性疼痛治疗中的应用也日益增多,并且阿片类药物具有随着剂量增加,镇痛效果增加的作用,没有"天花板"效应,但在临床加量过程中需注意不良反应的预防和治疗。

在临床上,使用阿片类药物前,应对患者的疼痛做出全面的评估并对疼痛的病因有一个明确的诊断。例如,是急性疼痛还是慢性疼痛,是伤害感受性疼痛还是神经病理性疼痛,此外,还需考虑患者的年龄、性别、肝肾功能及是否有精神类病史等。许多患者除了有不同程度的躯体性疼痛外,还有抑郁情绪。因此,对这类患者治疗时,除了使用阿片类药物外,还需使用抗抑郁药。临床医师对患者疼痛强度进行评估后,应根据评估结果给出应用阿片类药物的初始剂量。一般首选短效的阿片类药物(吗啡片),经胃肠道给药并快速剂量滴定,确定每天用量。口服给药仍是目前阿片类药物最常用的给药方法。对于确定每天用量,又需长期使用的慢性疼痛患者,可以使用阿片类药物缓释片、控释片或芬太尼透皮贴剂等。这些药物能使患者血药浓度维持在相对稳定的水平。阿片类药物大部分代谢产物在体内经肾脏排泄,因此肾功能损伤的患者应慎用,或者选择其他阿片类药物,如用氢吗啡酮、芬太尼和美沙酮等代替吗啡治疗。阿片类药物需规律治疗,对于暴发痛可给予吗啡片进行额外补充治疗。

3.不良反应

阿片类药物治疗时最常见的不良反应是便秘,对长期使用阿片类药物的患者可预防性给予大便软化剂,或与容积性泻药、渗透性泻药、刺激性泻药联合使用。阿片类药物的其他不良反应还包括镇静、呼吸抑制、恶心、呕吐、肌阵挛、瘙痒、尿潴留和认知功能受损等。当患者对一种阿片类药物耐受时,可考虑更换另一种阿片类药物治疗,因为阿片类药物之间存在不完全交叉耐受。

4.药学监护

阿片类药物用药过程需要注意:①药物调整24h内应再次对患者疼痛做出评估,若疼痛缓解不明显,应及时重新考虑诊断或调整药物。②每天基础用药剂量和必要时追加剂量应同时调整,避免药物过量或镇痛不全。③为了减少阿片类药物的使用剂量,可选择非阿片类镇痛药物与阿片类药物联合,如非甾体抗炎药、抗抑郁药、抗惊厥药等。值得一提的是,治疗神经病理性疼痛时,辅助性镇痛药物是第一首选药物。④患者用药过程中,患者及家属应当对患者进行严密观察,如患者出现嗜睡、瞳孔缩小等反应,说明患者药物过量,应当给予纳洛酮进行药物解救。

阿片类药物与多种药物有相互作用,大多数相互作用是累加作用的结果。阿片类与苯二氮䓬、吩噻嗪类药物、镇静催眠药、三环类抗抑郁药、抗组胺药合用时,镇静作用增强、呼吸抑制、低血压可能更明显,便秘也会增加。临床应用时可减少联用或双向配合互相减量。临床常见与阿片类药物相互作用的药物见表8-1。此外,患者服用药物期间要严格禁酒,否则可能导致"剂量倾泻"效应,发生致命相互作用,如呼吸抑制。

表8-1 阿片类药物与其他药物的相互作用

阿片类药物	其他药物	相互作用
可待因	奎尼丁	阻碍体内转换为吗啡,降低镇痛作用
哌替啶	单胺氧化酶抑制剂	兴奋反应(包括癫痫、心律失常、高热、昏迷和致命的相互作用)
吗啡、哌替啶	西咪替丁	抑制阿片代谢,增强阿片作用
美沙酮	卡马西平、苯妥英	增加阿片代谢,可导致戒断症状
阿片类	抗组胺药	加强镇静作用
阿片类	三环类抗抑郁药	加强镇静作用和阿片作用,导致呼吸抑制
阿片类	CYP2D6酶抑制剂(吩噻嗪、氟哌啶醇、氟西汀等)	阿片类药物的镇痛作用被减弱
阿片类	M胆碱受体拮抗剂(尤其是阿托品)	加重便秘,诱发麻痹性肠梗阻和尿潴留可能
阿片类	降压利尿剂	可能诱发直立性低血压,需监测血压
阿片类	硫酸镁	可能诱发呼吸抑制、低血压
阿片类	止吐药	延缓肠道蠕动,降低止吐效果

(三)抗抑郁药

抗抑郁药作为疼痛辅助性用药,用于疼痛相关的抑郁症、神经病理性疼痛、恐慌等,能最大限度地控制疼痛,伴随最轻的不良反应,获得最好的生理和心理功能及最佳的生活质量。

1.分类

抗抑郁药物包括:①三环类抗抑郁药,如阿米替林、丙米嗪、地昔帕明、去甲替林、多塞平;②选择性5-羟色胺再摄取抑制剂,如氟西汀、西酞普兰、舍曲林、帕罗西汀、氟伏沙明;③选择性5-羟色胺和去甲肾上腺素抑制剂,如度洛西汀、文拉法辛等;④选择性去甲肾上腺素抑制剂,如马普替林、米安色林;⑤其他非典型或杂环类抗抑郁药,如安非他酮。

2.适用范围

抑郁临床表现为情绪低落、思维迟钝、言语动作减少,或对生活失去信心等,多伴有焦虑、失眠。抑郁与慢性疼痛之间有重要的关系,约60%的抑郁症患者伴有慢性躯体疼痛,如头痛、颈痛、腰背痛、肌肉酸痛、腹痛、排尿痛等;60%~80%慢性疼痛患者合并有抑郁症。慢性疼痛可造成精神、情绪和多种生理功能紊乱,有时甚至可导致患者产生轻生念头。这可能是由于控制情绪和疼痛的中枢神经核团和传导通路利用共同的神经递质,如5-羟色胺和去甲肾上腺素等。抗抑郁药可作为疼痛导致的抑郁情绪辅助治疗,在各种慢性疼痛中都有广泛的应用,如三叉神经痛、纤维肌痛等。神经病理性疼痛患者首选三环类抗抑郁药,选择性5-羟色胺再摄取抑制剂更适合有三环类抗抑郁药禁忌证的患者和老年人。

3.不良反应

抗抑郁药主要不良反应有口干、便秘、排尿困难、心律失常、体位性低血压、性功能障碍等,有闭角型青光眼的患者禁用。

4.药物学监护

应当以最低剂量的抗抑郁药达到治疗目的,因大剂量使用抗抑郁药可导致多种不良反应。同时,抗抑郁药可能与较多的药物相互作用,如与西咪替丁、利托那韦连用可增强药物毒性,与那拉曲坦、舒马普坦合用可能引起虚弱反射亢进、动作失调。此类药物与氯氮平、抗血小板药物(阿司匹林)、抗凝药物(华法林)联用有导致出血的风险,与单胺氧化酶抑制剂合用或相继应用可增加不良反应。非必要抗抑郁药不与其他药物联用,避免药物相互作用及不良反应增加。

(四)抗惊厥药

各种原因引起的中枢神经系统过度兴奋,导致肌肉骨骼不自主强烈收缩,就是惊厥的表现。抗惊厥药用于治疗神经病理性疼痛的可能机制:惊厥、癫痫和神经病理性疼痛都与神经元过度激活有关,如经过共同的通路电压-门控离子通路,可引起钠离子、钙离子通道激活程度改变。

1.分类

抗惊厥药可分为四大类。第一类是离子通道阻断剂,包括钙离子通道拮抗剂(如加巴喷丁、普瑞巴林)、钠离子通道阻断剂(如卡马西平、奥卡西平、苯妥英钠、拉莫三嗪等)。离子通道阻断剂在神经病理性疼痛药物治疗中应用最广泛,具有举足轻重的作用。第二类是γ-氨基丁酸类,如丙戊酸钠、丙戊酸镁等。第三类是苯二氮䓬类,如米达唑仑、地西泮、氯硝西泮等。第四类是巴比妥类,如苯巴比妥等。

2.适用范围

抗惊厥药能有效治疗的疼痛包括三叉神经痛、各类神经病理性疼痛、复杂的局部疼痛综合征、神经根病、脑卒中后中枢痛、混合性神经痛、脊髓损伤、幻肢痛等。

3.不良反应

抗惊厥药物常见的不良反应包括恶心、呕吐、嗜睡、头晕、共济失调、眼球震颤等。这类药物中加巴喷丁和普瑞巴林可作为神经病理性疼痛治疗药物的一线用药,不良反应最轻,主要表现为头晕、嗜睡、乏力、共济失调等。一般可根据患者的疼痛情况进行剂量增减,不良反应呈剂量依赖性。奥卡西平是这类药物中不良反应最大的,镇痛应用较少。

4.药学监护

离子通道拮抗剂中的钙离子通道拮抗剂与噻唑烷二酮类降糖药合用,会导致体重增加,增加外周水肿风险。此外,该类药物会增强苯二氮䓬类药物的作用,也能增强羟考酮药物导致的认知功能障碍和运动功能障碍。该类药物与硝苯地平、氨氯地平等降压药物联用时需监护血压及不良反应发生情况。钠离子通道拮抗剂与CYP3A4抑制剂合用,有升高自身血药浓度的作用。很多钠离子通道拮抗剂具有肝药酶诱导作用,可增强抗利尿作用,与利尿剂合用还可能引起低钠血症,拮抗非去极化肌松药(如泮库溴铵)的作用。钠离子通道拮抗剂与锂盐、甲氧氯普胺、神经安定药合用会增加中枢神经系统不良反应;与单胺氧化酶抑制剂合用可引起高热、高血压危象、严重惊厥,甚至死亡;与CYP3A4诱导剂联用会降低自身血药浓度。这类药物与其他药物的相互作用多而复杂,临床联用其他药物需谨慎,同时做好患者的生命监护。苯二氮䓬类药物与抗凝药、布洛芬、阿奇霉素、环丙沙星、丙戊酸钠等药物均相互作用,可导致彼此血药浓度改变或不良反应增加,联用需谨慎。此外,服抗惊厥药期间,患者一律不得饮酒。

(五)疼痛辅助治疗药物

除了上述介绍的三阶梯常用镇痛药物外,临床治疗疼痛时还可根据患者情况进行加减疼痛辅助治疗药物。临床常用的疼痛辅助治疗药物还包括部分局部麻醉药(如利多卡因、丁哌卡因)、糖皮质激素(如地塞米松)、部分 γ-氨基丁酸衍生物(如巴氯芬)、中枢性骨骼肌松弛剂(如泮库溴铵、替扎尼定)及一些外用膏剂(如辣椒碱乳膏)等。利多卡因等还有外用凝胶剂,不方便口服的患者可以采用外用凝胶剂缓解疼痛。利多卡因等局部麻醉药能通过调控神经兴奋传导,对中枢神经有兴奋和抑制双重作用,临床上用于神经痛及各种慢性疼痛综合征。糖皮质激素有抗炎活性,可通过稳定伤害感受性 C 纤维细胞膜,减少受损神经节段异常放电,在急性关节痛、急性神经根病方面有广泛应用。中枢性骨骼肌松弛剂治疗疼痛性骨骼肌疾病具有良好的效果,可能与它的肌松效应通过镇静作用而产生有关。

疼痛除了药物治疗以外,还有介入治疗,通过药物神经阻滞术起到镇痛作用。常用的神经阻滞药物有可逆性药物,包括局部麻醉药(利多卡因、罗哌卡因等)、皮质类固醇(如地塞米松、倍他米松等)等,这种可逆性神经阻滞不会损坏患者的神经。使用非可逆性药物,属于神经毁损的范畴,对患者的神经毁损是不可逆的,常用药物包括乙醇、苯酚、阿霉素、亚甲蓝等。此外,针刺疗法、心理疗法近年来也被纳入疼痛的辅助治疗方案中。

第九章

血栓防治新药开发研究进展

■一、抗血栓药物研究现状

血栓的形成严重威胁着人类健康,在心血管领域血栓栓塞性疾病有极高的致残率和致死率。抗栓治疗可以预防心脑血管疾病患者心脏及全身缺血事件的发生,而血栓防治药物的开发和研究也一直是医药领域的热点之一。

临床上主要将抗血栓药物分为抗凝血药、抗血小板药以及溶栓药。尽管这些抗血栓药物对血栓防治有一定疗效,但也存在一定的临床局限性,如抗凝药可能增加出血风险等。对此,科学工作者们不断对现有抗血栓药物进行研究,以期发现并研制出新靶点药物或创新药,既可防治血栓形成又能不增加出血风险。现有的流行病学证据和动物研究表明,Ⅺ因子抑制剂抗血栓效果好,且出血风险低。因此,抑制Ⅺ因子可能是预防和治疗血栓相关疾病的有效策略。

(一)新型抗血小板药物

近年来,越来越多的学者以降低出血风险和提高疗效为新型抗血小板药物研发的目标。鉴于该种现状,研究者们致力于寻找更安全有效的抗血小板药物,新的作用靶点逐渐被发现,包括PAR、糖蛋白Ⅵ(glycoprotein Ⅵ,GPⅥ)、vWF、磷脂酰肌醇3激酶-β(phosphoinositide 3-kinase-β,PI3Kβ)等。针对这些新的作用靶点,开发出了一系列新的药物,包括小分子、抗体、蛋白质以及适配子等部分药物已进入临床研究阶段,表现出良好的成药可能性。新型抗血小板药物的发展是目前药物研究开发的重点,也成为预防和治疗心脑血管病的核心问题。相信未来会有更多的新型抗血小板药物通过血小板黏附、活化和聚集等机制为心脑血管病患者提供安全、有效的药物。

1. TXA2受体拮抗剂

新开发的 TXA2 受体拮抗剂中较突出的是 terutroban(S-18886)和 nitroaspirin (NCX40161)。S-18886 是一种口服的非前列腺素类可逆的 TXA2 受体拮抗剂,可防止动脉粥样硬化形成,逆转斑块、改善血管内皮功能。NCX40161 同时抑制血小板 COX-1 和 COX-2 活性,通过抑制 TXA2 合成,减少血小板聚集作用。NCX40161 代谢后释放 NO,后者可能参与抑制不依赖于 COX 的血小板黏附分子的表达,所以在"阿司匹林抵抗"的人群中很有可能起到良好的抗血小板效果。同时,NO 可能减少阿司匹林成分引起的胃肠道不良反应。

2. ADP-P2Y12受体拮抗剂

依诺格雷(elinogrel)是正处于研究阶段的新药,直接、可逆地作用于 P2Y12 受体,给药途径有口服和静脉两种。INNOVATE-PCI Ⅱ 期临床研究结果显示,对于非急诊 PCI 治疗的患者,依诺格雷较氯吡格雷对血小板抑制作用更强,但出血事件无明显增加。Selatogrel 是一种高选择性、快速起效且可逆的 P2Y12 受体拮抗剂,用于高复发风险的急性心肌梗死(AMI)患者。它通过皮下注射给药,快速抑制血小板聚集,通常在 15min 内起效,作用持续约 8h。

3. PAR1拮抗剂

凝血酶是最强的血小板活化因子,通过与 G-蛋白偶联的蛋白酶激活受体 (PAR)结合发挥作用,其血小板激活作用主要是通过血小板表面的 PAR 家族介导。人类有 4 种 PAR 亚型,其中 PAR1 起最主要的作用。PAR1 拮抗剂不仅可降低动脉血栓的形成,还可调节包括瓣膜术后的再狭窄等其他凝血酶介导的途径。Atopaxar 是高亲和性、低相对分子质量、非肽类竞争性 PAR1 拮抗剂。多中心临床试验结果显示,即使同时合并应用阿司匹林和氯吡格雷,患者仍能很好地耐受口服 Atopaxar,并且不导致出血风险增加。E5555 是口服 PAR1 受体拮抗剂,其药理机制为调节凝血酶-血小板内皮活化反应,并不增加出血时间。Ⅱ 期临床试验结果显示,协同应用 E5555 可能增加阿司匹林和氯比格雷的抗血小板效用。E5555 可能成为一种近乎理想的抗血小板药物,但是还需要更大规模的临床试验来确定其疗效和安全性。硫酸沃拉帕沙(vorapaxar sulfate)是全新的 PAR1 拮抗剂,可抑制由凝血酶诱导的血小板聚集,口服有效并具有高度选择性。2014 年美国 FDA 批准硫酸沃拉帕沙适用于心肌梗死或有外周动脉疾病病史患者,以减少血栓性心血管事件。

PZ-128 是一种新型蛋白酶激活受体 1(PAR1)拮抗剂,它的作用机制不同于传统的 PAR1 拮抗剂。该药的结构来源于靶蛋白细胞内环 3(ICL3)和跨膜域 6(TM6)之间的氨基酸序列,该区域在 PAR1 与 G 蛋白之间的信号转导中发挥着重要的作用。PZ-128可迅速高效地定位于细胞膜表面,并穿过磷脂双分子层进入细胞内,通过模拟非活性状态下的PAR1,进而抑制PAR1(激活状态下)介导的血小板聚集。PZ-128项目计划将PZ-128开发为快速、可逆的抗血小板药物,防止PCI相关血栓事件的发生。Ⅰ期临床试验(NCT01806077)结果表明,静脉注射PZ-128能够显著抑制PAR1依赖的血小板激活,而对其他激动剂(如ADP)诱导的血小板激活无明显抑制作用,并且不会引起明显的出血。Parmodulins是一种PAR1变构拮抗剂,它的作用靶点在细胞内区域,选择性地干扰Gaq蛋白的活性,对PAR1的Ga12/13下游信号通路没有作用。Parmodulins不仅抑制PAR1介导的血小板活化和聚集,对内皮细胞的促炎症信号通路也具有抑制作用,从而对内皮细胞也产生保护作用。

4. PAR4拮抗剂

同PAR1相比较,PAR4与凝血酶的结合需要更高浓度的凝血酶。研究证明,对于凝血酶引起的血小板聚集,PAR4比PAR1发挥了更重要的作用。因此,研究者们更多地关注PAR4,致力于找到更加安全有效的新型药物。BMS-986120是一种潜在可逆PAR4特异性小分子拮抗剂,能够抑制γ-凝血酶或PAR4活性肽诱导的血小板激活。在一项食蟹猴动脉血栓模型中,BMS-986120的抗血栓形成作用与氯吡格雷相当,同时它的出血风险更小。在Ⅰ期临床试验中,BMS-986120的生物半衰期为4h,它可选择性地抑制PAR4介导的血小板活化,显著降低血栓的形成,药效作用与阿司匹林或氯吡格雷接近,受试者均未出现自发性的出血(NCT02439190)。BMS-986141是一种比BMS-986120更具潜力的小分子拮抗剂,在Ⅱ期临床试验结果显示,与安慰剂组比较,对于近期脑卒中或TIA的患者,该药能够降低脑卒中复发的风险。所有受试者在接受BMS-986141治疗的同时服用阿司匹林。然而,由于未披露的原因该项目已提前中止(NCT02671461)。其他以PAR4为靶点的蛋白激酶和单克隆抗体已经被研发出来,临床表现值得期待。

5. GPⅥ受体拮抗剂

糖蛋白Ⅵ(GPⅥ)是具有良好开发前景的抗血小板药物的靶点,它的主要激动剂是胶原。GPⅥ主要介导血小板与胶原之间的黏附、信号转导和血小板活化。GPⅥ-Ⅸ-Ⅴ与血管性血友病因子(vWF)结合引发GPⅥ与胶原的结合,协同介导血小板的黏附。当血液处于高剪切力状态时,GPⅥ-Ⅸ-Ⅴ与vWF起主导地位;在低剪切力时,GPⅥ的活化也发挥着重要的作用。GPⅥ的配体-胶原是强效的促凝物质,引发血小板内部磷脂酰丝氨酸的外翻,磷脂酰丝氨酸外翻至血小板膜表面,暴露后激活前凝集素酶,进而促使血栓的形成。研究发现,作用于GPⅥ的药物能够降低因动脉粥样硬化斑块破裂所致的血栓形成,且与传统抗血小板药物相比,该类药物有更少的出血倾向。在动物血栓模型中,GPⅥ缺陷小鼠能有效减少血栓的形成。同时,敲除GPⅥ或Fc受体的小鼠以及通过药物所致GPⅥ功能缺陷的小鼠几乎没有或者仅有轻微的出血倾向。GPⅥ缺陷者除非同时患有中—重度血小板减少症,通常情况下仅表现出轻微的出血倾向。ACT017是人源化抗GPⅥ单克隆抗体的Fab片段,能够抑制胶原蛋白诱导的血小板聚集,具有治疗急性缺血性脑卒中的潜力。GPⅥ拮抗剂2(复合体1)和GPⅥ拮抗剂3(复合体2)是GPⅥ的潜在拮抗剂,是很有前途的抗血小板活性分子。

6. GPⅡb/Ⅲa受体拮抗剂

血小板的聚集可以通过多种信号途径转导,但最后都通过一个共同通路产生作用:血小板被激活后,血小板膜上的GPⅡb/Ⅲa活化并暴露结合位点,通过桥联纤维蛋白原两端分别与不同GPⅡb/Ⅲa结合,最终导致血小板聚集。GPⅡb/Ⅲa作为血小板聚集的最终通路,被认为是具有潜力的抗血小板药物靶点。Schwarz等针对GPⅡb/Ⅲa设计了一系列人源单链抗体(single-chain antibody fragment,scFV)。在小鼠三氯化铁致血栓模型中,这些scFV能达到与构象非特异性拮抗剂替罗非班和依替巴特相似的抗血栓作用,同时不会延长出血时间。Hanjaya-Putra等设计了一种作用于GPⅡb/Ⅲa的重组融合蛋白SCE5-TAP(由单链抗体SCE5和蜱抗凝血肽组成)。在小鼠颈动脉和下腔静脉血栓模型中,SCE5-TAP可通过靶向血小板抑制血栓形成,而对止血没有显著影响。

7. vWF或GPⅠbα受体拮抗剂

血小板激活后,暴露在细胞外基质上的糖蛋白Ⅰbα(glycoprotein Ⅰbα,GPⅠbα)和vWF相互作用,使血小板在血管损伤部位被捕获,发生血小板黏附、聚集,进而形成血栓。临床前研究表明,抑制vWF-GPⅠbα相互作用可产生促溶栓活性,改善脑部血流循环,减少脑缺血/再灌注损伤。vWF拮抗剂包括ARC1779、2个单克隆抗体(AJW200和82D6A3)和2个二价纳米抗体(卡帕珠单抗和ALX-0681)。ARC1779是一种基于DNA的适配子,对vWF的A1端具有高亲和力,阻断其与糖蛋白的相互作用,进而抑制vWF的促血栓形成。Ⅰ期临床试验结果表明,ARC1779在体内对血小板活化的抑制与剂量相关(NCT00432770)。Ⅱ期临床试验结果表明,ARC1779能够有效降低颈动脉内膜切除术者缺血性脑卒中的风险,血栓减少量与vWF抑制程度呈正相关(NCT0742612)。

卡帕珠单抗是一种抗vWF人源化二价可变结构域免疫球蛋白片段,可抑制vWF多聚体与血小板之间的相互作用,用于治疗血栓性血小板减少性紫癜(TTP)和血栓形成。在已开展的2项Ⅰ期临床试验中,卡帕珠单抗耐受性良好,未产生明显的出血(NCT0289733、NCT03172208)。在Ⅲ期临床试验中,与安慰剂组相比,药物组的TTP复发率降低了67%,受试者需要更少的血浆置换,住院时间更短。2019年2月,卡帕珠单抗被FDA批准用于成年患者获得性TTP的治疗,与血浆置换和免疫疗法联合使用。与以vWF A1区域为靶点的药物研究相比,以GPⅠbα为靶点的药物研究开展得较缓慢。正在开发中的GPⅠbα受体拮抗剂包括两种抗GPⅠbα抗体(SZ2和h6B4-Fab)、一种蛇毒多肽安菲博肽(anfibatide)和一种含有GPⅠbα氨基末端与人IgG1 Fc融合的融合蛋白。GPⅠbα受到抑制,可能会导致血小板脱乙酰化增加和急性血小板减少,因此,在开发以GPⅠbα为靶点的药物时,应避免药物对血小板数量造成影响。

8. PI3Kβ拮抗剂

磷脂激酶PI3K家族的磷脂酰肌醇3激酶-β(phosphoinositide 3-kinase-β,PI3Kβ)在各种血小板受体下游的信号传导中起着重要作用。在剪切应力下,PI3Kβ起到稳定血小板黏附的作用。遗传学研究表明,PI3Kβ缺陷小鼠动脉血栓的发病率更低。正在开发中的PI3Kβ拮抗剂主要有AZD6482和MIPS-9922。AZD6482是一种高效选择的ATP竞争性PI3Kβ拮抗剂,对血小板的抑制作用呈剂量相关性。临床前研究中,AZD6482在犬体内在不增加出血时间和出血量的情况下发挥抗血栓作用。在临床试验中,健康受试者对AZD6482具有良好的耐受性,与阿司匹林合用时,AZD6482比氯吡格雷展现出更强的抗血小板活性和更少的出血量。AZD6482只能静脉注射给药,且半衰期很短,因此目前正在开展工作,使其拥有更好的药动学性质和更佳的作用选择性。MIPS-9922是一种高选择性的PI3Kβ拮抗剂,可有效抑制ADP诱导的血小板聚集,防止小鼠电刺激引起的血栓形成,不会增加出血。PI3Kβ能否成为抗血小板药物有效靶标,还需要更加深入的研究。

9.其他抗血小板药物

布鲁顿酪氨酸激酶(Bruton's tyrosine kinase,BTK)在血小板中表达,是GPⅥ下游信号传导的重要组成部分。依鲁替尼是一种口服的不可逆小分子BTK拮抗剂,用于治疗B细胞恶性肿瘤。依鲁替尼的副作用之一是轻微出血事件,发生率约为35%。依鲁替尼通过抑制GPⅠb和GPⅥ信号通路转导抑制动脉粥样硬化斑块上血小板血栓的形成,同时保留了血小板的止血功能。BTK抑制剂有望成为口服抗血小板药物,该类药物对血小板功能的影响目前正在研究中。血小板含有一种高表达的12(S)-脂氧合酶(12-LOX),可将磷脂释放的花生四烯酸转化为生物活性代谢物12(S)-氢过氧二十碳四烯酸和氢二十碳四烯酸。12-LOX可调节各种血小板反应,包括在胶原或凝血酶作用下整合素的激活和分泌。此外,FcγRIIa受体的激活会导致免疫介导的血栓形成,在肝素诱导的血小板减少症或脓毒症患者中该过程的发生常危及生命。12-LOX 在调节 FcγRIIa 介导血栓形成中发挥着重要作用,它有望成为限制免疫介导血栓形成的潜在治疗靶点。ML355是一种高效、选择性 12-LOX 抑制剂,对其他脂肪氧化酶和环氧合酶无明显抑制作用。在体外试验中,ML355 能够抑制不同诱导剂所致的人血小板聚集且呈剂量相关性。在动脉剪应力下,ML355 显著抑制血小板活性。在小鼠试验中,ML355 对微血管动脉血栓形成有抑制作用,而对微出血没有影响。

二、抗凝药物:XI 因子抑制剂

目前 XI 因子(FXI)抑制剂研究的方向主要包括反义寡核苷酸类(antisense oligo-nucleotides, ASOs)、小分子抑制剂、抗体、靶向 FXI 的天然抑制剂和核酸适配体。在动物模型中,单克隆抗体、反义寡核苷酸和靶向 FXI 的小分子抑制剂可以预防静脉和动脉血栓形成。同时,部分药物的有效性和安全性也在临床试验中得到证实(表9-1)。

表9-1　FXI抑制剂的药理学特性

	反义寡核苷酸类	单克隆抗体	小分子抑制剂	天然抑制剂	核酸适配体
作用机制	结合并催化 FXI mRNA 的降解,减少 FXI 的肝脏合成	与 FXI/FXIa 结合,并抑制其活性	与 FXI/FXIa 结合,并抑制其活性	与 FXI/FXIa 结合,并抑制其活性	与 FXI/FXIa 结合,并抑制其活性
给药途径	皮下注射	静脉注射/皮下注射	静脉注射/口服	静脉注射	静脉注射/皮下注射
给药频次	每周一次到每月一次不等	每月一次	每天一次	每天一次	每天一次
起效快慢	慢(几周)	快(几小时到一天)	快(几分钟到几小时)	快(几分钟)	快(几分钟到几小时)
是否经肾排泄	否	否	是	不详	否
是否经 CYP 酶代谢	否	否	是	否	否
是否有潜在的药物相互作用	否	否	是	不详	否

1.反义寡核苷酸类

研究报道,ASOs可以有效地、选择性地、安全地抑制目标蛋白质的合成,且肝脏是ASOs治疗的最佳靶组织。研究人员采用反义寡核苷酸技术抑制FXI的表达。反义寡核苷酸是相对较短的单链核苷酸序列,通过特定的碱基片段特异性结合肝脏中的FXI mRNA,导致FXI mRNA的催化降解和肝脏中FXI合成水平的降低。尤其是在动物模型中,具有明显抗凝作用且不增加出血风险,该结果在初步的临床试验中得到验证。

第二代ASOs在主链和侧链上通过化学修饰,比第一代增加了稳定性和耐受性,同时可提供剂量线性和可预测药动学。另外,第二代ASOs组织清除半衰期延长,能够减少给药次数,提高患者依从性。与常规抗凝药相比,ASOs具有靶向选择性高、效果显著且不良反应较小、药物设计成本更低、相互作用少、服药频率低(可每月给药一次)、依从性高等优势。目前已在临床试验阶段的ASOs有IONIS-FX-IRX、Fesomersen、第二代FXI ASOs(ISIS416858)等。

但ASOs的应用仍然存在一些不容忽视的问题,如怎样确定最佳的起效浓度以抑制血栓形成而不显著增加出血风险、注射点相关不良反应的发生和达到治疗窗的给药时间过长等。ASOs需要注射3~4周才能将FXI的浓度降低到目标范围,故不适用于治疗已形成血栓或者急性血栓的患者等。因此,ASOs用于治疗血栓栓塞性疾病,还需要更多前瞻性临床试验及动物实验来进一步验证和完善。

2.小分子抑制剂

根据FXIa的蛋白结构以及抗血栓功能,研究人员设计和合成出多种结构不同的小分子抑制剂。小分子抑制剂主要可以分为非循环可逆抑制剂、共价抑制剂、变构抑制剂、大环类抑制剂以及其他结构未知的抑制剂等。口服的小分子FXI抑制剂有milvexian(BMS-986177/JNJ-70033093)和asundexian(BAY 2433334)。针对FXI活性位点或外位点的肠外小分子(BMS-262084,BMS-654457和ONO-8610539)主要在动物模型中进行研究。

(1)共价抑制剂:BMS-262084最初是从合成类胰蛋白酶抑制剂的一系列化合物中分离出来的。β-内酰胺类化合物(BMS-262084)是一种含4-羧基-2-氮杂环丁酮的不可逆FXIa抑制剂,与丝氨酸蛋白酶的活性位点共价结合,对FXIa有不可逆性和时间依赖性抑制。

(2)变构抑制剂:变构抑制剂不与FXIa催化区的活性位点结合,而通过与FXIa上多个阴离子变构位点结合,达到抑制作用。目前报道的变构抑制剂有硫酸化五酰吡喃葡萄糖苷、变构单硫苯并呋喃二聚体和三聚体。目前已公开的FXIa变构抑制剂没有达到与可逆抑制剂同样的活性水平,但为抑制FⅪa提供了一种替代方法,为进一步研究更加有效的小分子抑制剂提供了可能。

(3)非循环可逆抑制剂:在FⅪ抑制剂中,研究最多的是非循环可逆抑制剂,主要为苯丙氨酸类、四氢喹啉类等。2014年,BMS-962212通过筛选四氢异喹啉类FⅪa抑制剂被发现,作为一类可逆的且具有高度选择性的FⅪa抑制剂,它具有良好的FⅪa结合亲和力、抗凝血活性和高选择性。

(4)大环类抑制剂:与无环前体相比,大环结构可改善结合亲和力、选择性、代谢稳定性和药动学特性。基于无环苯并咪唑化合物的X射线晶体结构,研究人员设计了一系列新的大环FⅪa抑制剂,对FⅪa亲和力强,且具有良好的APTT效价。虽然大环酰胺键对FⅪa的抑制作用至关重要,但也存在一些不良的药动学特征,故后续研究中仍需不断优化大环FⅪa抑制剂,以解决口服生物利用度差的问题。

(5)结构未知的小分子抑制剂:ONO-8610539、ONO-7750512、ONO-5450598,是可注射的选择性小分子FⅪa抑制剂,具有良好的FⅪa抑制活性。此外,DSR130787在兔体内的抗栓效果与FⅩa抑制剂利伐沙班相当,但出血风险并不显著。另外两种可口服的小分子药物ONO-7684和SHR2285目前正在临床试验中。经动物试验证实,SHR2285选择性抑制FⅪ,可降低血栓重量,延长APTT,且出血风险小。在健康成人的Ⅰ期临床试验中,它的整体安全性和耐受性良好。对PT无显著影响,出血风险亦无增加。总体而言,目前研发进度较快的小分子FⅪa抑制剂milvexian和asundexian均已进入心血管抗栓治疗的赛道。2022年发表了3项asundexian的Ⅱ期临床研究,分别是针对房颤、近期心肌梗死和脑卒中抗凝的PA-CIFIC-AF研究、PACIFIC-AMI研究和PACIFIC-Stroke研究。多项研究显示,小分子FⅪa抑制剂在治疗血栓疾病中具有较好的抗栓效果和相对较低的出血风险,起效迅速且可口服给药(每天给药1~2次)。但由于其经过CYP450代谢和经肾脏排泄,故存在药物相互作用和药物蓄积的缺点,还存在代谢过快和多次给药等问题。相信随着对FⅪ蛋白结构、作用机制、生物学活性测试方法等方面研究的深入,FⅪa小分子抑制剂的研究会快速发展。

3.靶向FⅪ的单克隆抗体

抗人FⅪ的多克隆抗体具有抗栓效果,对APTT的延长可与肝素相当,但出血时间明显缩短。考虑到多克隆抗体无专一靶向性,研究人员更多地关注抑制FⅪ不同活性位点的单克隆抗体(如抗体Ⅺ-5108、aⅪMab、14E11、αFⅪ-175、αFⅪ-203)。抗体Ⅺ-5108选择性作用于FⅪ/FⅪa的轻链,从而抑制FⅩa和FⅪa活化,抗体aⅪMab结合于FⅪ A3结构域,抗体14E11作用于FⅪ A2结构域。抗人FⅪ的抗体αFXI-175可与FXI的A4结构域结合,抗人FXI的抗体αFXI-203与A2结构域结合。David等设计合成了一系列人免疫球蛋白G,能抑制FXIa活性,但不与FXI酶原或其他凝血蛋白酶结合,其中效果最强的是IgGsC24和DEF。为防止抗体活性太强,研究人员还设计合成了一种逆转剂IgG,可在人血浆和兔体内快速逆转DEF活性。FXIa抗体BAY121379和在研的FXI抗体MAA868已进入临床Ⅱ期试验。单克隆抗体的专一性可使FXI的活性大大下降,在动物或人体内显著抑制血栓形成。但单克隆抗体价格昂贵,且各种抗体的抗栓阈值还有待明确。同时,这些抗体也需要适合的逆转剂。

4.天然抑制剂

研究发现,可以从天然产物中分离得到FXI的抑制剂,其天然产物通常来自蓖麻硬蜱、蝙蝠、蛇和线虫。

Ir-CPI:Ir-CPI是一种从蓖麻硬蜱唾液腺分泌的Kunitz型蛋白,与活化的人类接触期因子(FXIIa、FXIa和激肽释放酶)特异性相互作用,并在体外延长APTT。在治疗剂量下,Ir-CPI不会促进出血或影响凝血参数。Ir-CPI皮下或静脉注射给药可迅速起效(每天给药)。目前评估Ir-CPI在健康男性受试者中的临床试验正在进行中。

Demolaris:Demolaris是人们在吸血蝙蝠唾液中发现的一种主要抗凝剂。Demolaris的2-Kunitz结构域型抑制剂与组织因子抑制剂TFPI表现出相似性,是一种自然缺失的TFPI的Kunitz-1无结构域形式。它不仅能以非竞争性、缓慢、剂量依赖性方式抑制FXI和FXIa的Kunitz结构域,还可以抑制活化的FX、缓激肽和胰蛋白酶,从而显著延长APTT且不会增加出血风险。

Fasxiator:Fasxiator是从带状克雷特蛇Bungarus fasciatus的毒液中得到的一种特异性FXIa抑制剂,是一种Kunitz型蛋白酶抑制剂,可延长APTT,对凝血酶原时间无显著影响。Fasxiator被重组表达(rFasxiator),纯化,并表征为一种慢型FXIa抑制剂,通过在体外测定中选择性抑制人FXIa来发挥其抗凝活性。为提高rFasxiator的效力和选择性,经重新构建得到了突变体N17R和L19E。rFasxiatorN17R,L19E在效力和选择性之间表现出最佳平衡。在动脉血栓形成模型中,2mg/kg静脉注射的rFasxiatorN17R,L19E达到了与治疗剂量UFH相似的抗血栓效果。在静脉血栓形成模型中,10mg/kg皮下注射的rFasxiatorN17R,L19E达到了与治疗剂量依诺肝素相似的疗效。

AduNAP4、AcaNAP10:钩虫抗凝肽,也称为线虫抗凝蛋白/肽(NAP),是钩虫中发现的主要止血分子。NAP可以通过抑制FVIIa/TF(凝血的起始剂)或FXa(外源性和内在途径的收敛点)来阻断宿主凝血级联反应。而从十二指肠钩虫中克隆表达的新抗凝蛋白AduNAP4,可抑制FXa和FXIa,显著延长APTT,但尚未进行动物体内实验。

AcaNAP10是一种新型抗凝血肽,既能抑制FXIa又能抑制FVIIIa/TF,是从寄生于犬类的蠕虫 *Ancylostoma caninum* 的血液寄生虫中克隆、表达和鉴定出来的。AcaNAP10有强效的抗凝血活性,并在估计浓度为92.9nmol/L和28.8nmol/L时分别使APTT和PT翻倍。与已知的抗凝血剂相比,AcaNAP10表现出不同的作用机制。它以(25.76 ± 1.06)nmol/L和(123.9 ± 1.71)nmol/L的半抑制浓度分别抑制了FXIa和FVIIIa/TF。这种抗凝血肽可能成为新型抗凝血剂的替代分子。

5.核酸适配体

适配体是通过DNA组合文库的复杂筛选机制获得的单链寡核苷酸,具有与靶标蛋白的高亲和力、低免疫原性、低生产成本以及易于设计解毒剂的可能性。通过指数富集从数据库中获得第一个抑制FXIa的适配体,以实现适配体的系统发育进化,经过反复筛选最终鉴定。抑制性适配体不仅可以通过竞争性抑制FXIa介导的FIX激活,还可以抑制凝血酶的产生。但这类药物不抑制FXI的激活,并且包含不与靶标结合的序列。在筛选过程中,还存在适配体文库被破坏的可能性,需要进一步优化。此外,由于关于适配体抑制能力的数据有限,需要更多的研究来识别结构更合理、疗效更明确的药物。目前尚无关于FXI抑制剂适配体的人体研究报道。

■三、新型溶栓药

现有的溶栓药物疗效肯定,但也存在明显缺陷,主要表现为初始再灌注延迟或失败、出血、再梗死等问题。因此,研制高效、快速、防止再栓塞及降低出血等不良反应的新型溶栓药物需求迫切。

1.微生物溶栓酶

微生物溶栓酶是一类具有良好应用前景的溶栓酶,不仅能大量生产,还能弥补传统溶栓剂的缺陷。

(1)枯草芽孢杆菌中的纤溶酶:从枯草芽孢杆菌中分离提取的纤溶酶,被证实不仅具有显著的溶栓作用,还具有促进静脉内皮细胞产生纤溶酶原激活剂的能力。这些枯草杆菌大多来自传统发酵食品,因此,通过传统发酵食品获取溶栓药物,以达到治疗和预防血栓栓塞性疾病的目的,具有重要的社会和经济意义。

(2)链霉菌产生的溶栓酶:链霉菌可以分泌多种蛋白水解酶,其中相当一部分属于丝氨酸蛋白酶。而人血液中的纤溶酶及纤溶酶原激活剂也均属于丝氨酸蛋白酶。因此,从链霉菌中筛选到合适的溶栓药物亦是今后研究的一大方向。

(3)镰刀菌纤溶酶:一种镰刀菌纤溶酶,通过银杏内生镰刀菌发酵所得。该纤溶酶具有直接降解纤维蛋白的纤溶活性和很好的血栓溶解作用,与其他已知的纤溶蛋白酶无同源性。在大鼠动静脉旁路血栓模型中进行的抗血栓形成实验显示其抗血栓活性优于肝素。该银杏内生镰刀菌纤溶酶可用于制备溶栓药物。

随着生物技术的不断发展,近年来又有学者陆续从海洋假单胞杆菌、根霉中筛选到新型的具有纤溶活性的物质。由此可见,利用微生物研制高效、快速、防止再栓塞及减少出血等不良反应的新型溶栓药物是可行的。

2.蛇毒类溶栓酶

近年来,已从蛇毒类抗血栓蛋白酶中开发出一系列快速、高效的新型抗血栓药物,一些已广泛应用于临床,多属于蛇毒类凝血酶或蛇毒纤溶酶。

(1)蛇毒纤溶酶:蛇毒中存在一种能直接溶解纤维蛋白原以及纤维蛋白的酶,具有抗栓、溶栓作用,可用于心脑血管血栓和心肌梗死的治疗。最早的蛇毒纤溶酶从尖吻蝮蛇毒中纯化而来。之后,研究人员对蛇毒纤溶酶进行了大量深入的研究,发现蛇毒纤溶酶不存在无活性的酶原形式,不需要活化剂的激活,可以直接溶解纤维蛋白原以及纤维蛋白。一种从浙江产蝮蛇毒中提取得到的二聚糖蛋白,能迅速水解纤维蛋白原的 α 链和 β 链,但对 γ 链无水解作用,是目前被发现的唯一一个同时具有血栓溶解作用和抗血小板作用的蛇毒液金属蛋白酶,有可能成为临床使用的血栓溶解剂类候选药物。多种蛇毒纤溶酶类溶栓药物都已进入临床使用,如广西医科大学研制的“注射用精制溶栓酶”,中国医科大学研制的主要成分为蛇毒纤溶酶和类凝血酶的“复合抗栓酶”,北京赛生药业研发的注射用纤溶酶。但一些蛇毒纤溶酶存在出血特性,不利于开发及应用,因此,利用基因工程手段改造其结构,去除其出血活性成为研究的重点。

(2)蛇毒纤溶酶原激活剂:对蛇毒纤溶酶原激活剂的研究比蛇毒纤溶酶要晚很多。人们最早发现竹叶青蛇毒在体外能够显著活化人纤维蛋白原,并从中分离纯化出一种新型酶原激活剂,这一发现为研制新的抗血栓药物提供了新思路。目前发现的蛇毒纤溶酶原激活剂仅存在于蝰亚科及蝮亚科蛇毒中,如竹叶青、短尾蝮蛇、尖吻蝮等蛇毒中,在其他蛇科中还未见到。蛇毒纤溶酶原激活剂主要是通过激活纤溶酶原使其转变成纤溶酶,从而间接发挥溶解纤维蛋白的作用。蛇毒纤溶酶原激活剂由于半衰期长、出血副作用小,具有很好的开发前景。目前蛇毒纤溶酶原激活剂仍处于基础研究阶段,尚无药物进入临床应用。

3.中华地鳖虫溶栓酶

人们早已发现中华地鳖虫能安全、有效地抑制血栓形成,并从中华地鳖虫中提取得到一种蛋白质。该蛋白能同时活化纤维蛋白(原)溶解酶和血纤溶酶原。血栓实验动物模型表明,该地鳖虫来源的双功能蛋白具有比尿激酶更强和更迅速的抗血栓功能,且具有更低的出血风险。这也是全球首次发现的同时具有水解纤维蛋白和纤溶酶原激活剂活性的双功能抗血栓蛋白。

参考文献

[1] 曹菊. 成人急性肺栓塞的流行病学和发病机制[DB/OL]. UpToDate临床顾问. 2022-02-18.

[2] 陈桂珍,何彦林. 人纤维蛋白原的研究进展[J]. 甘肃医药,2017,36(9):721-725.

[3] 陈灏珠,钟南山,等. 内科学[M]. 9版. 北京:人民卫生出版社,2018.

[4] 陈慧,党爱民,汪芳,等. 基因多态性与抗栓药物临床应用专家建议[J]. 福建医药杂志,2017,39(S1):9-19.

[5] 陈晓强. 盐酸沙格雷酯的合成工艺研究[D].苏州:苏州大学,2021.

[6] 陈宇,尹德录. 外周动脉疾病的诊断及危险因素研究进展[J]. 心血管病学进展,2015,36(1):109-111.

[7] 戴婷婷,黄建华,尹桃,等.儿童静脉血栓栓塞症的治疗——2018美国血液病学会静脉血栓栓塞管理指南解读[J].中国普通外科杂志,2019,28(6):649-653.

[8] 丁丽,齐中华.脑梗死的概述[J].中国实用乡村医生杂志,2021,28(1):10-11.

[9] 董焕乐,李杨雪. 内镜下止血联合氨甲苯酸治疗急性上消化道出血的效果[J]. 广东医学,2020,41(21):2242-2245.

[10] 段涛. 重视妊娠期抗凝药物的合理应用[J]. 中国实用妇科与产科杂志,2017,33(7):665-666.

[11] 范玉华,党超,余剑,等. 中国脑血管病临床管理指南(第2版)[J]. 中国卒中杂志,2023,18(9):1030-1035.

[12] 付涌水. 临床输血[M]. 人民卫生出版社,2013.

[13] 高申,陆方林.血栓栓塞性疾病防治的药学监护[M].北京:人民卫生出版社,2016.

[14] 谷思琪,孔丹,李佳惠,等.踝泵运动预防深静脉血栓形成的血流动力学机制及应用研究进展[J]. 华西医学,2023,38(7):1096-1099.

[15]《冠状动脉粥样硬化性心脏病患者药物治疗管理路径专家共识》编写组. 冠状动脉粥样硬化性心脏病患者药物治疗管理路径专家共识[J]. 临床药物治疗杂志,2023,21(6):1-18.

[16] 郭燕,曾传林,朱咪咪,等.卡络磺钠的药理机制及临床应用进展[J].世界最新医学信息文摘,2017,17(86):91-92.

[17] 国家卫健委医院管理研究所药师管理研究部,国家医院药事管理质量控制中心.临床药学监护丛书·疼痛药物治疗的药学监护[M].北京:人民卫生出版社,2019.

[18] 国家卫生计生委合理用药专家委员会,中国药师协会.冠心病合理用药指南(第2版)[J].中国医学前沿杂志(电子版),2018,10(6):1-130.

[19] 国家卫生计生委合理用药专家委员会,中国药师协会.急性ST段抬高型心肌梗死溶栓治疗的合理用药指南(第2版)[J].中国医学前沿杂志(电子版),2019,11(1):40-65.

[20] 国家卫生健康委脑卒中防治工程委员会.中国脑卒中防治指导规范2021年版[M].北京:人民卫生出版社,2021.

[21] 韩艳,胡晶,戴舒惠,等.缺血性脑卒中患者复发风险感知量表的编制及信效度检验[J].中华护理杂志,2022,57(11):1359-1366.

[22] 侯顺欣,姜海明.肺栓塞的诊断与治疗研究进展[J].中国医药指南,2023,21(1):62-65.

[23] 胡海锦,李美娟,邢彤,等.基于加权TOPSIS法的酚磺乙胺药物利用评价[J].药物流行病学杂志,2023,32(12):1347-1353.

[24] 黄仲义.白眉蛇毒血凝酶与血凝酶的对比[J].中国新药与临床杂志,2005,(7):585-587.

[25] 姬婷婷,史桂梅,姜鸿,等.蛇毒血凝酶治疗新生儿上消化道出血临床疗效及对凝血功能的影响研究[J].中国临床医生杂志,2018,46(3):362-364.

[26] 姜黎,赵森,周爱华,等.中药与华法林之间药物相互作用分析[J].中国中医药现代远程教育,2020,18(6):142-145.

[27] 井沆,牛志杰,刘子砚,等.酚磺乙胺对酶法检测血清尿酸的影响[J].检验医学与临床,2020,17(18):2641-2644.

[28] 抗血小板药物消化道损伤的预防和治疗中国专家共识组.抗血小板药物消化道损伤的预防和治疗中国专家共识(2012更新版)[J].中华内科杂志,2013,52(3):264-270.

[29] 柯佳,韩燕.抗血小板药物作用靶点的研究进展[J].中国药房,2020,31(20):2551-2556.

[30] 李德爱,张文彬,严敏.临床疼痛药物治疗学[M].北京:人民卫生出版社,2015.

[31] 李家增.血管血栓性疾病的发病机制和防治[J].基础医学与临床,2006,(6):561-565.

[32] 李晓辉.深入开展儿科领域的血栓与止血研究[J].实用儿科临床杂志,2004,(5):345-347.

[33] 李学奇.动脉粥样硬化与血栓性疾病的治疗[C].全国微循环与血液流变学暨分子生物学新进展学术研讨会,2006.

[34] 梁新雨,徐洪涛,刘家睿,等.不同扩血管药物治疗间歇性跛行疗效与安全性的系统评价和网状meta分析[J].重庆医学,2023,52(1):124-131.

[35] 廖艺楠,范国荣,李琴.抗血小板药物在肝肾功能不全患者中的临床应用进展[J].中南药学,2018,16(8):1110-1114.

[36] 刘芳,唐筱婉,郑月宏,等.直接口服抗凝药在儿童患者中的应用进展[J].中国药学杂志,2022,57(16):1323-1328.

[37] 刘奉琴,陈星.儿童肺血栓栓塞症的抗凝治疗进展[J].医学综述,2021,27(6):1157-1164.

[38] 刘伏山,李虹霞,王庆军,等.蛇毒血凝酶注射液在上消化道出血中的应用[J].中国中西医结合外科杂志,2016,22(6):597-599.

[39] 刘鸽,陈强,褚忠君,等.人纤维蛋白原的临床应用研究进展[J].中国输血杂志,2021,34(8):935-938.

[40] 刘建新,江滨.艾曲波帕在血小板减少中的临床应用[J].中国实用内科杂志,2019,39(8):724-727.

[41] 刘小平,郭伟,贾鑫,等.聚桂醇泡沫硬化剂治疗下肢静脉曲张的临床观察[J].中国药物应用与监测,2010,7(2):73-75.

[42] 刘艳坡,孔毅,李谦.蛇毒类凝血酶的研究进展[J].药物生物技术,2017,24(4):353-358.

[43] 刘业成,杜铁宽,朱华栋,等.非创伤性出血的急诊处理专家共识/意见[J].中华急诊医学杂志,2017,26(8):850-856.

[44] 马青变,郑亚安,朱继红,等.中国急性血栓性疾病抗栓治疗共识[J].中国急救医学,2019,39(6):501-531.

[45] 马双全.血管支架的疲劳寿命预测与可靠性分析[D].呼和浩特:内蒙古工业大学,2023.

[46] 马西.抗纤维蛋白溶解药物与血栓栓塞[J].临床内科杂志,2008,(6):371-373.

[47] 马依彤,谢翔.血小板功能和基因检测指导下的抗血小板治疗进展[J].中国介入心脏病学杂志,2014,22(1):44-47.

[48] 母得志.新生儿脑卒中的诊断和治疗[J].临床儿科杂志,2010,28(3):207-211.

[49] 钱海燕,王征,何冀芳,等.75岁以上老年抗栓治疗专家共识[J].中国心血管杂志,2017,22(3):161-168.

[50] 任晓彤.最安全的抗纤维蛋白溶解药——氨甲苯酸[J].首都食品与医药,2017,24(23):67.

[51] 阮长耿.出血和血栓性疾病研究进展[C].中华医学会第七次全国中青年检验医

学学术会议,2012.

[52] 上海市医学会外科学专科分会,上海市医学会心血管病专科分会,上海市医学会麻醉科专科分会,等.抗栓治疗病人接受非心脏手术围手术期管理上海专家共识(2021版)[J].中国实用外科杂志,2021,6:639-645.

[53] 史卫卫,韦琴,赵晶晶,等.2018—2019年河北省居民脑卒中发病流行病学特征分析[J].中国慢性病预防与控制,2023,31(4):274-277.

[54] 史艳侠,邢镨元,张俊,等.中国肿瘤化疗相关性血小板减少症专家诊疗共识(2019版)[J].中国肿瘤临床,2019,46(18):923-929.

[55] 宋学军.疼痛信号外周神经转导的分子生物学机制[J].中国疼痛医学杂志,2016,22(1):2-7.

[56] 孙雪峰.血液透析过程中抗凝治疗的并发症[J].中国血液净化,2007,(8):444-445.

[57] 谭琛.《2020 ECS/EACTS 心房颤动诊断和管理指南》解读[J].中国循证心血管医学杂志,2021,13(2):129-132.

[58] 谭建福,艾婷,赵云,等.介入硬化剂聚桂醇的临床应用及研究进展[J].中国全科医学,2013,16(35):3509-3511.

[59] 万丽,赵晴,陈军,等.疼痛评估量表应用的中国专家共识(2020版)[J].中华疼痛学杂志,2020,16(3):177-187.

[60] 王辰,高润霖,邱贵兴.中国血栓性疾病防治指南[M].北京:中国协和医科大学出版社,2022.

[61] 王丹凤,王晓玉.以患者需求为导向的个体化护理对老年长期卧床并发下肢深静脉血栓患者健康行为、自护能力的影响[J].临床研究,2023,31(11):172-175.

[62] 王吉,骆雷鸣.老年人抗凝及抗血小板治疗与监测[J].实用老年医学,2016,30(3):192-194.

[63] 王乔宇,武明芬,柳鑫,等.中国静脉血栓栓塞症防治抗凝药物的选用与药学监护指南[J].中国临床药理学杂志,2021,37(27):2999-3016.

[64] 王茹璇,都丽萍,郑月宏.直接口服抗凝药与食物的相互作用研究进展[J].血管与腔内血管外科杂志,2021,7(3):3214-3231.

[65] 王添艳,孙增先.新型ADP-P2Y12受体拮抗剂研究进展[J].浙江医学,2020,42(2):192-197.

[66] 王勇花,李欣彤,周靖雅,等.冠心病主要危险因素的研究进展[J].新疆中医药,2023,41(3):137-140.

[67] 王志荣.白藜三醇及国产红葡萄酒抗动脉粥样硬化作用的实验研究[D].南京:南京医科大学,2002.

[68] 魏凤,欧阳林旗,邓桂明.促凝血药的分类及临床合理应用的研究进展[J].临床合

理用药杂志,2019,12(15):171-174.

[69] 魏启武,张岩.国人机械瓣置换术后的抗凝策略[J].中国心血管病研究,2023,6:481-486.

[70] 吴兵,陈新,张长春,等.天然产物中黄酮类化合物抗血小板作用研究进展[J].武汉工业学院学报,2010,29(3):53-56.

[71] 吴素慧,李颖.妊娠期血栓前状态诊治探讨[J].中国计划生育和妇产科,2018,10(10):3-10.

[72] 吴文娜,秦瑶,周晓阳,等.妊娠相关静脉血栓栓塞的诊治及预防策略[J].实用心脑肺血管病杂志,2023,31(12):1-6.

[73] 武利凤.预见性护理干预预防脑梗死患者下肢深静脉血栓形成的效果[J].吉林医学,2023,44(11):3227-3230.

[74] 杨会然,张国祥,郑建华.氨甲苯酸的临床应用[J].医药导报,2003,(S1):66.

[75] 杨慧霞,郑淑蓉,时春艳,等.氨甲环酸用于减少产后出血量的临床研究[J].中华妇产科杂志,2001,(10):13-15.

[76] 杨睿奇,朱欢,万利,等.运动对动脉粥样硬化的干预效应的研究进展[J].武术研究,2022,7(10):148-152.

[77] 银林.抗血小板联合口服抗凝剂预防下肢动脉硬化闭塞症支架植入后再狭窄的临床研究[D].太原:山西医科大学,2023.

[78] 尹琪楠,韩丽珠,边原,等.老年人急性和围手术期及长期抗血栓治疗策略解读[J].医药导报,2023,42(12):1752-1757.

[79] 于洪儒,王洪新,贾振庚,等.注射用白眉蛇毒血凝酶对外科手术切口的止血效果[J].中国新药杂志,2005,(1):106-108.

[80] 岳辰,谢锦伟,蔡东峰,等.静脉联合局部应用氨甲环酸减少初次全髋关节置换术围手术期失血的有效性及安全性研究[J].中华骨与关节外科杂志,2015,8(1):44-48.

[81] 张丹丹,王维亭,赵专友.蛇毒类抗血栓蛋白酶的研究进展[J].现代药物与临床,2012,27(4):409-413.

[82] 张海英,张斌,李玉珍.华法林的相互作用及其安全应用[J].药物不良反应杂志,2007,9(2):112-116.

[83] 张少云,谢锦伟,裴福兴.抗纤溶药物对围术期机体炎症反应及免疫功能的影响[J].中国矫形外科杂志,2019,27(11):1010-1013.

[84] 张通,赵军,李雪萍,等.中国脑血管病临床管理指南(第2版)(节选)——第8章脑血管病康复管理[J].中国卒中杂志,2023,18(9):1036-1048.

[85] 张晓晴,李树仁,牛绍乾,等.非维生素K口服抗凝药在瓣膜性心房颤动中的应用研究进展[J].实用心脑肺血管病杂志,2020,28(7):11-15.

[86] 赵瑞.中等强度有氧运动对高胆固醇血症患者心血管风险的效果研究[D].保定：河北大学,2023.

[87] 赵永强,王庆余,翟明,等.重组人血小板生成素治疗慢性难治性特发性血小板减少性紫癜的多中心临床试验[J].中华内科杂志,2004,(8):58-60.

[88] 郑刚,赵智勇,秦建君,等.磷酸二酯酶抑制剂药理学作用机制和临床应用研究进展[J].世界临床药物,2021,42(2):149-154.

[89] 郑萍,李志珂.围手术期非血液制品止血药物应用管理专家共识(广东)[J].中国医院药学杂志,2024,(5):485-494,519.

[90] 中国健康促进基金会血栓与血管专项基金专家委员会,中华医学会呼吸病学分会肺栓塞与肺血管病学组,中国医师协会呼吸医师分会肺栓塞与肺血管病工作委员会.医院内静脉血栓栓塞症防治与管理建议[J].中华医学杂志,2018,98(18):1383-1388.

[91] 中国老年学学会心脑血管病专业委员会,中国康复医学会心脑血管病专业委员会.稳定性冠心病口服抗血小板药物治疗中国专家共识[J].中华心血管病杂志,2016,44(2):104-111.

[92] 中国心胸血管麻醉学会非心脏麻醉分会,中国医师协会心血管内科医师分会,中国心血管健康联盟.抗血栓药物围手术期管理多学科专家共识[J].中华医学杂志,2020,100(39):3058-3058.

[93]《中国血栓性疾病防治指南》专家委员会.中国血栓性疾病防治指南[J].中华医学杂志,2018,98(36):2861-2888.

[94] 中国医师协会急诊医师分会,解放军急救医学专业委员会,中华医学会急诊医学分会,等.中国急性肠系膜缺血诊断与治疗专家共识[J].中国急救医学,2020,40（9）:804-812.

[95] 中国医师协会神经内科医师分会脑血管病专家组.急性缺血性卒中替奈普酶静脉溶栓治疗中国专家共识[J].中国神经精神疾病杂志,2022,48(11):641-651.

[96] 中国医师协会新生儿科医师分会神经专业委员会.新生儿动脉缺血性脑卒中临床诊治专家共识[J].中国当代儿科杂志,2017,19(6):611-613.

[97] 中国医师协会血管外科医师分会静脉学组.常见静脉疾病诊治规范[J].中华血管外科杂志,2022,7(1):12-29.

[98]中国医药教育协会急诊医学分会,中华医学会急诊医学分会心脑血管学组,急性血栓性疾病急诊专家共识组.中国急性血栓性疾病抗栓治疗共识[J].中国急救医学,2019,39(6):501-531.

[99]中国营养学会.中国居民膳食指南(2016版)[M].北京:人民卫生出版社,2016.

[100]中国卒中协会.中国脑血管病临床管理指南[M].北京:人民卫生出版社,2023.

[101]中华医学会,中国医师协会.肺血栓栓塞症诊治与预防指南[J].中华医学杂志,

2018,98(14):1060-1087.

[102]中华医学会,中华医学会临床药学分会,中华医学会杂志社,等. ST段抬高型心肌梗死基层合理用药指南[J]. 中华全科医师杂志,2021,20(4):397-409.

[103]中华医学会,中华医学会杂志社,中华医学会全科医学分会,等. 非ST段抬高型急性冠状动脉综合征基层诊疗指南(2019年)[J]. 中华全科医师杂志,2021,20(1):6-13.

[104]中华医学会妇产科学分会产科学组. 妊娠期及产褥期静脉血栓栓塞症预防和诊治专家共识[J]. 中华妇产科杂志,2021,56(4):236-243.

[105]中华医学会神经病学分会,中华医学会神经病学分会脑血管病学组. 中国急性缺血性脑卒中诊治指南2018[J]. 中华神经科杂志,2018,51(9):666-682.

[106]中华医学会神经病学分会,中华医学会神经病学分会脑血管病学组. 中国缺血性卒中和短暂性脑缺血发作二级预防指南2022[J].中华神经科杂志,2022,55(10):1071-1110.

[107]中华医学会外科学分会. 中国普通外科围手术期血栓预防与管理指南[J]. 中华外科杂志,2016,54(5):321-327.

[108]中华医学会外科学分会血管外科学组. 深静脉血栓形成的诊断和治疗指南(第三版)[J]. 中华普通外科杂志,2017,32(9):807-12.

[109]中华医学会外科学分会血管外科学组. 下肢动脉硬化闭塞症诊治指南[J].中华医学杂志,2015,95(24):1883-1896.

[110]中华医学会心电生理和起搏分会,中国医师协会心律学专业委员会,中国房颤中心联盟心房颤动防治专家工作委员会. 心房颤动:目前的认识和治疗建议(2021)[J].中华心律失常学杂志,2022,26(1):15-88.

[111]中华医学会心血管病学分会,中国康复医学会心脏预防与康复专业委员会,中国老年学和老年医学会心脏专业委员会,等.中国心血管病一级预防指南[J].中华心血管病杂志,2020,48(12):1000-1038.

[112]中华医学会心血管病学分会,中华心血管病杂志编辑委员会. 急性ST段抬高型心肌梗死诊断和治疗指南(2019)[J].中华心血管病杂志,2019,47(10):766-783.

[113]中华医学会心血管病学分会,中华心血管病杂志编辑委员会. 经导管主动脉瓣植入术后抗血栓治疗中国专家共识[J]. 中华心血管病杂志,2022,2:117-131.

[114]中华医学会心血管病学分会,中华心血管病杂志编辑委员会. 急性ST段抬高型心肌梗死诊断和治疗指南(2019)[J]. 中华心血管病杂志,2019,47(10):766-783.

[115]中华医学会心血管病学分会,中华医学会心电生理和起搏分会,中国医师协会心律学专业,等. 非瓣膜病心房颤动患者新型口服抗凝药的应用中国专家共识[J].中华心律失常学杂志,2014,18(5):321-329.

[116]中华医学会心血管病学分会动脉粥样硬化与冠心病学组,中华医学会心血管学

分会介入心脏病学组,中国医师协会心血管内科医师分会血栓防治专业委员会,等. 冠心病双联抗血小板治疗中国专家共识[J]. 中华心血管病杂志,2021,49(5):432-454.

[117]中华医学会心血管病学分会肺血管病学组. 急性肺栓塞诊断与治疗中国专家共识(2015)[J]. 中华心血管病杂志,2016,44(3):197-211.

[118]中华医学会心血管病学分会介入心脏病学组,中华医学会心血管病学分会动脉粥样硬化与冠心病学组,中国医师协会心血管内科医师分会血栓防治专业委员会,等. 稳定性冠心病诊断与治疗指南[J]. 中华心血管病杂志,2018,46(9):680-694.

[119]中华医学会胸心血管外科分会瓣膜病外科学组. 心脏瓣膜外科抗凝治疗中国专家共识[J]. 中华胸心血管外科杂,2022,38(3):164-174.

[120]中华医学会血液学分会血栓与止血学组. 促血小板生成药物临床应用管理中国专家共识(2023年版)[J]. 中华血液学杂志,2023,44(7):535-542.

[121]中华医学会血液学分会血栓与止血学组.易栓症诊断中国专家共识(2012年版)[J].中华血液学杂志,2012,33(11):982.

[122]周宗科,黄泽宇,杨惠林,等. 中国骨科手术加速康复围手术期氨甲环酸与抗凝血药应用的专家共识[J]. 中华骨与关节外科杂志,2019,12(2):81-88.

[123]朱铁楠. 围手术期出血风险评估及处理[J]. 中国实用内科杂志,2017,2:108-112.

[124]朱翊,傅得兴. 艾曲波帕的药理与临床评价[J]. 中国新药杂志,2009,18(24):2291-2293.

[125]朱珠,杨鸿溢,陈安妮,等. 抗凝药物在肝肾功能不全患者中的临床应用进展[J]. 中国医院药学杂志,2018,38(4):454-458.

[126]邹丽萍,王建军. 儿童脑血管疾病的治疗与预防[J]. 临床儿科杂志,2008,(2):86-91.

[127]邹寿涛. 沃拉帕沙的临床研究进展[J]. 中国现代应用药学,2015,32(7):900-904.

[128]Aboyans V, Bauersachs R, Mazzolai L, et al. Antithrombotic therapies in aortic and peripheral arterial diseases in 2021: a consensus document from the ESC working group on aorta and peripheral vascular diseases, the ESC working group on thrombosis, and the ESC working group on cardiovascular pharmacotherapy[J]. Eur Heart J, 2021, 42(39):4013-4024.

[129]Adili R, Tourdot BE, Mast K, et al. First selective 12-LOX inhibitor, ML355, impairs thrombus formation and vessel occlusion in vivo with minimal effects on hemostasis[J]. Arterioscler Thromb Vasc Biol, 2017, 37(10): 1828-1839.

[130]Al-Amer OM. The role of thrombin in haemostasis[J]. Blood Coagul Fibrinolysis, 2022, 33(3): 145-148.

[131]Al-Horani RA, Desai UR. Designing allosteric inhibitors of factor XI a.

Lessons from the interactions of sulfated pentagalloylglucopyranosides[J]. J Med Chem, 2014, 57(11): 4805-4818.

[132]Aliprandi A, Borelli P, Polonia V, et al. Headache in cerebral venous thrombosis[J]. Neurol Sci, 2020, 41(Suppl 2): 401-406.

[133]Argade MD, Mehta AY, Sarkar A, et al. Allosteric inhibition of human factor XIa: discovery of monosulfated benzofurans as a class of promising inhibitors [J]. J Med Chem, 2014, 57(8): 3559-3569.

[134]Armstrong-Wells J, Ferriero DM. Diagnosis and acute management of perinatal arterial ischemic stroke[J]. Neurol Clin Pract, 2014, 4(5): 378-385.

[135]Asai F, Jakubowski JA, Naganuma H, et al. Platelet inhibitory activity and pharmacokinetics of prasugrel (CS-747) a novel thienopyridine P2Y12 inhibitor: a single ascending dose study in healthy humans[J]. Platelets, 2006, 17(4): 209-217.

[136]Baggio L, Nosadini M, Pelizza MF, et al. Neonatal arterial ischemic stroke secondary to carotid artery dissection: a case report and systematic literature review[J]. Pediatr Neurol, 2023, 139: 13-21.

[137]Baharoglu MI, Cordonnier C, Al-Shahi Salman R, et al. Platelet transfusion versus standard care after acute stroke due to spontaneous cerebral haemorrhage associated with antiplatelet therapy (PATCH): a randomised, open-label, phase 3 trial[J]. Lancet, 2016, 387(10038): 2605-2613.

[138]Becattini C, Agnelli G, Lankeit M, et al. Acute pulmonary embolism: mortality prediction by the 2014 European Society of Cardiology risk stratification model[J]. Eur Respir J, 2017, 48(3): 780-786.

[139]Berge E, Whiteley W, Audebert H, et al. European Stroke Organisation (ESO) guidelines on intravenous thrombolysis for acute ischaemic stroke[J]. Eur Stroke J, 2021, 6(1): I-LXII.

[140]Bergmark BA, Mathenge N, Merlini PA, et al. Acute coronary syndromes[J]. Lancet, 2022, 399(10332): 1347-1358.

[141]Bhatt DL, Pollack CV, Weitz JI. Antibody-based ticagrelor reversal agent in healthy volunteers reply[J]. N Engl J Med, 2019, 381(6): 586.

[142]Björck M, Earnshaw JJ, Acosta S, et al. Editor's choice—European Society for Vascular Surgery (ESVS) 2020 clinical practice guidelines on the management of acute limb ischaemia[J]. Eur J Vasc Endovasc Surg, 2020, 59(2):173-218.

[143]Boneu B, Caranobe C, Sie P. Pharmacokinetics of heparin and low molecular weight heparin[J]. Baillieres Clin Haematol, 1990, 3(3) : 531-544.

[144]Brenner B. Haemostatic changes in pregnancy[J]. Thromb Res, 2004, 114(5-6): 409-414.

[145]Buchanan MS, Carroll AR, Wessling D, et al. Clavatadine A, a natural product with selective recognition and irreversible inhibition of factor XIa[J]. J Med Chem, 2008, 51(12): 3583-3587.

[146]Budoff MJ, Young R, Burke G, et al. Ten-year association of coronary artery calcium with atherosclerotic cardiovascular disease (ASCVD) events: the multi-ethnic study of atherosclerosis(MESA)[J]. Eur Heart J, 2018, 39(25):2401-2408.

[147]Bueno H, Rossello X, Pocock SJ, et al. In-hospital coronary revascularization rates and post-discharge mortality risk in non-ST-segment elevation acute coronary syndrome[J]. J Am Coll Cardiol, 2019, 74(11): 1454-1461.

[148]Buller HR, Bethune C, Bhanot S, et al. Factor XI antisense oligonucleotide for prevention of venous thrombosis[J]. N Engl J Med, 2015, 372(3): 232-240.

[149]Bussel J, Cooper N, Boccia R, et al. Immune thrombocytopenia[J]. Expert Rev Hematol, 2021, 14(11): 1013-1025.

[150]Busygina K, Jamasbi J, Seiler T, et al. Oral Bruton tyrosine kinase inhibitors selectively block atherosclerotic plaque-triggered thrombus formation in humans [J]. Blood, 2018, 131(24): 2605-2616.

[151]Butterworth J, Lin YA, Prielipp R, et al. The pharmacokinetics and cardiovascular effects of a single intravenous dose of protamine in normal volunteers[J]. Anesth Analg, 2002, 94(3): 514-522.

[152]Byrnes JR, Wolberg AS. New findings on venous thrombogenesis[J]. Hamostaseologie, 2017, 37(1): 25-35.

[153]Capra V, Mauri M, GuZZi F, et al. Impaired thromboxane receptor dimerization reduces signaling efficiency: a potential mechanism for reduced platelet function in vivo[J]. Biochem Pharmacol, 2017, 124:43-56.

[154]Centers for Disease Control Prevention. Venous thromboembolism in adult hospitalizations—United States, 2007—2009[J]. MMWR Morb Mortal Wkly Rep, 2012, 61(22): 401-404.

[155]Chandrashekhar Y, Alexander T, Mullasari A, et al. Resource and infrastructure-appropriate management of ST-segment elevation myocardial infarction in low- and middle-income countries[J]. Circulation, 2020, 141(24): 2004-2025.

[156]Chatron N, Hammed A, Benoit E, et al. Structural insights into phylloquinone (vitamin K_1), menaquinone (MK$_4$, MK$_7$), and menadione (vitamin K_3) binding to VKORC1[J]. Nutrients, 2019, 11(1) : 67.

[157]Cheuk BL, Cheung GC, Cheng SW. Epidemiology of venous thromboembolism in a Chinese population[J]. Br J Surg, 2004, 91(4): 424-428.

[158]Chew DP, Bhatt DL, Topol EJ. Oral glycoprotein Ⅱb/Ⅲa inhibitors: why don't they work? [J]. Am J Cardiovasc Drugs, 2001, 1(6): 421-428.

[159]Chng WS, Li A, Lim J, et al. A factor Ⅺa inhibitor engineered from banded krait venom toxin: efficacy and safety in rodent models of arterial and venous thrombosis[J]. Biomedicines, 2022, 10(7): 1679.

[160]Chow BJ, Small G, Yam Y, et al. Prognostic and therapeutic implications of statin and aspirin therapy in individuals with nonobstructive coronary artery disease: results from the CONFIRM (COronary CT Angiography EvaluatioN For Clinical Outcomes: An InteRnational Multicenter registry) registry[J]. Arterioscler Thromb Vasc Biol, 2015, 35(4): 981-989.

[161]Chrapko WE, Jurasz P, Radomski MW, et al. Decreased platelet nitric oxide synthase activity and plasma nitric oxide metabolites in major depressive disorder[J]. Biol Psychiatry, 2004, 56(2): 129-134.

[162]Cole L, Dewey D, Letourneau N, et al. Clinical characteristics, risk factors, and outcomes associated with neonatal hemorrhagic stroke: a population-based case-control study[J]. JAMA Pediatr, 2017, 171: 230-238.

[163]Coller BS, Shattil SJ. The GP Ⅱb/Ⅲa (integrin αⅡβ3) odyssey: a technology-driven saga of a receptor with twists, turns, and even a bend[J]. Blood, 2008, 112: 3011-3025.

[164]Collet JP, Thiele H, Barbato E, et al. 2020 ESC Guidelines for the management of acute coronary syndromes in patients presenting without persistent ST-segment elevation[J]. Eur Heart J, 2021, 42(14): 1289-1367.

[165]Corte JR, Fang T, Osuna H, et al. Structure-based design of macrocyclic factor Ⅺa inhibitors: discovery of the macrocyclic amide linker[J]. J Med Chem, 2017, 60(3): 1060-1075.

[166]Costache RS, Dragomirica AS, Gheorghe BE, et al. Oral anticoagulation in patients with chronic liver disease[J]. Medicina (Kaunas), 2023, 59(2): 346.

[167]Creanga AA, Syverson C, Seed K, et al. Pregnancy-related mortality in the United States, 2011－2013[J]. Obstet Gynecol, 2017, 130(2): 366-373.

[168]Dagenais GR, Leong DP, Rangarajan S, et al. Variations in common diseases, hospital admissions, and deaths in middle-aged adults in 21 countries from five continents (PURE): a prospective cohort study[J]. Lancet, 2020, 395 (10226): 785-794.

[169]David T, Kim YC, Ely LK, et al. Factor Ⅺa-specific IgG and a reversal agent to probe factor XI function in thrombosis and hemostasis[J]. Sci Transl Med, 2016, 8(353): 353ra112.

[170]de Caterina R, Prisco D, Eikelboom JW. Factor Ⅺ inhibitors: cardiovascular perspectives. Eur Heart J, 2023, 44(4): 280-292.

[171]Decrem Y, Rath G, Blasioli V, et al. Ir-CPI, a coagulation contact phase inhibitor from the tick Ixodes ricinus, inhibits thrombus formation without impairing hemostasis[J]. J Exp Med, 2009, 206(11): 2381-2395.

[172]Diamond SL. Systems analysis of thrombus Formation[J]. Circ Res, 2016, 118 (9): 1348-13462.

[173]Dilger AK, Pabbisetty KB, Corte JR, et al. Discovery of milvexian, a high-affinity, orally bioavailable inhibitor of factor Ⅺa in clinical studies for antithrombotic therapy[J]. J Med Chem, 2022, 65(3): 1770-1785.

[174]Donkor DA, Bhakta V, Eltringham-Smith LJ, et al. Selection and characterization of a DNA aptamer inhibiting coagulation factor Ⅺa[J]. Sci Rep, 2017, 7(1): 2102.

[175]Douketis JD, Spyropoulos AC, Murad MH, et al. Perioperative management of antithrombotic therapy: an American College of Chest Physicians clinical practice guideline[J]. Chest, 2022, 162(5): e207-e243.

[176]Douketis JD. Pharmacologic properties of the new oral anticoagulants: a clinician-oriented review with a focus on perioperative management[J]. Curr Pharm Des, 2010, 16(31): 3436-3441.

[177]Durrani-Kolarik S, Manickam K, Chen B. COL4A1 mutation in a neonate with intrauterine stroke and anterior segment dysgenesis[J]. Pediatr Neurol, 2017, 66: 100-103.

[178]Ekelund U, Steene-Johannessen J, Brown WJ, et al. Doesphysical activity attenuate, or even eliminate, thedetrimental association of sitting time with mortality? Aharmonised meta-analysis of data from more than 1million men and women[J]. Lancet, 2016, 388(10051):1302-1310.

[179]Engbers MJ, van Hylckama Vlieg A, Rosendaal FR. Venous thrombosis in the elderly: incidence, risk factors and risk groups[J]. J Thromb Haemost, 2010, 8 (10): 2105-2112.

[180]Feigin VL, Forouzanfar MH, Krishnamurthi R, et al. Global and regional burden of stroke during 1990—2010: findings from the Global Burden of Disease Study 2010[J]. Lancet, 2014, 383(9913): 245-254.

[181]Fernández-López D, Natarajan N, Ashwal S, et al. Mechanisms of perinatal arterial ischemic stroke[J]. J Cereb Blood Flow Metab, 2014, 34(6): 921-932.

[182]Ferriero DM, Fullerton HJ, Bernard TJ, et al. Management of stroke in neonates and children: a scientific statement from the American Heart Association/American Stroke Association[J]. Stroke, 2019, 50(3): e51-e96.

[183]Ford ES, Ajani UA, Croft JB, et al. Explaining the decreasein U. S. deaths from coronary disease, 1980—2000[J]. NEngl J Med, 2007, 356(23): 2388-2398.

[184]Gan W, Deng L, Yang C, et al. An anticoagulant peptide from the human hookworm, Ancylostoma duodenale that inhibits coagulation factors Ⅹa and Ⅺa[J]. FEBS Lett, 2009, 583(12): 1976-1980.

[185]Ganesh A, Fraser JF, Gordon PGL, et al. Endovascular treatment and thrombolysis for acute ischemic stroke in patients with premorbid disability or dementia: a scientific statement from the American Heart Association / American Stroke Association[J]. Stroke, 2022, 53(5): e204-e217.

[186]Gao Y, Yu C, Pi S, et al. The role of P2Y12 receptor in ischemic stroke of atherosclerotic origin[J]. Cell Mol Life Sci, 2019, 76(2)：341-354.

[187]Garelnabi M, Mahini H, Wilson T, et al. Quercetin intake exercise modulates lipoprotein metabolism and reduces atherosclerosis plaque formation[J]. J Int Soc Sports Nutr, 2014, 11: 22-28.

[188]Gawaz M, Geisler T, Borst O. Current concepts and novel targets for antiplatelet therapy[J]. Nat Rev Cardiol, 2023, 20(9): 583-599.

[189]Global Burden of Disease Study 2013 Collaborators. Global, regional, and national incidence, prevalence, and years lived with disability for 301 acute and chronic diseases and injuries in 188 countries, 1990—2013: a systematic analysis for the Global Burden of Disease Study 2013[J]. Lancet, 2015, 386 (9995): 743-800.

[190]Go AS, Hylek EM, Phillips KA, et al. Prevalence of diagnosed atrial fibrillation in adults: national implications for rhythm management and stroke prevention: the AnTicoagulation and Risk Factors in Atrial Fibrillation (ATRIA) Study[J]. JAMA, 2001, 285(18): 2370-2375.

[191]Gomez-Outes A, Suarez-Gea ML, Lecumberri R, et al. New parenteral anticoagulants in development[J]. Ther Adv Cardiovasc Dis, 2011, 5(1): 33-59.

[192]Goto S, Ogawa H, Takeuchi M, et al. Double-blind, Placebo-controlled Phase Ⅱ studies of the proteaseactivated receptor 1 antagonist E5555 (atopaxar) in

Japanese patients with acute coronary syndrome or highrisk coronary artery disease[J]. Eur Heart J, 2010, 31(21): 2601-2613.

[193]Granger, CB, Alexander JH, McMurray JJV, et al. Apixaban versus warfarin in patients with atrial fibrillation[J]. N Engl J of Med, 2011, 365(11): 981-992.

[194]Gruber A, Hanson SR. Factor XI - dependence of surface - and tissue factor-initiated thrombus propagation in primates[J]. Blood, 2003, 102(3): 953-955.

[195]Grundy SM, Stone NJ, Bailey AL, et al. 2018 AHA/ACC/AACVPR/AAPA/ABC/ACPM/ADA/AGS/APhA/ASPC/NLA/PCNA guideline on the management of blood cholesterol: a report of the American College of Cardiology / American Heart Association Task Force on clinical practice guideline[J]. J Am Coll Cardiol, 2019, 73(24): e285-e350.

[196]Gupta R, Malik AH, Ranchal P, et al. Valvular heart disease in pregnancy: anticoagulation and the role of percutaneous treatment[J]. Curr Probl Cardiol, 2021, 46(3): 100679.

[197]Gur DO. Exercise and peripheral arteriosclerosis[J]. Adv Exp Med Biol, 2020, 1228: 181-193.

[198]Halvorsen S, Mehilli J, Cassese S, et al. 2022 ESC Guidelines on cardiovascular assessment and management of patients undergoing non-cardiac surgery [J]. Eur Heart J, 2022, 43(39): 3826-3924.

[199]Han CQ, Ling X, Liu J, et al. A new therapy for refractory gastric cancer bleeding: endoscopic ultrasound-guided lauromacrogol injection[J]. Endoscopy, 2022, 54(4): E151-E152.

[200]Hart RG, Pearce LA, Aguilar MI. Meta-analysis: antithrombotic therapy to prevent stroke in patients who have nonvalvular atrial fibrillation[J]. Annals of internal medicine, 2007, 146(12): 857-867.

[201]Hausman-Kedem M, Malinger G, Modai S, et al. Monogenic causes of apparently idiopathic perinatal intracranial hemorrhage[J]. Ann Neurol, 2021, 89: 813-822.

[202]Heit JA. Epidemiology of venous thromboembolism[J]. Nat Rev Cardiol, 2015, 12(8): 464-474.

[203]Heitmeier S, Visser M, Tersteegen A, et al. Pharmacological profile of asundexian, a novel, orally bioavailable inhibitor of factor XI a[J]. J Thromb Haemost, 2022, 20(6): 1400-1411.

[204]Hellgren M. Hemostasis during normal pregnancy and puerperium[J]. Semin Thromb Hemost，2003，29(2): 125-130.

[205]Herscovici R, Sedlak T, Wei J, et al. Ischemia and no obstructive coronary artery disease (INOCA): what is the risk?[J]. J Am Heart Assoc, 2018, 7(17): e008868.

[206]Hindricks G, Potpara T, Dagres N, et al. 2020 ESC guidelines for the diagnosis and management of atrial fibrillation developed in collaboration with the European Association for Cardio-Thoracic Surgery (EACTS): The task force for the diagnosis and management of atrial fibrillation of the European Society of Cardiology (ESC) developed with the special contribution of the European Heart Rhythm Association (EHRA) of the ESC[J]. Eur Heart J, 2021, 42(5): 373-498.

[207]Hirsh J, Raschke R. Heparin and low-molecular-weight heparin: the Seventh ACCP Conference on Antithrombotic and Thrombolytic Therapy[J]. Chest, 2004, 126(3 Suppl): 188S-203S.

[208]Hobohm L, Keller K, Valerio L, et al. Fatality rates and use of systemic thrombolysis in pregnant women with pulmonary embolism[J]. ESC Heart Fail, 2020, 7(5): 2365-2372.

[209]Hoirisch-Clapauch S, Nardi AE, Gris JC, Brenner B. Mental disorders and thrombotic risk[J]. Semin Thromb Hemost, 2013, 39(8): 943-949.

[210]Holbrook A, Schulman S, Witt D, et al. Evidence-based management of anticoagulant therapy: antithrombotic therapy and prevention of thrombosis, 9th ed: American College of Chest Physicians Evidence-Based Clinical Practice Guidelines[J]. Chest, 2012, 141(12 Suppl): e152S-e184S.

[211]Holst AG, Jensen G, Prescott E. Risk factors for venous thromboembolism: results from the Copenhagen City Heart Study[J]. Circulation, 2010, 121(17): 1896-1903.

[212]Hosseinzadegan H, Tafti DK. Modeling thrombus formation and growth[J]. Biotechnol Bioeng, 2017, 114(10): 2154-2172.

[213]Huang FY, Huang BT, Lv WY, et al. The prognosis of patients with non-obstructive coronary artery disease versus normal arteries determined by invasive coronary angiography or computed tomography coronary angiography: a systematic review[J]. Medicine (Baltimore), 2016, 95(11): e3117.

[214]Hwang IC, Jeon JY, Kim Y, et al. Association between aspirin therapy and clinical outcomes in patients with non-obstructive coronary artery disease: a cohort study[J]. PLoS One, 2015, 10(6): e0129584.

[215]Ilves N, Pajusalu S, Kahre T, et al. High prevalence of collagenopathies in

preterm- and term-born children with periventricular venous hemorrhagic infarction[J]. J Child Neurol, 2023, 38: 373-388.

[216]Ilves P, Laugesaar R, Loorits D, et al. Presumed perinatal stroke: risk factors, clinical and radiological findings[J]. J Child Neurol, 2016, 31: 621-628.

[217]Immitt SB, Floyd CN, Ferner RE. Antithrombotic dose: some observations from published clinical trials[J]. Br J Clin Pharmacol, 2019, 85(10): 2194-2197.

[218]James P, Salomon O, Mikovic D, et al. Rare bleeding disorders-bleeding assessment tools, laboratory aspects and phenotype and therapy of F XI deficiency[J]. Haemophilia, 2014, 20(4): 71-75.

[219]Jang MJ, Bang SM, Oh D. Incidence of venous thromboembolism in Korea: from the Health Insurance Review and Assessment Service database[J]. J Thromb Haemost, 2011, 9(1): 85-91.

[220]Janzon L, Bergqvist D, Boberg J, et al. Prevention of myocardial infarction and stroke in patients with intermittent claudication; effects of ticlopidine. Results from STIMS, the Swedish Ticlopidine Multicentre Study[J]. J Intern Med, 1990, 227(5): 301-308.

[221]Kastelein JJ, Wedel MK, Baker BF, et al. Potent reduction of apolipoprotein B and low-density lipoprotein cholesterol by short-term administration of an antisense inhibitor of apolipoprotein B[J]. Circulation, 2006, 114(16): 1729-1735.

[222]Knuuti J, Wijins W, Saraste A, et al. 2019 ESC guidelines for the diagnosis and management of chronic coronary syndromes[J]. Eur Heart J, 2020, 41(3): 407-477.

[223]Konstantinides SV, Meyer G, Becattini C, et al. 2019 ESC guidelines for the diagnosis and management of acute pulmonary embolism developed in collaboration with the European Respiratory Society (ERS)[J]. Eur Respir J, 2020, 41(4): 543-603.

[224]Konstantinides SV, Torbicki A, Agnelli G, et al. 2014 ESC guidelines on the diagnosis and management of acute pulmonaryembolism[J].Eur Heart J, 2014, 35(43): 3033-3069.

[225]Koton S, Schneider AL, Rosamond WD, et al. Stroke incidence and mortality trends in US communities, 1987 to 2011[J]. JAMA, 2014, 312(3): 259-268.

[226]Lacombe J, Ferron M. VKORC1L1, an enzyme mediating the effect of vitamin K in liver and extrahepatic tissues[J]. Nutrients, 2018, 10(8): 970.

[227]Lambert MP, Gernsheimer TB. Clinical updates in adult immune thrombocytopenia[J]. Blood, 2017, 129(21) : 2829-2835.

[228]Lehman LL, Rivkin MJ. Perinatal arterial ischemic stroke: presentation, risk factors, valuation, and outcome[J]. Pediatr Neurol, 2014, 51(6): 760-768.

[229]Levy JH, Spyropoulos AC, Samama CM, et al. Direct oral anticoagulants: new drugs and new concepts[J]. JACC Cardiovasc Interv, 2014,7(12): 1333-1351.

[230]Lewis SJ. Prevention and treatment of atherosclerosis: apractitioner's guide for 2008[J]. Am J Med,2009,122(Suppl): S38-S50.

[231]Li D, He Q, Kang T, et al. Identification of an anticoagulant peptide that inhibits both F XI a and F VII a/tissue factor from the blood-feeding nematode Ancylostoma caninum[J]. Biochem Biophys Res Commun, 2010, 392(2): 155-159.

[232]Li H, Huang Y, Wu X, et al. Effects of hemocoagulase agkistrodon on the coagulation factors and its procoagulant activities[J]. Drug Des Devel Ther, 2018, 12: 1385-1398.

[233]Li Z, Delaney MK, O'brien KA, et al. Signaling during platelet adhesion and activation[J]. Arterioscler Thromb Vasc Biol,2010,30(12):2341-2349.

[234]Lip GY, Frison L, Halperin JL, et al. Comparative validation of a novel risk score for predicting bleeding risk in anticoagulated patients with atrial fibrillation: the HAS-BLED (Hypertension, Abnormal Renal / Liver Function, Stroke, Bleeding History or Predisposition, Labile INR, Elderly, Drugs/Alcohol Concomitantly) score[J]. J Am Coll Cardiol, 2011, 57(2): 173-180.

[235]Liu M, Zaman K, Fortenberry YM. Overview of the therapeutic potential of aptamers targeting coagulation factors[J]. Int J Mol Sci, 2021, 22(8): 3897.

[236]Lowenberg EC, Meijers JC, Monia BP, et al. Coagulation factor XI as a novel target for antithrombotic treatment[J]. J Thromb Haemost, 2010, 8(11): 2349-2357.

[237]Ma D, Mizurini DM, Assumpcao TC, et al. Desmolaris, a novel factor XI a anticoagulant from the salivary gland of the vampire bat (*Desmodus rotundus*) inhibits inflammation and thrombosis in vivo[J]. Blood, 2013, 122(25): 4094-4106.

[238]Ma T, Dong Y, Huang L, et al. SHR2285, the first selectively oral F XI a inhibitor in China: safety, tolerability, pharmacokinetics and pharmacodynamics combined with aspirin, clopidogrel or ticagrelor[J]. Front Pharmacol, 2022, 13: 1027627.

[239]Macaulay TE, Allen C, Ziad KM. Thrombin receptor antagonism: the potential of antiplatelet medication SCH 530348[J]. Exp Opin Pharmacother, 2010, 11: 1015-1022.

[240]Mackman N, Bergmeier W, Stouffer GA, et al. Therapeutic strategies for thrombosis: new targets and approaches[J]. Nat Rev Drug Discov, 2020, 19(5): 333-352.

[241]Mahieu B, Jacobs N, Mahieu S, et al. Haemostatic changes and acquired activated protein C resistance in normal pregnancy[J]. Blood Coagul Fibrinolysis, 2007, 18(7): 685-688.

[242]Marrouche NF, Wilber D, Hindricks G, et al. Association of atrial tissue fbrosis identified by delayed enhancement MRI and atrial fbrillation catheter ablatlon: the DECAAFstudy[J]. JAMA, 2014, 311(5): 498-506.

[243]Martinowitz U, Michaelson M, Israeli Multidisciplinary rFVIIa Task Force. Guidelines for the use of recombinant activated factor Ⅷ (rFVIIa) in uncontrolled bleeding: a report by the Israeli Multidisciplinary rFVIIa Task Force[J]. J Thromb Haemost, 2005, 3(4): 640-648.

[244]Matsushima N, Jakubowski JA, Asai F, et al. Platelet inhibitory activity and pharmacokinetics of prasugrel (CS-747) a novel thienopyridine P2Y12 inhibitor: a multiple-dose study in healthy humans[J]. Platelets, 2006, 17(4): 218-226.

[245]Maughan BC, Marin M, Han J, et al. Venous thromboembolism during pregnancy and the postpartum period: risk factors, diagnostic testing, and treatment[J]. Obstet Gynecol Surv, 2022, 77(7): 433-444.

[246]Medcalf RL, Keragala CB. Fibrinolysis: A primordial system linked to the immune response[J]. Int J Mol Sci, 2021, 22(7): 3406.

[247]Mehta A, Danesh J, Kuruvilla D. Cerebral venous thrombosis headache[J]. Curr Pain Headache Rep, 2019, 23(7): 47.

[248]Metharom P, Berndt MC, Baker RI, et al. Currentstate and novel approaches of antiplatelet therapy[J]. Arterioscler Thromb Vasc Biol, 2015, 35(6): 1327-1338.

[249]Miedema MD, Duprez DA, Misialek JR, et al. Use of coronary artery calcium testing to guide aspirin utilization for primary prevention: estimates from the multi-ethnic study of atherosclerosis[J]. Circ Cardiovasc Qual Outcomes, 2014, 7(3): 453-460.

[250]Mitchell JD, Fergestrom N, Gage BF, et al. Impact of statins on

cardiovascular outcomes following coronary artery calcium scoring[J]. J Am Coll Cardiol, 2018, 72(25): 3233-3242.

[251]Monagle P, Chan AK, Goldenberg NA, et al. Antithrombotic therapy in neonates and children: antithrombotic therapy and prevention of thrombosis,9th ed: American College of Chest Physicians Evidence-Based Clinical Practice Guidelines[J].Chest, 2012, 141(2 Suppl): e737S-e801S.

[252]Monagle P, Cuello CA, Augustine C, et al. American Society of Hematology 2018 Guidelines for management of venous thromboembolism: treatment of pediatric venous thromboembolis[J]. Blood Adv, 2018, 2(22): 3292-3316.

[253]Moran AE, Forouzanfar MH, Roth GA, et al. Temporal trends in ischemic heart disease mortality in 21 world regions, 1980 to 2010: the Global Burden of Disease 2010 study[J]. Circulation, 2014, 129(14): 1483-1492.

[254]Moran AE, Forouzanfar MH, Roth GA, et al. The global burden of ischemic heart disease in 1990 and 2010: the Global Burden of Disease 2010 study[J]. Circulation, 2014, 129(14): 1493-1501.

[255]Neumann FJ, Sousa-Uva M, Ahlsson A, et al. 2018 ESC/EACTS Guidelines on myocardial revascularization[J]. Eur Heart J, 2019, 40(2):87-165.

[256]Neunert CE, Rose MJ. Romiplostim for the management of pediatric immune thrombocytopenia: drug development and current practice[J]. Blood Adv, 2019, 3(12): 1907-1915.

[257]Nguyen TA, Diodati JG, Pharand C. Resistance to clopidogrel: a review of the evidence[J]. J Am Coll Cardiol, 2005, 45(8): 1157-1164.

[258]Nording H, Baron L, Langer HF. Platelets as therapeutic targets to prevent atherosclerosis[J]. A therosclerosis, 2020, 307: 97-108.

[259]Nordstrom M, Lindblad B, Bergqvist D, et al. A prospective study of the incidence of deep-vein thrombosis within a defined urban population[J]. J Intern Med, 1992, 232(2): 155-160.

[260]Norgren L, Hiatt WR, Dormandy JA, et al. Inter-society consensus for the management of peripheral arterial disease (TASC II)[J]. J Vasc Surg, 2007, 45 (Suppl): S5-S67.

[261]Olinic DM, Stanek A, Tătaru DA, et al. Acute limb ischemia: an update on diagnosis and management[J]. J Clin Med, 2019, 8(8):1215.

[262]Oliveira CB, Maher CG, Pinto RZ, et al. Clinical practice guidelines for the management of non-specific low back pain in primary care: an updated overview[J]. Eur Spine J, 2018, 27(11): 2791-2803.

[263]Ommen SR, Mital S, Burke MA, et al. 2020 AHA/ACC guideline for the diagnosis and treatment of patients with hypertrophic cardiomyopathy: executive summary: a report of the American College of Cardiology/American Heart Association Joint Committee on Clinical Practice Guidelines[J]. Circulation, 2020, 142(25): e533-e557.

[264]Ortel TL, Neumann I, Ageno W, et al. American Society of Hematology 2020 guidelines for management of venous thromboembolism: treatment of deep vein thrombosis and pulmonary embolism[J]. Blood Advances, 2020, 4(19): 4693-4738.

[265]Otto CM, Nishimura RA, Bonow RO, et al. 2020 ACC/AHA guideline for the management of patients with valvular heart disease: a report of the American College of Cardiology / American Heart Association Joint Committee on Clinical Practice Guidelines[J]. Am Coll Cardiol, 2021: 77(4): e25-e197.

[266]Özkan M, Gündüz S, Güner A, et al. Thrombolysis or surgery in patients with obstructive mechanical valve thrombosis: the multicenter HATTUSHA study[J]. J Am Coll Cardiol, 2022, 79(10): 977-989.

[267]Patel MR, Mahaffey KW, Garg J, et al. Rivaroxaban versus warfarin in nonvalvular atrial fibrillation[J]. N Engl Med, 2011, 365(10): 883-891.

[268]Perera V, Wang Z, Luettgen J, et al. First-in-human study of milvexian, an oral, direct, small molecule factor XIa inhibitor[J]. Clin Transl Sci, 2022, 15 (2): 330-342.

[269]Pinto DJ, Smallheer JM, Corte JR, et al. Structure-based design of inhibitors of coagulation factor XIa with novel P1 moieties[J]. Bioorg Med Chem Lett, 2015, 25(7): 1635-1642.

[270]Rawish E, Langer HF. Platelets and the role of P2X receptors in nociception, pain, neuronal toxicity and thromboinflammation[J]. Int J Mol Sci, 2022, 23 (12): 6585.

[271]Ribic C, Crowther M. Thrombosis and anticoagulation in the setting of renal or liver disease[J]. Hematology Am Soc Hematol Educ Program, 2016, 2016 (1): 188-195.

[272]Rivera J, Lozano ML, Navarro-Nunez L, et al.Platelet receptors and signaling in the dynamics of thrombusformation[J]. Haematologica, 2009，94(5)：700-711.

[273]Roach ES, Golomb MR, Adams R, et al. Management of stroke in infants and children: a scientific statement from a Special Writing Group of the American Heart Association Stroke Council and the Council on Cardiovascular Disease

in the Young[J]. Stroke, 2008, 39(9): 2644-2691.

[274]Ronghe MD, Halsey C, Goulden N J. Anticoagulation therapy in children[J]. Paediatr Drugs, 2003, 5(12): 803-820.

[275]Ross C, Rangarajan S, Karimi M, et al. Pharmacokinetics, clot strength and safety of a new fibrinogen concentrate: randomized comparison with active control in congenital fibrinogen deficiency[J]. J Thromb Haemost, 2018, 16 (2): 253-261.

[276]Ross CR, Subramanian S, Navarro-Puerto J, et al. Pharmacokinetics, surrogate efficacy and safety evaluations of a new human plasma-derived fibrinogen concentrate (FIB Grifols) in adult patients with congenital afibrinogenemia[J]. Thromb Res, 2021, 199: 110-118.

[277]Roy B, Arbuckle S, Walker K, et al. The role of the placenta in perinatal stroke: a systemmatic review[J]. J Child Neurol, 2020, 35(1): 773-783.

[278]Rutherford MA, Ramenghi LA, Cowan FM.Neonatal stroke[J]. Arch Dis Child Fetal Neonatal Ed, 2012, 97(5): F377-F384.

[279]Sachdeva A, Dalton M, Amaragiri SV, et al. Elastic compression stockings for prevention of deep vein thrombosis[J]. Cochrane Database Syst Rev, 2010, 7 (7): CD001484.

[280]Saliba E, Debillon T, Auvin S, et al. Neonatal arterial ischemic stroke: Review of the current guidelines[J]. Arch Pediatr, 2017, 24(2): 180-188.

[281]Salomon O, Gailani D. A proposal for managing bleeding in patients on therapeutic factor XI(a) inhibitors[J]. J Thromb Haemost, 2022, 20(1): 32-38.

[282]Schumacher WA, Seiler SE, Steinbacher TE, et al. Antithrombotic and hemostatic effects of a small molecule factor XIa inhibitor in rats[J]. Eur J Pharmacol, 2007, 570(1-3): 167-174.

[283]Serebruany VL, Malinin AI, Eisert RM, et al. Risk of bleeding complications with antiplatelet agents: metaanalysis of 338,191 patients enrolled in 50 randomized controlled trials[J]. Am J Hematol, 2004, 75(1): 40-47.

[284]Shahnazi A, Johnston B, Hargrove M, et al. Refractory severe idiopathic thrombocytopenia and treatment challenges[J]. Ann Med Surg, 2023, 85（4）: 973-975.

[285]Shattil SJ, Newman PJ. Integrins: dynamic scaffolds for adhesion and signaling in platelets[J]. Blood, 2004, 104:1606-1615.

[286]Silvis SM, de Sousa DA, Ferro JM, et al. Cerebral venous thrombosis[J]. Nat Rev Neurol, 2017, 13(9): 555-565.

[287]Small DS, Kothare P, Yuen E, et al. The pharmacokinetics and pharmaco-dynamics of prasugrel in healthy Chinese, Japanese, and Korean subjects compared with healthy Caucasian subjects[J]. Eur J Clin Pharmacol,2010, 66 (2): 127-135.

[288]Small DS, Payne CD, Kothare P, et al. Pharmacodynamics and pharmaco-kinetics of single doses of prasugrel 30mg and clopidogrel 300mg in healthy Chinese and white volunteers: an open-label trial[J]. Clin Ther, 2010, 32(2): 365-379.

[289]Smid J, Braun-Dullaeus R, Gawaz M, et al. Platelet interactions as therapeutic targets for prevention of atherothrombosis[J]. Future Cardiol, 2009, 5(3): 285-296.

[290]Steffel J, Collins R, Antz M, et al. 2021 European heart rhythm association practical guide on the use of non-vitamin K antagonist oral anticoagulants in patients with atrial fibrillation[J]. Europace, 2021, 23(10): 1612-1676.

[291]Stevens SM, Woller SC, Kreuziger LB, et al. Antithrombotic therapy for VTE disease: second update of the CHEST guideline and expert panel report[J]. CHEST, 2021, 160(6): e545-e608.

[292]Stoicea N, Moran K, Mahmoud A R, et al. Tranexamic acid use during total hip arthroplasty: a single center retrospective analysis[J]. Medicine (Baltimore), 2018, 97(21): e10720.

[293]Thygesen K, Alpert JS, Jaffe AS, et al. Fourth universal definition of myocardial infarction (2018)[J]. Eur Heart J, 2019, 40(3): 237-269.

[294]Tillman BF, Gruber A, McCarty O, et al. Plasma contact factors as therapeutic targets[J]. Blood Rev, 2018, 32(6): 433-448.

[295]Tobin N, Manning KB. Toward modeling thrombosis and thromboembolism in laminar and turbulent flow regimes[J]. Int J Numer Method Biomed Eng, 2022, 38(10): e3638.

[296]Toyoda K, Koga M, Iguchi Y, et al. Guidelines for intravenous thrombolysis (recombinant tissue-type plasminogen activator), the third edition, march 2019: a guideline from the Japan Stroke Society[J]. Neurol Med Chir, 2019, 59(12): 449-491.

[297]Tscharre M, Michelson AD, Gremmel T. Novel antiplatelet agents in cardio-vascular disease[J]. J Cardiovasc Pharmacol Ther, 2020, 25(3): 191-200.

[298]Tucker EI, Marzec UM, White TC, et al. Prevention of vascular graft occlusion and thrombus-associated thrombin generation by inhibition of factor

XI[J]. Blood, 2009, 113(4): 936-944.

[299]Twine CP, Kakkos SK, Aboyans V, et al. Editor's choice—European Society for Vascular Surgery (ESVS) 2023 Clinical Practice Guidelines on Antithrombotic Therapy for Vascular Diseases[J]. Eur J Vasc Endovasc Surg, 2023, 65 (5):627-689.

[300]Vahanian A, Alfieri O, Andretti E, et al. Guidelines on the management of valvular heart disease (version 2012)[J]. Eur Heart J, 2012, 33(19): 2451-2496.

[301]Vahanian A, Beyersdorf F, Praz F, et al. 2021 ESC/EACTS guidelines for the management of valvular heart disease[J]. Eur Heart J, 2022, 43(7): 561-632.

[302]van Montfoort ML, Knaup VL, Marquart JA, et al. Two novel inhibitory anti-human factor XI antibodies prevent cessation of blood flow in a murine venous thrombosis model[J]. Thromb Haemost, 2013, 110(5): 1065-1073.

[303]Vane JR. Biomedicine. Back to an aspirin a day? Science, 2002, 296:474-475.

[304]Vu TT, Stafford AR, Leslie BA, et al. Batroxobin binds fibrin with higher affinity and promotes clot expansion to a greater extent than thrombin[J]. J Biol Chem, 2013, 288(23): 16862-16871.

[305]Walsh M, Bethune C, Smyth A, et al. Phase 2 study of the factor XI antisense inhibitor IONIS-FXI(Rx) in patients with ESRD[J]. Kidney Int Rep, 2022, 7(2): 200-209.

[306]Wang Y, Yin Q, Liao J, et al. Addressing challenges in pediatric thrombosis: a comprehensive guideline development[J]. Front Pediatr, 2025, 13: 1519517.

[307]Watanabe H, Domei T, Morimoto T, et al. Very short dual antiplatelet therapy after drug-eluting stent implantation in patients with high bleeding risk: insight from the STOPDAPT-2 trial[J]. Circulation, 2019, 140(23): 1957-1959.

[308]Wendelboe AM, Raskob GE. Global burden of thrombosis: epidemiologic aspects[J]. Circ Res, 2016, 118(9): 1340-1347.

[309]Willmann S, Marostica E, Snelder N, et al. PK/PD modeling of FXI antisense oligonucleotides to bridge the dose-FXI activity relation from healthy volunteers to end-stage renal disease patients[J]. CPT Pharmacometrics Syst Pharmacol, 2021, 10(8): 890-901.

[310]Wolberg AS, Rosendaal FR, Weitz JI, et al. Venous thrombosis[J]. Nat Rev Dis Primers, 2015, 1: 15006.

[311]Woo KS, Tse LK, Tse CY, et al. The prevalence and pattern of pulmonary thromboembolism in the Chinese in Hong Kong[J]. Int J Cardiol, 1988, 20 (3): 373-380.

[312]Wu YX, Kwon YJ. Aptamers: the "evolution" of SELEX[J]. Methods, 2016, 106: 21-28.

[313]Yamashita A, Nishihira K, Kitazawa T, et al. Factor XI contributes to thrombus propagation on injured neointima of the rabbitiliac artery[J]. J Thromb Haemost, 2006, 4(7): 1496-1501.

[314]Yang WR, Zhao X, Liu X, et al. Hetrombopag plus porcine ATG and cyclosporine for the treatment of aplastic anaemia: early outcomes of a prospective pilot study[J]. Exp Hematol Oncol, 2023, 12(1): 16.

[315]Yeung J, Li W, Holinstat M, et al. Platelet signaling and disease: targeted therapy for thrombosis and other related diseases[J]. Pharmacol Rev, 2018, 70 (3): 526-548.

[316]Yin Q, Han L, Wang Y, et al. Unlocking the potential of fondaparinux: guideline for optimal usage and clinical suggestions (2023)[J]. Front Pharmacol, 2024, 15: 1352982.

[317]Zwicker JI, Schlechter BL, Stopa JD, et al. Targetingprotein disulfide isomerase with the flavonoid isoquercetin to improve hypercoagulability in advanced cancer[J]. JCI Insight, 2019, 4(4): e125851.